Yi Qi Gong – Das Stille Qi Gong

Ulli Olvedi

Yi Qi Gong

Das Stille Qi Gong

nach Meister Zhi-Chang Li

Meditative Energiearbeit –
Vitalisierung und Harmonisierung
der Lebenskräfte nach taoistischer
und buddhistischer Tradition

Otto Wilhelm Barth Verlag

2. Auflage der Sonderausgabe 1997

Schutzumschlag von Gerhard Noltkämper

Inhalt

Zweiter Teil
DIE ERFORSCHUNG DES QI

Dritter Teil
DAS STILLE QI GONG

Vierter Teil
ERLÄUTERUNGEN ZUM BUDDHISTISCHEN QI GONG

Vorwort

von Meister Zhi-Chang Li

Qi Gong ist das Kleinod des chinesischen kulturellen Erbes. Es beruht auf der uralten chinesischen Tradition der zentralen Pflege und Kultivierung von Körper-und-Geist und beinhaltet ein hochdifferenziertes Wissen um die «Kernkraft» des Lebens und um die Art und Weise, wie wir diese allesdurchdringende Kraft aktivieren, trainieren und nähren können.

Unsere Welt, unser Leben sind heute ernsthaft bedroht. Die Vorteile der westlichen Wissenschaft sind zugleich ihre Nachteile. Es ist ein großes Wissen entstanden, wie wir die äußeren Dinge manipulieren können, aber diese Fähigkeit hat uns immer weiter von der Natur entfernt und richtet sich oft unwissentlich gegen die Gesetzmäßigkeiten der subtileren Ebenen des Lebens.

Gemäß der chinesischen Medizin nimmt die essentielle Lebensenergie ab dem neunzehnten Lebensjahr kontinuierlich ab. Schädliche Umweltbedingungen und eine ungesunde Lebensführung beschleunigen diesen Abbau, der sich in nachlassenden Kräften, Anfälligkeit für physische und psychische Krankheiten und raschem körperlichem Verschleiß äußert. Die Qi-Gong-Praxis hingegen stärkt und nährt die Lebensenergie und verhilft uns zu einem gesunden, langen Leben in einer guten, lebensbejahenden geistigen Verfassung. Die Entscheidung für Qi Gong bedeutet, daß wir die Verantwortung für unser Schicksal selbst übernehmen und lernen, *mit* der Natur anstatt gegen sie zu leben.

Heute praktizieren sechzig Millionen Menschen in China Qi Gong, und außerhalb Chinas gibt es weltweit bereits mehrere Millionen Qi-Gong-Anhänger. Die Verbreitung des Qi Gong kann weitreichende Konsequenzen für jeden einzelnen und für die gesamte Umwelt haben. Menschen, die ihre Lebenskraft kultivieren, entwickeln ein natürliches Verständnis dafür, was lebensfeindlich und was lebensfreundlich ist. Die menschliche Gesellschaft ist Teil des Kosmos; Qi Gong ist der Weg, um den verborgenen Code der Natur zu entdecken und das Geheimnis des Lebens unmittelbar zu erfahren.

Es ist mein großer Wunsch, daß auch die Wissenschaft sich für Qi Gong öffnen möge. Die gesamte Einstellung zur Zielsetzung und Vorgehensweise der Naturwissenschaften könnte dadurch positiv beeinflußt werden. Qi Gong ist im tiefsten Sinne eine «Wissenschaft vom Leben» – ein Wissen, das mit Weisheit verbunden ist.

Ich hoffe, daß dieses Buch zur Verbreitung des wahren Qi Gong beitragen wird, so daß viele Menschen dadurch inspiriert werden, ihre eigenen, unendlich reichen Ressourcen zu aktivieren und dem näherzukommen, was in unserer kostbaren menschlichen Existenz an Erfüllung angelegt ist.

Einführung

Zum Verständnis der «Inneren Kunst» des Qi Gong

«Der Mensch lebt inmitten von Qi, und Qi erfüllt den Menschen. Angefangen bei Himmel und Erde bis zu den zehntausend Wesen braucht alles das Qi, um zu leben.»

Huang Di Nei Jing

Begegnung mit einem neuen alten Weg

Als ich in meinem ersten Qi-Gong-Seminar bei dem chinesischen Meister Zhi-Chang Li zum erstenmal mit dieser stillen Energiearbeit der chinesischen Tradition in Berührung kam, war es wie eine Wiederbegegnung. Einerseits erschien mir diese Arbeit sehr vertraut, andererseits hatte sie jedoch auch den Zauber des ganz Neuen und Frischen. Und es war eine Ergänzung, nach der ich lange gesucht hatte, ohne zu ahnen, daß ich sie in der – mir eher fremden – chinesischen Tradition finden würde.

Das Stille Qi Gong oder Yi Qi Gong ist eine innere Methode, mit der wir das Qi, die Lebensenergie, die allen physischen und psychischen Funktionen zugrunde liegt, aktivieren, nähren und in einer ausgeglichenen Weise in unserem Körper verteilen können. Das wichtigste Mittel dabei ist die Vorstellung. Der Verlauf und die Bewegung des Qi unterliegen bestimmten Gesetzmäßigkeiten, die man dabei natürlich berücksichtigen muß. Die Vorstellung dieser bestimmten Verläufe und Bewegungen aktiviert das Qi und fördert so die Gesundheit von Körper und Geist.

In zwanzig Jahren buddhistischer Meditationspraxis (zuerst Zen, dann tibetische Formen) – und ebenso langer Erfahrung mit der Atemtherapie hatte ich einiges über das Zusammenspiel von Körper und Geist gelernt, wobei ich die Einseitigkeit des *mens sana in corpore sano* eher umzukehren geneigt war und der Gesunderhaltung des Geistes die unbedingte Priorität zusprach.

Eine Bemerkung in einem Buch des tibetischen Meditationsmeisters Namkhai Norbu erschütterte jedoch diese Überzeugung:

> Der Geist beeinflußt sowohl Körper als auch Energie und hängt gleichzeitig vom Zustand beider ab... Es ist sehr wichtig, die gegenseitige Abhängigkeit von Geist und Energie zu verstehen... Es gibt Fälle, in denen es nicht möglich ist, den Geist durch Meditation zur Ruhe zu bringen. Dann wird es notwendig, Bewegungen und Atmungen des Yantra Yoga auszuführen, um die Energie wieder zu kontrollieren.[1]

«Energie» – war dies der Mittler zwischen Körper und Geist? Und gab es diesseits der unzugänglichen Hoheitsgebiete von Schamanen, Geistheilern und Höhlen-Yogis einen methodischen Zugang zu dieser Energie?

Fragen bei meinen tibetischen Lehrern nach solchen Energie-Übungen führten nicht weit. Ich wurde belehrt, daß Methoden des *Tsa Lung* («Energie-Yoga») zwar in den tibetisch-buddhistischen Traditionslinien existieren, innerhalb der meditativen Schulungswege jedoch nur nach einer langen und gründlichen Vorbereitung vermittelt werden; im anderen Fall sei ihre Anwendung viel zu gefährlich. Immer wieder stieß ich in der tibetisch-buddhistischen Literatur auf Hinweise auf diese Methoden, aber stets nur in theoretischer Form. Erst seit kurzem beginnen tibetische Lehrmeister den Zugang zur tibetischen «Meditation subtiler Kanäle und Energien» zusehends zu öffnen.

Als ich eines Tages die Ankündigung eines Qi-Gong-Seminars las, hatte ich kaum eine Vorstellung davon, was Qi Gong beinhaltet, außer, daß es wohl so etwas Ähnliches sei wie *Tajiquan*★. Trotzdem meldete ich mich – völlig gegen alle meine Gewohnheiten – ohne nachzudenken für dieses

★ Chinesische Termini sind im Glossar, S. 313 ff., erläutert.

Seminar an. Schon bei meinen ersten Versuchen mit dieser klassischen Energiearbeit kam ich zu der Überzeugung, etwas gefunden zu haben, das eine gewaltige Lücke füllte. Es war zunächst der Aspekt der Heilmöglichkeiten auf der körperlichen Ebene, der mich besonders beeindruckte. Ein Leben mit den allzuvielen Verpflichtungen einer alleinstehenden Mutter begann zunehmend seinen Tribut zu fordern – meine vitale Energie nahm rapide ab.

Meiner buddhistischen Ausbildung gemäß war ich immer davon ausgegangen, daß der Geist über dem Körper steht. Wenn ich es also nicht fertigbrachte, meinen Geist zu einem besseren Herrn und Meister meines Körpers zu machen, so war das eben mein Fehler! Inzwischen ist mir jedoch klargeworden, daß eine heimliche, aber katastrophale Körperverachtung in dieser Haltung liegt, die ich nur mit Einschränkungen dem Buddhismus anlasten möchte. In meinem Fall ist sie auf dem Boden einer extrem körperfeindlichen christlichen Erziehung gewachsen. Der tibetische Buddhismus, in dem ich später meinen geistigen Weg fand, wurde traditionell hauptsächlich in Klöstern praktiziert. Vielleicht ist dies der Grund, weshalb im tibetischen Energie-Yoga die Verbindung zur körperlichen Ebene so wenig Gewicht hat im Verhältnis zur Verbindung mit der geistigen Ebene.

Namkhai Norbu, ein Meister der Nyingma-Traditionslinie, wendet sich hingegen ausdrücklich gegen solche Einseitigkeit:

> Wir haben einen sehr empfindlichen materiellen Körper mit vielerlei Bedürfnissen, die wir beachten müssen. Wenn wir Hunger haben, müssen wir essen, wenn wir müde sind, müssen wir uns ausruhen usw. Tun wir das nicht, können daraus ernsthafte gesundheitliche Probleme entstehen, denn die Grenzen unseres Körpers sind konkret. Die (buddhistische) Lehre spricht zwar immer davon, die Anhaftung an den Körper zu überwinden, aber das bedeutet nicht, willkürlich seine Grenzen zu über-

> schreiten und seine Bedürfnisse zu verleugnen. Der erste Schritt, die Anhaftung zu überwinden, ist, die Lebensbedingungen des Körpers zu verstehen und entsprechend zu respektieren.[2]

Gerade dies, so war mein spontaner Eindruck, war es, was durch Qi Gong möglich wurde: den Lebensbedingungen des Körpers wirklich gerecht zu werden und ihn so zu einem Freund und Helfer des Geistes zu machen, anstatt zum vernachlässigten «Bruder Esel». Die Existenz einer umfassenden «Lebensenergie» erschien mir nicht im geringsten zweifelhaft. Längst hatte ich die Erfahrung gemacht, daß ich die Atemarbeit mit einer ganz präzisen geistigen Steuerung der «Atemenergie» (Skrt.: *prāna*, griech.: *pneuma*) verbinden konnte: Eine Nierenerkrankung hatte ich einmal erfolgreich damit behandelt, daß ich mir vorstellte, die «Atemenergie» in meine Nieren zu lenken. Auch Knochenbrüche, so konnte ich feststellen, heilten schneller durch dieses «Hinatmen». Daß Mütter mit «Handauflegen» bei ihren Kindern erstaunliche Erfolge erzielen können, ist bekannt; die geistige Steuerung – der Wunsch, die Schmerzen selbst aufzunehmen und heilende Energie in die schmerzende Stelle zu leiten – scheint auf der materiellen Ebene zu wirken.

Das Neue an Qi Gong war für mich die Präzision, mit der sich diese geistige Steuerung einsetzen läßt, und der Reichtum an Methoden, der sich in dieser uralten Kunst des Umgangs mit den verschiedenen Erscheinungsformen der «Lebensenergie» angesammelt hat. Über allen Vertrauensvorschuß hinaus, den ich dieser Methode entgegenbrachte, ergab sich sehr bald eine Gelegenheit, die Möglichkeiten des Qi Gong in einer Notsituation zu erproben. Kaum hatte ich mich mit ein paar Grundübungen annähernd vertraut gemacht, da entschloß sich mein Körper zu einem dramatischen Signal, daß er sich die übermäßige Beanspruchung, der ich ihn gewohnheitsmäßig aussetzte, nun nicht mehr länger gefallen lassen wolle. Ich wurde sehr krank.

Meine Krankheit («Vestibularisausfall») sei, wie einer der Ärzte auf meine beharrlichen Fragen hin erklärte, ziemlich selten, und viel tun könne man da nicht, außer die anfänglichen dramatischen Symptome zu lindern. Es würde, so fügte er gelassen hinzu, gewiß sehr lange dauern, bis ich wieder in Ordnung sei, und ich würde möglicherweise nie wieder so gut funktionieren wie vorher. Genaueres ließe sich nicht sagen. Viele Patienten würden sich noch jahrelang mit den Nachwirkungen herumschlagen, und es sei möglich, daß ich meinen Beruf (freischaffende Journalistin und Buchautorin) für lange Zeit nicht ausüben könne...

In einem Krankenhausbett am Tropf hängend, unfähig zu jeder Bewegung, war die einzige Aktivität, die mir blieb, geistiger Art. Die Gelegenheit war, von einem unvoreingenommenen Standpunkt aus betrachtet, überaus günstig: Ich hatte die beste Motivation und viel Zeit, die paar Grundübungen des Stillen Qi Gong, die ich gelernt hatte[3], anzuwenden.

Ich kann nicht sagen, daß ich eine unmittelbare körperliche Heilwirkung verspürte, jedenfalls nicht in der Weise, wie man etwa die Wirkung einer Schmerztablette erlebt. Das hatte ich auch nicht erwartet, und der Qi-Gong-Meister hatte nichts Derartiges versprochen. Aber es war zunächst schon eine sehr große Erleichterung, daß ich überhaupt die Möglichkeit hatte, aktiv etwas für meine Heilung tun zu können und nicht nur hilflos dazuliegen und auf die Kunst der Ärzte zu hoffen, die in diesem Fall offensichtlich zu wünschen übrig ließ.

Meine Krankenhaustage waren ausgefüllt mit inneren Qi-Gong-Übungen, die sich ohne weiteres im Liegen ausführen ließen. Es dauerte nicht lange, bis ich begann, die Bewegung des Qi wahrzunehmen – als eine Art von «Spüren» wie auch als eine Art von innerem «Sehen». Meine emotionale Verfassung verbesserte sich mit dieser Praxis – bald hatte ich nicht mehr das Gefühl, ernsthaft «krank» zu sein. Zur Verwirrung der Ärzte pflegte ich bei der Visite auf die beiläufige Frage, wie es mir ginge, heiter zu antworten: «Meinem Körper geht es nicht so gut, aber meinem Geist geht es sehr gut.»

Als ich nach etwa einer Woche in der Lage war, kleine Ausflüge in den sommerlichen Krankenhauspark zu wagen, wurde ich von einer ganz außergewöhnlichen Erfahrung überrascht. Es war, als wäre ich gestorben und in eine ganz neue Welt hineingeboren worden, die unendlich viel reicher an Licht, Farben, Formen und Tönen war als die mir bekannte. Ich war zutiefst ergriffen von der durchdringenden Schönheit und Intensität des Grüns der Bäume, dem in unendliche Ferne reichenden Blau des Himmels, der ahnungsvollen Tiefe der Schatten zwischen den Büschen. Das Plätschern des kleinen Flusses erinnerte mich an den begeisterten Ausspruch meines Sohnes im Kleinkindalter bei einem Spaziergang am Flußufer: «Wasser Musik!». Offenbar erlebte ich die Welt, wie Kinder sie erleben – mit offenen Sinnen und ohne Voreingenommenheit. Es war ein zutiefst beglückender, klarer, in einer sehr stillen Weise ekstatischer Zustand. Und ich erinnere mich, daß ich ihn für mich selbst mit der Formulierung zu beschreiben versuchte: «Das Qi tanzt.»

Aus der Distanz von Jahren wüßte ich auch heute keine passendere Definition zu geben. Durch das häufige Üben war wohl ein Prozeß der Bewußtseinsintensivierung angeregt worden, der möglicherweise mit der im Taoismus beschriebenen «Transformation»[4] zusammenhing. Die Erholung ging viel schneller und gründlicher vonstatten, als ich zu hoffen gewagt hatte. Der ekstatische Zustand flaute zwar ab, als ich wieder meinen üblichen Lebens- und Arbeitsrhythmus aufnehmen mußte, aber die Inspiration, die er mir vermittelt hatte, und das Vertrauen in die Methode des Qi Gong blieben erhalten.

Die Zeit meiner weiteren Qi-Gong-Ausbildung war zugleich eine Zeit intensiver Selbstheilpraxis. Die Basis meiner langen Erfahrung mit kontemplativen Techniken erwies sich als überaus hilfreich im Umgang mit der «Inneren Kunst» des Qi Gong und bewahrte mich weitgehend vor Mißverständnissen. In den Schwierigkeiten mancher meiner Qi-Gong-Mitschüler erkannte ich meine eigenen Anfangsschwierigkeiten auf dem Weg der meditativen Schulung wieder. Dazu gehörten übertriebene Erwartungen, Gier nach außergewöhnlichen Erfahrungen oder hochgestochene Interpretationen solcher Erfahrungen, unangemessene Projektionen auf den Lehrmeister und so weiter. Hinzu kommt bei Qi-Gong-Anfängern oft eine mechanistische Auffassung dieser «Energiearbeit» – ein Begriff, der die komplexe Kunst des Qi Gong allzusehr vereinfacht. (Ich werde den Begriff dennoch gelegentlich verwenden, wenn der Aspekt des praktischen Übens im Vordergrund steht.)

Die Mißverständnisse und Verzerrungen, die unvermeidlich entstehen, wenn man sich ein kulturfremdes System zu eigen machen möchte, hatte ich auf meinem buddhistischen Lernweg zur Genüge kennengelernt. Nach der bedrückenden Enge des überkommenen «mechanistischen» Weltbildes war es zu Beginn der siebziger Jahre eine ungeheure Erlösung gewesen, an die «Wiederverzauberung» unserer eindimensional gewordenen Welt glauben zu können und die Abgrenzung gegen andere Kulturen aufzuheben. Es war wunderbar, an die Macht des Geistes und damit an die Macht der Ideale zu glauben, anstatt an die Macht der Materie und des Rationalismus. Daß dies ein Sprung vom Regen in die Traufe war und das eine Extrem nur gegen das andere ausgetauscht wurde – die rationalistische Verengung gegen die «esoterische Inflation» –, vermochte ich, wie viele andere, erst nach einiger Zeit einzusehen, nachdem der geistige Rauschzustand der Blumenkinder-Phase vergangen war.

Der Wunsch, das alte enge Weltbild aufzubrechen und die geistige Expedition in fremde Kulturen zu wagen, war zunächst gewiß notwendig und gesund. Doch was am Anfang den Charakter einer Initiation in ein ganz neues Menschen- und Weltbild hatte, wurde oft zur Farce, zum erfolgreich vermarkteten Theater, und die nachahmende Geste ersetzte den langen Weg zur tatsächlichen Integration. Zen, Yoga, Taiji, indianische Rituale – alles wurde zur Ware im spirituellen Supermarkt. Daß alle Methoden der ganzheitlichen Heilung und Entwicklung der Disziplin, der Hingabe und eines langen Durchhaltevermögens bedürfen, wurde beim unterhaltsamen Shopping in diesem Supermarkt nicht berücksichtigt.

Um das Maß an möglichen Mißverständnissen bei der Annäherung an Qi Gong so gering wie möglich zu halten, möchte ich deshalb zuerst die wichtigsten Schritte der Bewußtseinsarbeit beschreiben, die damit verbunden sein sollte.

Jenseits der Extreme

Es scheint, daß wir Menschen des Abendlands nur schwer einen mittleren Weg finden zwischen den Extremen Rationalismus und Irrationalismus. Doch werden wir Systeme anderer Kulturen nur dann in der Fülle ihrer Möglichkeiten integrieren können, wenn wir lernen, die Gewohnheitsmuster unseres Denkens zu durchbrechen.

Qi Gong hat das Potential, eine Revolution in der westlichen Auffassung von «Lebensenergie» und im Umgang mit ihr einzuleiten. In unserer abendländischen Vergangenheit wurden zwar immer wieder Vermutungen über eine aller Existenz zugrundeliegende Ur-Energie angestellt, aber auf der praktischen Ebene blieb es bei Zufallstreffern. Mesmers Theorie vom «animalischen Magnetismus» und Reichs «Orgon»-Theorie beruhen ohne Zweifel auf bestimmten Erfahrungen mit jener «Energie», die in der chinesischen Tradition als Qi bezeichnet wird. Doch im Gegensatz zu den westlichen Ansätzen basiert die chinesische Energiearbeit auf einem über Jahrtausende gewachsenen, von vielen Generationen erprobten und systematisierten Wissen um die Funktionsweise der vitalen Kräfte.

Die authentische Überlieferung dieses Wissens hat durch den Zerfall des chinesischen Reiches und die kommunistische Herrschaft sehr gelitten. Zwar entstand ein Untergrund, in dem die verbotene klassische Medizin und die «Innere Kunst» weitergegeben wurden, und die Meister der alten Heil- und Selbstheilungstraditionen scharten weiterhin Schüler um sich und lehrten im geheimen. Doch diese

Schüler waren Kinder einer neuen Zeit und eines neuen Denkens, infiziert von einem materialistischen Weltbild, das sie bewußt wohl ablehnen mochten, dessen spezieller Bewußtseinsmodus aber dennoch seine Spuren in ihnen hinterließ.

Nur so ist es zu erklären, daß selbst moderne chinesische Qi-Gong-Meister, die innerhalb der chinesischen Tradition ausgebildet worden sind, ihre Kunst im Westen als simple «Technik» präsentieren, ohne den komplexen geistigen Hintergrund mitzuliefern, der den tatsächlichen Gehalt des Qi Gong erst zugänglich macht. Daraus entstehen zwei Gefahren: Wer Qi Gong so «technisch» auffaßt, wird möglicherweise nach einiger Zeit das Interesse daran verlieren; denn ohne die Inspiration eines größeren geistigen Kontextes wird die Bereitschaft zur nötigen Disziplin und Kontinuität abnehmen, sobald der Reiz der Neuheit verflogen ist. Oder der Qi-Gong-Adept versucht, diese Lücke durch hausgemachte esoterische Theorien zu füllen; so dies geschieht, kann jede kontemplative Praxis zur Gefahr für die geistige Gesundheit werden.

Qi Gong vereinigt in sich mehrere Wirkungsebenen – von der groben körperlichen bis zur subtilsten geistigen Ebene –, die man nur mit Vorbehalten voneinander getrennt betrachten kann. Wir westlichen Menschen mit unseren vorwiegend linearen, kategorisierenden und abstrahierenden Denkgewohnheiten haben eine besonders ausgeprägte Neigung, Standpunkte zu fixieren und zu ideologisieren und damit die natürliche Fülle der Phänomene auf dürre Begriffe zu reduzieren. Um Qi Gong in der richtigen Weise praktizieren zu können, sollten wir deshalb unsere Geisteshaltung untersuchen und sie sozusagen «neu einstellen». Denn unsere eigene geistige Orientierung bestimmt das Ergebnis unserer Qi-Gong-Praxis.

Schon in klassischen chinesischen Texten finden sich Hinweise auf die zentrale Bedeutung der angemessenen Orientierung, und der Streit, welche nun die letztlich richtige sei, hat Tradition. So schrieb zum Beispiel der Taoist Liu I-ming 1808 in seinen Erläuterungen zu dem alchimistischen Werk *Das Geheimnis des Goldenen Elixiers* mit der Leidenschaft des Puristen:

> Die Menschen der späteren Zeitalter ergründeten nicht die Bedeutung der alchimistischen Klassiker, sondern klebten nur an den Symbolen: Die Konfuzianer sahen in ihnen nichts als abergläubischen Unsinn, während die Taoisten sie nur oberflächlich verstanden. In extremen Fällen versteiften sich die Menschen nur auf die Symbole, erfanden aufs Geratewohl alle möglichen Praktiken und verirrten sich so in Sackgassen und auf Irrwege. So fügten sich unzählige Menschen selbst geistigen und körperlichen Schaden zu.»[5]

Das Fixieren von Standpunkten ist also nicht nur eine abendländische Untugend; wir finden sie auch in der Geschichte der Inneren Kunst des Qi Gong. Als «Seitentore» bezeichneten die Puristen unter den Taoisten die «Innere Alchimie», deren wichtigster praktischer Bestandteil die Energiearbeit war, und die Ablehnung dieser Methoden und die einseitige Hervorhebung der reinen Meditation hat in bestimmten Richtungen des Taoismus eine zweitausendjährige Tradition. Thomas Cleary schreibt in seiner Einleitung zum *Geheimnis des Goldenen Elixiers*:

> Die Kritik in Liu I-mings Werk, nämlich das Ablehnen der «Seitentore», stellt die radikalste Form der für die Schule der Vollkommenen Wirklichkeit typischen Unterscheidungen zwischen der Qintessenz des Taoismus und den unwichtigeren psychischen und psychosomatischen Techniken dar... In der südlichen Richtung der Schule der Vollkommenen Wirklichkeit, die von Zhang Boduan [Chang Po-tuan] gegründet wurde, wird größerer Wert auf die Energiearbeit gelegt als in der strengeren nördli-

> chen Richtung, der Liu I-ming angehörte. Dieser Unterschied erklärt sich aus dem höheren Alter vieler Eingeweihter der Südlichen Schule, wie zum Beispiel Zhang Boduan selbst, der erst in seinen Achtzigern das Tao erlangte. Energiearbeit dient dazu, den Körper zu verjüngen und das spirituelle Streben zu unterstützen und ist verständlicherweise bei älteren Menschen wichtiger als bei jungen. Jedenfalls heißt es, daß diese Übungen die gefährlichsten seien, und da man sie nur unter fachkundiger Anleitung ausführen darf, werden sie oft im stillen von jenen praktiziert, die sie öffentlich zurückweisen.»[6]

Die Kunst des Qi Gong ist für uns etwas ganz Neues und noch unbelastet von eingenisteten Fehlinterpretationen. Damit ist der Raum noch offen, in dem sie sich entfalten kann. Wir haben den Vorteil, in einer Epoche zu leben, in der Wissen und Weisheit alter Kulturen aus traditionellen Verkrustungen herausgelöst und in einer neuen, frischen Weise verstanden und nutzbar gemacht werden können. Die Vielfalt der Informationen, die uns heute vermittelt werden, ermöglicht uns einen nie dagewesenen Überblick über die Resultate menschlichen Erkenntnisstrebens. Wir haben das Gefühl, aus einem ungeheuer großen Angebot frei auswählen und uns für das «Beste» entscheiden zu können. Dieses Gefühl kann sich jedoch auch steigern zum Eindruck, von einer Fülle fremdartiger Angebote überschwemmt zu werden. Das kann eine Abwehrhaltung hervorrufen, die dem schon Bekannten die größere Vertrauenswürdigkeit und damit die höhere Qualität zuspricht; diese Haltung ist nicht weniger extrem als die blinde Begeisterung für exotische Neuheiten. Um also einen möglichst unbeeinträchtigten Standpunkt der vorläufigen Beurteilung zu gewinnen, ist es nötig, daß wir uns Klarheit über unsere Art und Weise der Wahrnehmung und des Verständnisses verschaffen.

Es gibt Leute, die auf die Idee, daß es eine alles durchdringende, Leben überhaupt erst ermöglichende Energie oder

Substanz wie Qi geben könnte, verachtungsvoll herabschauen, weil sie «wissenschaftlich nicht beweisbar» sei. Und es gibt andere, die mit missionarischem Eifer für die Anerkennung dieser Idee kämpfen, als hinge ihr Leben davon ab, die Bestätigung anderer für ihre Meinung zu erzwingen.

Für das Bewußtsein der Anhänger des materialistisch-mechanistischen Weltbildes gilt, was Frank E. Manuel über den Erfinder dieses Weltbildes, Isaac Newton, schreibt:

> Eine der wichtigsten Quellen für Newtons Drang nach Wissen war seine Furcht und Angst vor dem Unbekannten. Wissen, das in mathematische Formeln gebracht werden konnte, vermochte seiner quälenden Unsicherheit und Ungewißheit ein Ende zu bereiten... Die Welt in solch absolutistischer Art und Weise zu strukturieren, daß jegliches Ereignis, das heißt sowohl das naheliegendste als auch das entfernteste, fein säuberlich in das erdachte System paßt, ist als Zeichen von Krankheit bezeichnet worden, vor allem, wenn sich andere weigern, sich diesem zwanghaften System anzuschließen. Es war Newtons Glück, daß die Gesellschaft Europas einen großen Teil seines gesamten Systems als ein perfektes Abbild der Wirklichkeit akzeptierte, so daß sich sein Name aufs engste mit seinem Zeitalter verband.»[7]

Wer andererseits den Standpunkt des Alles-ist-Möglich vertritt und der Irrationalität huldigt, ist damit nicht gleich ein Vorkämpfer für ein neues Bewußtsein. Beide Positionen sollten wir bei der Annäherung an das Qi Gong vermeiden. Im Qi Gong wird mit Imagination, Vorstellung und willentlicher Steuerung einer unsichtbaren «Energie» – oder wie auch immer wir das Qi mit unseren Begriffen einzukreisen versuchen – gearbeitet. Dennoch haben wir es mit einem System zu tun, in dem keine Willkürlichkeit herrscht. Damit richtig umzugehen, verlangt ein angemessenes Verständnis;

es ist eines der Anliegen dieses Buches, denjenigen Ansatz deutlich zu machen, der uns hilft, alte und neue Fehler zu vermeiden.

In Gesprächen mit chinesischen Vertretern des Qi Gong fiel mir auf, daß sie immer wieder betonten, wie wichtig es sei, daß Qi Gong wissenschaftliche Anerkennung finde, und häufig die Ergebnisse der chinesischen Qi-Forschung zitierten, in der Annahme, die Menschen des Westens seien ebenso wie die des kommunistischen China noch zutiefst mit der Weltanschauung des 19. Jahrhunderts identifiziert. Doch scheint mir dies nicht so vordringlich das Problem der heutigen westlichen Qi-Gong-Aspiranten zu sein. Wir sind der Enge der «wissenschaftlichen Beweisbarkeit» recht müde geworden, seitdem immer deutlicher erkennbar wird, daß damit keinerlei Qualitätsgarantie verbunden ist. Die Homöopathie zum Beispiel gilt noch immer als eine medizinische Methode, die sich aller wissenschaftlichen «Erklärbarkeit» entzieht. Dennoch hat ihre Wirksamkeit längst viele Patienten und auch Schulmediziner überzeugt, nicht anders, als die ebenfalls lange mißtrauisch abgewehrte Akupunktur, der Yoga oder andere alternative, «unwissenschaftliche» Heilmethoden. Hingegen erweisen sich Aussagen, die sich auf angebliche wissenschaftliche Beweiskräftigkeit stützen, nur zu oft als falsch.

Wir beginnen sowohl die Rigidität der alten Maßstäbe als auch ihre Relativität immer klarer zu sehen. Doch der Verzicht auf alle Maßstäbe kann keine Lösung sein. Ganz offensichtlich öffnet solch ein Verzicht der Verwirrung und Verdummung, dem Selbstbetrug und der Scharlatanerie alle Tore. So liegt das schwerwiegendere Verständnisproblem westlicher Menschen meiner Ansicht nach in der «Maßstabslosigkeit», in einer speziellen Art von Verwirrung, die im Zusammenhang mit Qi Gong eine ernst zu nehmende Bedrohung für die geistige Gesundheit der fehlgeleiteten Adepten darstellen kann.

Alte Kulturen hatten diese Schwierigkeiten nicht. Es muß

also offensichtlich noch eine andere Möglichkeit des Verstehens geben – ein «mittleres», nicht in extremen Positionen befangenes, weder rational noch irrational fixiertes, kreativ umkreisendes, komplexes Verstehen. Westliche Wissenschaftler und Denker sind auf dem Wege einer Analyse unserer Erkenntnisweisen und der Erneuerung des Wissenschaftsbegriffs schon ein gutes Stück weit in die Richtung solch eines integralen Verstehens vorgestoßen. Das wußten meine chinesischen Gesprächspartner nicht, und das weiß auch leider ein großer Teil all jener grundsätzlich aufgeschlossenen Leute nicht, die sich auf kulturfremde Methoden zur Heilung/Transformation von Körper und Geist einlassen. Darum möchte ich zur Verständnishilfe diese neue westliche Entwicklung kurz umreißen.

Auf dem Weg zu einem neuen Verstehen

Der Kernphysiker und Molekularbiologe Jeremy Hayward beschreibt unser modernes Weltanschauungsdilemma zwischen dem Newtonschen Zeitalter und dem neuentstehenden «holistischen» wissenschaftlichen Weltbild mit den Worten:

> Es kristallisiert sich ein Bild der Welt heraus, das ganz anders ist als das Weltbild, das man uns in der Schule vermittelt hat, auf das wir alle, Wissenschaftler wie Laien, unser Leben gründen und das unseren Kindern leider nach wie vor vermittelt wird.[8]

Und der Physiker Fritjof Capra schrieb schon 1977: «Die achtziger Jahre werden deshalb eine revolutionäre Zeit sein, weil die gesamte Struktur unserer Gesellschaft nicht mit der Weltsicht eines neu entstandenen wissenschaftlichen Denkens übereinstimmt.»[9]

Die Umwälzung, die sich im Wissenschaftsverständnis anbahnt, spiegelt die Umwälzung, auf die sich das gesamte abendländische Denken zubewegt. Wie dringend notwendig dieses Umdenken ist, zeigt der Zustand unseres mißbrauchten, ausgebeuteten, kranken Planeten – so mißbraucht, ausgebeutet und krank wie Körper und Geist eines allzu großen Teils seiner Bewohner. Wir müssen uns fragen, wie es soweit kommen konnte – denn zu solchen drastischen Konsequenzen kommt es nicht ohne lange und folgerichtige Entwicklungen. Unsere heutige Situation ist nach dem Modell des Philosophen Jean Gebser der vorläufige Endpunkt einer kollektiven Bewußtseinsentwicklung und zugleich – hoffentlich – ein Übergangsstadium auf dem Weg zu einem neuen, über alle früheren Erscheinungsformen hinausgehenden Bewußtsein. Natürlich muß man solche Modelle mit Vorsicht verwenden, denn sie sind ja nur abstrakte Landkarten des lebendigen Geschehens; aber zur Orientierung und Inspiration können sie dennoch helfen.

Ich möchte dieses Modell kurz umreißen, weil es uns Hinweise darauf geben kann, welche Entwicklungsprozesse in uns selbst nötig sind, um die besagten alten und neuen Fehler im Umgang mit der Inneren Kunst des Qi Gong zu vermeiden.

Das Bewußtseinsmodell von Jean Gebser

Nach Gebser entwickelte sich das menschliche Bewußtsein aus einem Urzustand heraus, den er als «archaische Struktur» bezeichnete, «die Zeit, da die Seele noch schläft». Doch wie ein Kind aus dem Schoß der Mutter geboren werden muß, mußte das menschliche Bewußtsein aus diesem Zustand der Urzeit, aus dem Mutterschoß der unterschiedslosen Einheit, in dem es sich noch nicht als verschieden von der Welt erfuhr, in den Zustand des Bewußtseins von der Welt und von sich selbst geboren werden. Dieses Erwachen des Bewußtseins schlüsselt Gebser in drei aufeinanderfolgende strukturelle Phasen auf: in die «magische», die «mythische» und die «mentale» Struktur.

Im magischen Zeitalter *ist* der Mensch nicht mehr einfach nur in der Welt, sondern erlebt sich als gesondert von ihr, fühlt sich, weil das «Andere» ja das Fremde, Unvertraute ist, von ihr bedroht und muß sie bewältigen.

> Er stellt sich gegen die Natur, er versucht sie zu bannen, zu lenken, er versucht, unabhängig von ihr zu werden; er beginnt zu wollen. Bannen und Beschwörung, Totem und Tabu sind die naturhaften Mittel, mit denen er sich von der Übermacht der Natur zu befreien, mit denen sich die Seele in ihr zu verwirklichen, sich ihrer bewußt zu werden versucht.[10]

Der nächste Bewußtseinsschritt führt ins mythische Zeitalter. «Mythos» bedeutet «Wort», «Bericht». Es ist das Erwachen aus der magischen Gebanntheit des Schweigens zum sprachlichen Ausdruck. Dieser Ausdruck ist zunächst bildhaft. Denken wir an die Entwicklung des Kindes, in der sich die kollektive Entwicklung der Strukturen spiegelt: Das jüngere Kind kann mit abstrakten Begriffen nichts anfangen – die geistige Welt des Kindes ist die der Märchen und Geschichten. Um Erfahrungen auszudrücken, greift es oft zum Mittel des Fabulierens, und der Erwachsene, der auf andere Art denkt, ist dann der Meinung, es lüge. Aber es ist vielmehr so, daß die Ausdrucksform des Kindes und die des Erwachsenen auf verschiedenen Bewußtseinsmodi basieren. Die mythische Struktur hat eine andere Logik als diejenige, auf die sich das rationale Denken beruft. Es ist eine paradoxe Logik, im Gegensatz zur aristotelischen Logik, an der wir uns üblicherweise orientieren und die besagt, daß A nur A sein kann, nicht aber Nicht-A.

Der dritte Entwicklungsschritt (der in der abendländischen Welt im 17. Jahrhundert ansetzte) führt zur mentalen Struktur, von Gebser so genannt nach dem lateinischen *mens*, das die Bedeutungen «Absicht, Zorn, Mut, Denken, Gedanke, Verstand, Besinnung, Sinnesart, Denkart und Vorstellung» in sich vereinigt. Dies ist die Bewußtseinsstruktur des linearen Denkens, der Objektbezogenheit, der völlig dualistischen Denkmuster. Es ist die Art von Bewußtsein, die wir gemeinhin für die einzig mögliche und richtige halten, wenn wir vom *Homo sapiens*, vom vernunftbegabten Menschen, sprechen.

Laut Gebser besteht eine enge Verbindung zwischen der magischen und der mythischen Struktur. Die besondere Eigenschaft der mentalen Struktur hingegen ist der extreme Dualismus; sie beinhaltet eine besonders heftige Betonung der Unterscheidung, Trennung, Detaillierung und Abstraktion. Deshalb ist kein anderer Bewußtseinsmodus so sehr gefährdet wie der mentale, in seine negative Möglichkeit abzugleiten – in die rationale Fixierung. Eben dies ist geschehen, und der Zustand der Welt, in der wir leben, ist Ausdruck dieser negativen Entwicklung, in der alles Verbindende zugunsten des Unterscheidens verlorengegangen ist. Abgerissen ist auch die Verbindung zu den früheren Strukturen des Bewußtseins, zum Magischen und zum Mythischen. C. G. Jung, der die modernen individuellen und kollektiven geistigen Verwirrungen als psychologische Auswirkungen dieses Abgeschnittenseins aufzeigte, schrieb:

> Der moderne Mensch versteht nicht, wie sehr sein «Rationalismus» … ihn der psychischen «Unterwelt» preisgegeben hat. Er hat sich selbst vom «Aberglauben» befreit – wenigstens glaubt er das –, aber bei diesem Vorgang hat er seine geistigen Werte in einem erschreckend hohen Maß verloren … und er zahlt nun den Preis für diese Auflösung mit weltweiter Desorientierung und Zersetzung.[11]

Die Überwindung des Dilemmas kann nach dem Gebserschen Modell nur in einer «Bewußtseins-Mutation» (die mehr ist als eine einfache lineare «Weiterentwicklung») zu einem «integralen Bewußtsein» liegen, in dem auch die feindliche Abgrenzung von Natur- und Geisteswissenschaften einerseits und den «Geheimwissenschaften» andererseits einer gegenseitigen Integration weichen würde. Diese Integration ist jedoch nicht einfach nur als eine Anreicherung mit früheren Strukturen zu verstehen. Eine echte Integration ist laut Gebser nur möglich, wenn das Wirken aller in uns angelegter Strukturen nicht nur sichtbar gemacht, sondern *vergegenwärtigt* wird, mit dem Resultat, daß aus dem Zusammenspiel aller Strukturen etwas ganz Neues entsteht – eine alles Vergangene in sich enthaltende und zugleich doch neue Struktur des Bewußtseins. Das dürfe man nicht als «Bewußtseins-Erweiterung» verstehen, sagt Gebser, denn das wäre ja nur eine Quantifizierung des Bewußtseins, eine Anreicherung mit Illusionen; sondern es handle sich um eine «Bewußtseins-Intensivierung». Dieses vertiefte Bewußtsein verlangt nach anderen als den uns vertrauten Ausdrucksweisen:

> Wenn wir uns nicht entschließen... die Systeme mit ihren kategorialen Fixierungen als unzureichend zu bezeichnen, werden wir uns der neuen Weltwirklichkeit nicht nähern können... Die neue Kraft des Geistes... ist achronisch... Keines der bisherigen Denksysteme reicht aus, um sie wahrnehmbar zu machen... Wir sind gezwungen, eine neue Aussageform zu finden.[12]

Diese Suche nach der neuen Aussageform spielt in unserem Verständnis der Inneren Kunst des Qi Gong eine wichtige Rolle.

Der integrale Ansatz in der modernen Wissenschaft

Was der Philosoph Jean Gebser in den Jahren 1947 bis 1965 ahnungsvoll als zukünftige – notwendige – Bewußtseinsentwicklung oder «Mutation» entwarf, wird heute durch neueste Ergebnisse der kognitionswissenschaftlichen Forschung als natürliche und folgerichtige Möglichkeit bestätigt. Die «Kognitionswissenschaft» ist eine interdisziplinäre Forschungsrichtung, die so unterschiedliche Wissenschaftsbereiche wie Biologie, Physik, Neurologie, Psychologie, Linguistik und Künstliche Intelligenz berührt und deren Forschungsergebnisse im Hinblick auf die Funktion der Wahrnehmung und die menschliche Erkenntnisfähigkeit auswertet. Die chilenischen Gehirnforscher und Kognitionswissenschaftler Humberto Maturana und Francisco Varela schreiben über die vermeintliche Gewißheit, mit der wir üblicherweise den Standpunkt einnehmen, eine objektive, von uns selbst getrennte Welt «richtig» wahrnehmen zu können:

> Wir neigen dazu, in einer Welt von Gewißheit, von unbestreitbarer Stichhaltigkeit der Wahrnehmung zu leben, in der unsere Überzeugungen beweisen, daß die Dinge nur so sind, wie wir sie sehen. Was uns gewiß erscheint, kann keine Alternative haben. In unserem Alltag, in unseren kulturellen Bedingungen, ist dies die übliche Art, Mensch zu sein.[13]

Es ist weit verbreitet, sich nur um Aussagen zu kümmern, nicht aber um die Instanz, welche sie macht – das entsprechende Bewußtsein und dessen Struktur und Verfassung. Dieses Bewußtsein, so läßt sich gemäß den Erkenntnissen der Kognitionswissenschaft behaupten, repräsentiert nicht etwa eine außen gegebene Welt mehr oder minder richtig und macht sogenannte «wahre» oder «falsche» Aussagen, sondern es *schafft* sich seine Wirklichkeit selbst. So wurden in verschiedenen Zeitaltern ganz unterschiedliche allgemeingültige Wirklichkeiten geschaffen. «Jede Epoche der menschlichen Geschichte erzeugt durch ihr alltägliches Handeln bzw. Sozialleben sowie ihre Sprache ein imaginäres Universum.»[14]

Maturana/Varela beschreiben, wie unser Nervensystem nicht einfach von außen kommende sinnliche Informationen aufnimmt und benutzt, sondern in der Form von Interaktion funktioniert und dabei unmittelbaren Strukturveränderungen unterworfen ist, die selbst wieder neue Situationen erzeugen. Das bedeutet, daß alle unsere Wahrnehmungen relativ sind und nur durch das kollektive Übereinkommen innerhalb eines bestimmten kulturellen «Überzeugungskontextes» absolute Etikettierungen erhalten.

Die Kognitionswissenschaft erklärt, daß Wirklichkeit dadurch entsteht, daß etwas festgestellt, als Wirklichkeit «erkannt» wird. So betrachtet, ist die Wirklichkeit der abendländischen oder taoistischen Alchimisten nicht weniger wirklich – relativ wirklich – als die Wirklichkeit der Neuzeit. Der Wissenschaftshistoriker Morris Berman kommt anhand seiner Analysen zu dem Schluß,

> ... daß die Menschen der damaligen Zeit nicht nur annahmen, daß Materie Bewußtsein besitzt, sondern daß dies «tatsächlich» auch der Fall war. Sollte der offensichtliche Einwand erhoben werden, daß die mechanistische Weltauffassung die richtige und wahre sei, weil sie uns ja, wie man sehen kann, dazu befähigt, Menschen auf den Mond zu schicken oder Technologien zu ersinnen, die nachweislich funktionieren, dann kann ich darauf nur erwidern, daß die animistische Weltauffassung, die sich über Jahrtausende hinweg hielt, für ihre damaligen Anhänger ebenso wirksam war, das heißt, daß unsere Vorfahren Wirklichkeit auf eine Art und Weise strukturierten, die überprüfbare Ergebnisse erzielte.[15]

Die Theorie und Praxis der Inneren Alchimie (und ihrer modernen Entsprechung Qi Gong) entstanden innerhalb einer Weltauffassung, in der Materie «Bewußtsein besitzt», das heißt, von der «intelligenten Energie» Qi durchdrungen ist. Damit das Qi Gong in unserer heutigen Situation seine volle Wirkung entfalten kann, müssen wir unser Bewußtsein auf die «Welt» des Qi Gong einstellen, also eine uns zunächst fremde Weltauffassung «integrieren», ohne in die Falle einer

Regression auf eine frühere strukturelle (magisch-mythische) Stufe des Bewußtseins zu geraten.

Die Inhalte der Tradition des Qi Gong müssen aus dem Chinesischen übersetzt werden. Falls wir darunter verstehen, daß eine Weltauffassung in eine andere Weltauffassung «übersetzt» wird, ist das Mißverständnis programmiert. Also bleibt uns gar nichts anderes übrig, als den scheinbar sicheren Boden überkommener Überzeugungen zu verlassen und Intuition und Intellekt für eine wesentlich umfassendere und vertiefte «Wahrnehmungsbereitschaft» zu öffnen.

> Wahrnehmungsbereitschaft ist die Neigung von Menschen und Tieren, sich auf eine bestimmte Art des Wahrnehmens einzustellen oder bestimmte Wahrnehmungen zu erwarten – und diese Erwartungen bestimmen dann bis zu einem gewissen Grad, was tatsächlich wahrgenommen wird.[16]

Ein «kontextgebundenes Glaubenssystem» nennt der Wissenschaftler Jeremy Hayward unsere Weltauffassung.

> Unsere Überzeugungen und Wahrnehmungen bilden also ein eng verklammertes System gegenseitiger Bedingung und Verstärkung, so daß wir nicht nur, wie so oft, sagen können: Das glaube ich erst, wenn ich es sehe, sondern auch: Das sehe ich erst, wenn ich es glaube. *Wir nehmen nur wahr, wovon wir glauben, daß es vorhanden ist, und wir nehmen es nur so wahr, wie es unserer Überzeugung nach ist.*[17]

Yi Qi Gong, das «Stille Qi Gong», bezieht sich auf jene Form von Qi Gong, die mit Imagination, Visualisation, Vorstellung, willentlicher Steuerung verbunden ist. Die Wahrnehmungsbereitschaft muß also mit der Überzeugung (einer relativen Überzeugung, die auf einem Vertrauensvorschuß beruht) verbunden sein, daß das unsichtbare Qi, die unsichtbaren Kanäle und die Möglichkeit, das Qi durch die Vorstellung innerhalb dieser Kanäle zu steuern, tatsächlich existieren. Daß diese Annahme nicht willkürlich ist, verbürgt die lange Tradition – die schriftlichen Hinterlassenschaften derer, die mit dieser Methode erfolgreich gearbeitet haben, die mündlichen Überlieferungen und die Aussage der in dieser Tradition ausgebildeten Lehrmeister.

Diese «offene» Wahrnehmungsfähigkeit beruht auf einem aufmerksamen «Geschehenlassenkönnen», ohne sofort beurteilend und kategorisierend einzugreifen. Doch dieses Geschehenlassen ist ohne Zweifel unser größtes Problem. Der moderne Abendländer begreift sich als «Tatmensch». Wenn etwas nicht in Ordnung ist, fragen wir: «Was soll ich tun?» Kaum jemand wird auf den Gedanken kommen zu fragen: «Was soll ich lassen?» Wenn wir ausruhen wollen von all dem Tun, müssen wir etwas anderes tun, um uns zu erholen. Selbst einen natürlicherweise so rezeptiven Vorgang wie das Einatmen bezeichnen wir als «Atemholen». Auf der anderen Seite und völlig unvereinbar steht das «Nichtstun», negativ besetzt als nutzlos, langweilig und geradezu unmoralisch. Eine Verbindung beider Seiten zu einem mittleren Zustand, dem «aktiven Geschehenlassen», können wir uns kaum vorstellen.

Unser Umkreisen des Problems mit Mitteln der Philosophie und der Kognitionswissenschaft soll helfen, unsere Fixierungstendenzen aufzudecken und in Frage zu stellen. Gleichzeitig damit, daß wir den Finger auf einen Mangel legen, soll jedoch auch die mögliche Fülle angesprochen werden. Die Erfahrungen, die durch die Qi-Gong-Praxis angeregt werden, sind vielfältig und spielen sich sowohl auf der körperlichen als auch auf der geistigen Ebene ab. Als «geistige» Ebene bezeichne ich hier diejenige, auf der sich unsere Erfahrungen in Bildern, Gemütszuständen und Einsichten ausdrücken. Vor allem bildhafte Eindrücke (spontane imaginative Bilder) und emotionale Zustände wie Euphorie, Beglückung oder Angst gehören neben rein körperlichen Empfindungen wie Wärme, Kälte, Schmerz, Jucken,

Kribbeln, Zittern, Schütteln oder spontane Bewegungen zu möglichen Phänomenen bei der Qi-Gong-Praxis.

Ein besonderes Problem entsteht beim Umgang mit den inneren Bildern. Das allem zugrundeliegende Qi, das durch Qi-Gong-Übungen in Bewegung gesetzt und angereichert wird, aktiviert und reguliert sämtliche psychophysischen Funktionen in einer ausgleichenden Weise. Wo Qi fehlt, wird es zugeführt, wo es gestaut und zuviel davon angesammelt ist, wird es in Fluß gebracht und verteilt. Davon ist auch die Aktivität der beiden Gehirnhälften betroffen, die unsere Denkprozesse steuern. Die linke Gehirnhemisphäre ist bei abendländischen Menschen und allen, deren Bewußtsein im mentalen Modus fixiert ist, bei weitem aktiver als die rechte. Die linke Hälfte kontrolliert das lineare, rationale, abstrakte Denken; die rechte Hälfte kontrolliert das zyklische, intuitive, bildhafte Denken. Die ausgleichende Funktion des Qi wird nun dazu führen, daß die rechte Gehirnhälfte und dabei die bildhafte Denktätigkeit aktiviert wird. Erfahrung manifestiert sich also weniger als «Gedanke» (im uns vertrauten, abstrakten Sinn), sondern mehr als bildhafter, «imaginativer» Eindruck, als Farbe, Form und Ablauf von Bildern.

Das muß im Umgang mit den durch die Qi-Gong-Praxis hervorgerufenen geistigen Phänomenen berücksichtigt werden. Die inneren Bilder, die beim Üben entstehen können, sind Kommentare und ein Versuch des Verstehens auf der bildhaften Ebene und haben immer einen emotionalen Charakter. Man kann sogar sagen, daß diese Imaginationen bildhafte Manifestationen von Gefühlen subtilerer Art sind, die unser Bewußtsein nicht anders auszudrücken weiß. Diese Bilder entstehen aus dem individuellen und kollektiven mythischen Bildmaterial, das wir in uns gespeichert haben.

Manchmal entstehen Farben oder geometrische Figuren (die «Verganzheitlichung» der Erfahrung wird oft durch die spontane Produktion eines «Mandala» angezeigt, wie C. G. Jung deutlich machte).[18] Wer zum Beispiel mit den Bildern des Christentums (bewußt oder unbewußt) identifiziert ist, mag Engel sehen, wer sich der chinesischen Symbolwelt zugeneigt fühlt, wird vielleicht Drachen, das traditionelle chinesische Symbol der Weisheit, imaginieren. Diese spontanen Produktionen weisen darauf hin, daß die bildhafte Denkfunktion aktiviert wurde. Das sollte kein Anlaß zu großartigen Interpretationen sein. Es handelt sich lediglich um eine ausgleichende Wirkung des Qi.

Der Lehrmeister in der Tradition und heute

Zuletzt möchte ich noch ein paar Anmerkungen zur Beziehung zwischen Meister und Schüler machen (in der patriarchalen chinesischen Tradition gab es nur sehr wenige Meiste*rinnen*). Das berührt eine Problematik, die im modernen Westen mit dem Import von Lehrern asiatischer Disziplinen begann – das «Guru-Problem». *Guru* ist ein Sanskrit-Wort und bedeutet spiritueller Lehrer oder Lehrmeister. Spirituelle Lehrmeister hat es in allen Kulturen gegeben – zum Beispiel im Hinduismus die Gurus, im Buddhismus die Zen-Meister und Lamas, im Islam die Sufi-Scheiks, in animistischen Kulturen die Schamanen und Schamaninnen, die weisen Frauen und Medizinmänner. In der klösterlichen Tradition des Christentums hatte der «Spiritual» diese Funktion. Es ist eine Besonderheit der materialistischen Zivilisation, keine spirituellen Lehrmeister mehr zu haben; und deshalb herrscht über die besondere Art der Beziehung zwischen Lehrmeister und Lernenden große Verwirrung.

Wir befinden uns in einer sehr zwiespältigen Situation. Wir haben all die Kolportagen gespeichert über falsche Gurus, denen – in manchen Fällen nicht zu Unrecht – Menschenfängerei und Geschäftemacherei, physische und psychische Erpressung und alle denkbaren üblen Machenschaften vorgeworfen werden. Wir haben uns, zumindest scheinbar, von Autoritätshörigkeit und Untertanenmentalität befreit und sind ständig auf dem Sprung, unsere Freiheit zu verteidigen. Diese Einstellung ist ohne Zweifel durch einen wichtigen Entwicklungsschritt gewonnen worden, der uns einem geistigen Erwachsensein näherbringen soll. Ein jugendlicher Mensch muß sich ja auch in der Pubertät aus der Abhängigkeit von den Eltern, von seiner kindlichen Vergangenheit lösen, um sich zu einem eigenständigen Wesen entwickeln zu können.

Doch wie Pubertierende in ihrem unbewußten Drang nach Individualität oft dem Extrem blinder Freiheitsprojektion verfallen, so kann auch eine ganze Gesellschaft blinde Kritiksucht mit intelligenter Aufmerksamkeit und die Unfähigkeit, Respekt und Hingabe zu empfinden, mit geistiger Souveränität verwechseln. Und da jedes Extrem sein Gegenstück mit sich bringt, wird diese einseitig abwehrende Haltung durch die Gefahr der Verführbarkeit ergänzt. Es könnte schließlich die schlimmen Geschichten über die «falschen Gurus» nicht geben, wären da nicht jene Anhänger, die ihrer Sehnsucht nach geistiger Führung folgen, aber nie mit ihr umzugehen gelernt haben. Sie fallen kopfüber in das entgegengesetzte Extrem und verwechseln Anbetungssucht und Großartigkeitsprojektion mit gesundem Respekt und blinde Unterwerfung mit Hingabe.

Der mittlere Weg, der beide Extreme vermeidet, muß erst gefunden werden. Zunächst einmal ist es nötig, daß wir mit einer gewissen Distanz unserem «Überzeugungskontext» gegenüber an die Beziehung zu einem Lehrmeister herangehen. Welche Art von Lehrer-Schüler-Verhältnis (die Bezeichnung «Lehrer/Schüler» ist hier wie im gesamten Buch natürlich geschlechtsneutral zu verstehen) kennen wir? Vermutlich denken wir zunächst an die Schule: In der Grundschule ist der Lehrer dem Kind gegenüber die wissende Autorität. Er gibt die Information, das Kind nimmt sie auf. Es muß Zahlen lernen, um rechnen zu können. Es muß Buchstaben schreiben lernen, um später Aufsätze schreiben zu können. Auf dieser Ebene des Beginns verhält es sich zwischen Lehrmeister und Adept einer spirituellen oder kontemplativen Disziplin ganz ähnlich: Zuerst brauchen wir Informationen; es muß uns jemand, der die Sache beherrscht, beibringen, was wir zu tun haben.

Bei jugendlichen Schülern verändert sich die Beziehung zum Lehrer. Die Aufnahmebereitschaft des Kindes macht der kritischen Haltung eines Heranwachsenden Platz, der nun anfängt, das Gelernte selbst überprüfen zu wollen. Die Aussagen des Lehrers werden nicht mehr unbesehen hingenommen. Der Widerspruchsgeist als Ausdruck des Heranreifens ist der Versuch, eine eigene geistige Souveränität zu gewinnen. Ein guter Lehrer wird diese Entwicklung respektieren und sich auf die veränderte Haltung der Schüler einstellen; im besten Fall entsteht ein Verhältnis, in dem sich beim Lehrer natürliche Autorität, die auch Herausforderung beinhaltet, mit Freundschaftlichkeit verbindet, so daß der Schüler sich in seinem Reifungsprozeß akzeptiert fühlt und seinerseits ebenfalls Ansätze zu einer freundschaftlichen Haltung entwickeln kann.

In der Beziehung zwischen Meister und Adept wird nun der «Vertrauensvorschuß» von wachsendem echtem Vertrauen abgelöst. Dieses Vertrauen ist nicht blind, sondern intelligent.

In der chinesischen Tradition war die Zugehörigkeit zum Schülerkreis eines Lehrers der kontemplativen Künste[19] eine recht elitäre Angelegenheit. Die Schüler waren zur Geheimhaltung verpflichtet, und es galt als selbstverständlich, daß sie ihrer Wertschätzung für die Kostbarkeit dessen, was sie lernen durften, dadurch Ausdruck gaben, daß sie sich der Autorität des Lehrers völlig unterwarfen. Das sollte dem Schüler helfen, jenes «Selbstvergessen» zu entwickeln, um das es in all diesen Künsten geht. Die Betrachtung solch einer traditionellen Gepflogenheit kann uns inspirieren; durch blindes Nachahmen kann die entsprechende Qualität von Offenheit und Hingabe jedoch nicht erzeugt werden. In der Beziehung zu Lehrmeistern aus anderen Kulturen sollten wir außerdem nicht nur unsere eigene, sondern auch deren Erwartungshaltung untersuchen, um Mißverständnisse und Enttäuschungen auf beiden Seiten zu vermeiden.

Meister Zhi-Chang Li pflegt die richtige Einstellung des Lernenden mit dem Bild des Radios zu beschreiben: Um eine Sendung zu empfangen, muß das Gerät eingeschaltet und dann der Sender genau eingestellt werden. Diese Metapher hat einen allzu technischen Charakter, verglichen mit der tatsächlichen Dimension des «Sich-Einlassens», doch weist sie darauf hin, daß sich der Lernende auf die «Wellenlänge» des Meisters einstellen muß. Wie aber soll das geschehen? Auf unserer Suche nach der «integralen» Form werden wir experimentieren müssen, mit einem Sinn für Offenheit und Neugier, so daß sich sinnliches und intuitives Wahrnehmen mit analytischem Verstehen verbinden können.

Damit wäre auch einer weiteren Schwierigkeit die Spitze genommen: der Neigung vieler westlicher Adepten, nur solche Lehrer kontemplativer Disziplinen für vertrauenswürdig zu halten, die mit einem exotischen Erscheinungsbild aufwarten können. Diese Voreingenommenheit kann den Blick dafür trüben, daß westliche Schüler von östlichen Meistern ebenfalls zu autorisierten Lehrern ausgebildet werden können und daß ihre Qualität als Lehrende ebenfalls nur auf dem Weg über einen Vertrauensvorschuß und die eigene Erfahrung geprüft werden kann.

Eine Neuorientierung wird schließlich auch durch die veränderte Situation nötig sein, daß in der neuen kulturellen Einbettung fremder Traditionen die Frauen nicht mehr die untergeordnete Rolle spielen, die ihnen in den patriarchalen Kulturen und damit auch in der chinesischen Tradition zukam. Unsere abendländische Kultur befindet sich ja auch im Hinblick auf die Rollen der Geschlechter in einer Auflösungs- und Übergangsphase. Es liegt in unseren Händen, die Energie dieser Wandlungsphase in die Richtung der Entwicklung einer integralen Kultur zu lenken, in der «patriarchal» und «matriarchal» als starre, extrem dualistische Positionen durchschaut und erlebt werden, die abzulösen sind durch eine gegenseitige Ergänzung anstrebende dynamische Form. Die Art der Vermittlung, die Atmosphäre des Lehrens und die Formen der Lehrer-Schüler-Beziehung werden durch einen größeren Einfluß des weiblichen Prinzips eine ganz natürliche Veränderung und Neugestaltung erfahren.

Qi Gong ist ein sehr altes und erprobtes System der körperlich-geistigen Selbstheilung und Heilung, ähnlich einem alten, erprobten Kochrezept. Die Mahlzeit kochen wir jedoch jedesmal neu, und wirklich gut wird sie nur dann, wenn Rezept, Erfahrung und Kreativität zusammenkommen. Wir können uns Qi Gong nur zu eigen machen, wenn wir «ganzheitlich» damit umgehen. Diese Ganzheitlichkeit würde gestört, wenn wir uns aus dem unvertrauten Material nur das herauspicken würden, was sich am besten in unser vertrautes Wahrnehmungssystem einfügen läßt, und alles andere, das weniger paßt, wegließen. Ebenso wenig sinnvoll wäre es jedoch auch, sich kopfüber in das Fremde zu stürzen und zum «Qi-Gong-Freak» zu werden. Ein jeder muß seinen eigenen Schatz an Erfahrung sammeln, mit dem angemessenen Respekt für das Rezept und der Würdigung der eigenen Intelligenz und Kreativität.

Die hier angeführten Überlegungen bildeten den Weg, der mich zu einer Idee von der Art und Weise führte, wie ich dieses Buch gestalten könnte. So wird dieser Versuch, die Welt des Qi Gong vorzustellen und zugänglich zu machen, ein Umkreisen sein, ein Tasten in der Vielfalt der Berührungspunkte, eine Huldigung an die Weisen der Vergangenheit und unsere eigene, noch zu erschließende Weisheit.

Erster Teil

Die Tradition der Arbeit mit dem Qi

«Taiji, Yin und Yang sind voller Geheimnis.
Wenige Menschen wissen vom Pfad der Unsterblichkeit.
Wenn Sterbliche in dieser Welt dem Tod entgehen wollen,
müssen sie ihr Leben verlängern, Öl in die Lampe
geben und die Große Harmonie bewahren.»[1]

«Das Kultivieren der Stille»

Modernes und traditionelles Qi Gong

Warum wird das Bereiten des Elixiers
das «Wiederherstellen des Elixiers» genannt?
Sind die Fünf Energien getrennt,
so besteht eine jede für sich.
Verstehst du den ursprünglichen Zustand
wiederherzustellen,
dann verbinden sie sich wieder.
Körper und Geist sind unerschütterlich,
sie bilden ein einziges Ganzes.[2]

Qi Gong ist ein Begriff, der erst seit den fünfziger Jahren Verwendung findet und heute die Gesamtheit der traditionellen und modernen Methoden der chinesischen Energiearbeit umfaßt. Die Methoden des Qi Gong, wie sie heute in den vielen verschiedenen Qi-Gong-Schulen Chinas und von Meistern im Osten und Westen gelehrt werden, sind zum Teil ganz neue Entwicklungen, doch haben sie ihre Wurzeln in der jahrtausendealten Tradition der Arbeit mit der «vitalen Energie» Qi. In der Tradition wurden hauptsächlich die Begriffe *Yangshen* («Pflege des Lebens») und *Daoyin* («Übungen des Dehnens und Leitens», heute die Bezeichnung für Selbstmassage) verwendet.

Die Tradition dieser ganzheitlichen inneren Pflege von Körper-und-Geist wurde hauptsächlich in den taoistischen und buddhistischen Klöstern des alten China überliefert (unter dem Einfluß des Buddhismus entstanden taoistische Klöster für Mönche und Nonnen nach buddhistischem Vorbild). Während im modernen Qi Gong vor allem der medizinische Aspekt betont wird, hatte die in den Klöstern und Einsiedeleien gepflegte «Innere Kunst» eine umfassendere Zielsetzung. Gesundheit und langes Leben wurden nicht um ihrer selbst willen angestrebt, sondern als notwendige Voraussetzung für eine möglichst weitgehende spirituelle Entwicklung vom «potentiellen Menschen» zum «vervollkommneten Menschen» betrachtet, eine Orientierung, die beide Traditionen – die taoistische und die buddhistische – miteinander teilten. Angesichts dieses hohen Zieles hatte die in den spirituellen Weg eingebettete Energiearbeit einen eher elitären Charakter und unterlag einer strikten Geheimhaltung. Nur hingebungsvolle Schüler wurden von ihrem Meister für würdig erachtet, in den Besitz der kostbaren Informationen zu kommen, und nur diejenigen, die ein großes Maß an geistiger und körperlicher Disziplin aufbrachten, konnten in vielen Jahren des Übens zur Meisterschaft gelangen und von ihrem Meister persönlich zum Lehren autorisiert werden. Diese traditionelle Gepflogenheit hatte den Vorteil, den Wildwuchs selbsternannter und möglicherweise gefährlich unerfahrener Lehrer zu verhindern, aber auch den Nachteil der Verengung und übermäßigen Abgrenzung. Beides hat sich in der Geschichte manifestiert.

Qi Gong im modernen China

Seit den achtziger Jahren hat sich Qi Gong in China zu einer Massenbewegung entwickelt, die das einfache Taijiquan, das Mao Zedong selbst eingeführt hatte, ablöste. Das Bild von den riesigen Menschenmengen, die morgens vor der Arbeit unisono in Parks und auf großen Plätzen die zauberhaften, fließenden Bewegungen des auf vierundzwanzig Bewegungsmuster beschränkten «Peking-Stils» praktizierten, gehört der Vergangenheit an. Heute sind es die abwechslungsreicheren und weniger einheitlich strukturierten Formen des

Qi Gong, die in den Parks geübt werden; das Bild ist vielfältiger, individueller geworden, und es hat auch keinesfalls mehr den Massencharakter der früheren Phase des chinesischen Kommunismus.

Thomas Ots, ein Kenner der modernen Qi-Gong-Szene in China, berichtet:

> In der VR China entstanden erst Mitte der fünfziger Jahre in den Städten Tangshan, Beidaihe und Shanghai die ersten Qi-Gong-Heilstätten, wobei die erstgenannten durch den berühmten Qi-Gong-Arzt Liu Guizhen ins Leben gerufen wurden. Es ist möglich, daß in der Qi-Gong-Therapie ein Ersatz für die der Revolution zum Opfer gefallenen schamanistischen und religiösen Praktiken gesucht wurde, die in den Jahrhunderten zuvor eine große Aufgabe in der Krankenbehandlung vor allem psychisch gestörter Menschen besaßen, so wie dies in abgeschwächter Form noch heute im chinesischen Kulturraum außerhalb der VR China der Fall ist. Nur zehn Jahre später, während der «Kulturrevolution», wurde dann Qi Gong als abergläubisches Überbleibsel einer feudalen Vergangenheit stigmatisiert. Die entsprechenden Heilstätten mußten ihre Tore schließen, die Qi-Gong-Ärzte verrichteten andere medizinische Arbeit oder wurden durch körperliche Arbeit «umerzogen».[3]

In den achtziger Jahren brach in China ein regelrechtes Qi-Gong-Fieber aus. Im «Tauwetter» nach der Kulturrevolution entwickelten sich zwei Strömungen des Qi Gong: die Bewegungsformen (*Dong Gong*), vor allem das «Kranich-Qi-Gong» und «Wildgans-Qi-Gong», und das Qi Gong des geistigen Heilens durch Übertragen des Qi vom Heiler auf den Patienten (*Wai Qi*).

Das Bewegungs-Qi-Gong wurde, wie früher Taijiquan, in den Parks und auf öffentlichen Plätzen praktiziert. Doch wo früher die Mengen in disziplinierter Stille und choreographischem Gleichklang von den Formen des Taijiquan bewegt wurden, als streiche der Wind über ein Ährenfeld, mündeten nun die Kranichübungen in ein gewaltiges Spektakel.

> Die Übenden geraten aus einem leichten Schwingen bzw. Wiegen in immer stärkere Bewegungen; sie verlassen ihren Platz, taumeln oder kreisen über das Übungsfeld. Manche geraten aus gemächlich gleitenden in immer schneller schlingernde Bewegungen, in ein Springen und Stampfen, lassen die Arme um den Körper schwingen oder beklopfen mit den Händen bestimmte Areale ihres Körpers, geraten in ekstatische Bewegungen, lassen sich zu Boden fallen, wälzen sich auf dem Boden, beginnen zu brüllen, zu fauchen, zu weinen oder zu lachen.[4]

Diese oft tranceartigen «spontanen Bewegungen», die ganz offenbar einem tiefen Bedürfnis der gleichgeschalteten Menschen Chinas entsprangen, führten jedoch dazu, daß das Kranich-Qi-Gong in Verruf geriet und schließlich nur noch in einer abgewandelten, gezähmten Form praktiziert wurde.[5]

Qi-Gong-Massage, Diagnostizieren mit Qi Gong, Heilen mit ausgestrahltem Qi *(Wai Qi)* und der Qi-Gong-Unterricht zur Selbsthilfe der Patienten spielen heute eine zunehmende Rolle in der chinesischen Medizin. Das geistige Heilen durch willentlich ausgestrahltes Qi (durch Zeige- und Mittelfinger und durch die *Laogong*-Punkte in den Handflächen, aber auch durch Metallnadeln bei der Akupunktur) ist heute ein anerkannter Zweig des Qi Gong. Qi-Heiler werden, wenn sie ihre Fähigkeiten unter Beweis gestellt haben und registriert sind, in chinesischen Krankenhäusern offiziell eingesetzt.

Die Fähigkeiten, die moderne Qi-Gong-Meister in China gelegentlich zur Schau stellen, können beeindruckend sein. Der amerikanische Arzt David Eisenberg berichtet von solch einer Darbietung eines «Meisters aus einer fernen Provinz». Es war ein Treffen in aller Heimlichkeit, das chinesische Freunde für ihn arrangiert hatten, denn es fand zu einer Zeit statt (1979), als «Qi-Gong-Meister noch als Staatsgeheimnisse galten».

> Seine [des Meisters] Unterarme waren unglaublich entwickelt. Mit sechzig Jahren war seine Haut straff. Sein rasierter Kopf trug eine Anzahl von Narben. Jenseits seiner offensichtlichen körperlichen Kraft besaß dieser Mann eine Aura von Selbstvertrauen und gelassener Unbeugsamkeit – er war eine Kombination aus buddhistischem Mönch und Stahl... Der Abend wurde zu einem der einprägsamsten meines Lebens. Sobald ich den kleinen Raum in der Wohnung des Vetters betreten hatte, begann der Qi-Gong-Meister mit seiner Darbietung. Er war entschlossen, mich zu überzeugen, daß Qi existiert und daß all die Geschichten stimmten, die ich über Qi Gong gehört hatte.
>
> Er begann mit seinen täglichen Aufwärmübungen, die ihm halfen, Kontrolle über sein Qi zu erlangen. Zuerst schluckte er eine Eisenkugel von ungefähr sechs Zentimeter Durchmesser und eineinhalb Pfund Gewicht. Dann schluckte er eine zweite Kugel. Er forderte mich auf, die beiden Kugeln in seinem Magen zu ertasten. Ich tastete seine Mitte ab und stellte zwei metallische Klumpen fest. Dann brachte er die Kugeln entgegen der Schwerkraft hoch und spuckte sie vor meinen Füßen aus. Eine beachtliche Aufwärmübung.

Nachdem der Meister noch einen Stein auf seinem Kopf zertrümmert hatte, bat sein Besucher, er möge einen Gegenstand mit Qi-Kraft bewegen, ohne ihn zu berühren. Dies habe er noch nie getan, sagte der Meister, aber er könne es ja versuchen. Man einigte sich auf die Quasten einer chinesischen Lampe, die still im Raum hing:

> Der Qi-Gong-Meister war soweit. Er begann sein tiefes Durchatmen und fing mit Anspannen und Dehnen seiner Muskeln an, indem er eine Serie von Kampfkunst-Schritten durchführte, die von der Form her Taijiquan ähnelten. Oberhalb der Taille beschrieben seine Schultern, Arme und Hände Kreise in der Luft. Unterhalb der Taille war er wie eine Baumwurzel mit dem Boden verankert. Am Ende des Gestikulierens zeigten sein linker Fuß und rechter Arm direkt zur Laterne hin. Die Finger seiner rechten Hand waren entspannt, die Handfläche im rechten Winkel auf die Quasten gerichtet. Dann geschah es. Obwohl er einen Meter entfernt war, bewegten sich die Quasten, und zwar alle sechs. Die Laterne begann langsam hin und her zu schwingen. Ich war sprachlos. Entweder man hatte mich reingelegt, oder ich war soeben erstmalig mit Kräften konfrontiert worden, welche die westliche Wissenschaft noch nicht erfaßt hatte.[6]

Das Qi Gong ist aus Chinas Alltag nicht mehr wegzudenken. In einem Artikel einer medizinischen Zeitschrift wird stolz verkündet:

> In den letzten Jahren wurde Qi Gong nicht nur in der Medizin, sondern auch in anderen Bereichen angewandt. In Sport und Körperkultur half Qi Gong den Menschen, die Funktionen der verschiedenen Körperteile zu koordinieren, sie zu entspannen, den Blutkreislauf zu stärken und die Kondition zu verbessern. Mit Hilfe von Qi Gong können die Studenten ihre Aufmerksamkeit besser auf den Unterricht konzentrieren, ihr Gedächtnis stärken und gute Leistungen erzielen. Qi Gong wurde gleichfalls zur Steigerung der Kampfkraft der Soldaten und zur Stärkung ihrer Ausdauer und Selbstkontrolle genutzt.[7]

Neue Veröffentlichungen über Qi Gong mit Zitaten aus Werken der taoistischen Inneren Alchimie und der Darstellung von Übungen mit «esoterischem» Charakter (Übungen, die hauptsächlich auf Imagination beruhen) lassen vermuten, daß sich die Dimension der Qi-Gong-Praxis in China auf Bereiche auszudehnen beginnt, die vor ein paar Jahren noch von offizieller Seite als Abgrund des Aberglaubens diffamiert wurden. Ein beeindruckendes Beispiel hierfür ist ein Überblick über die ärztliche Qi-Gong-Methodik, verfaßt von dem chinesischen Qi-Gong-Arzt und -Lehrer Lu Haixing (Direktor der «Dao-Yin-Shu-Qigong-Forschungsgesellschaft Chinas», Mitglied des «Nationalen Instituts für chinesische Medizin» und der «Forschungsgesellschaft für Wissenschaftliches Qigong» usw.).[8]

Lu Haixing veröffentlicht Übungsanleitungen, die in der Tradition der Geheimhaltung unterlagen und bisher in der VR China ebenfalls nur heimlich praktiziert und weitergegeben werden durften. Es ist auch die Rede von «übernatürlichen» Fähigkeiten, die durch Qi Gong geschult werden können, versehen mit dem Hinweis:

> Die Praktizierenden müssen zuhöchst moralische Menschen sein, denn wenn jemand mit schlechten Absichten in den Besitz dieser Fähigkeiten kommt, wird er anderen Schaden zufügen. Deshalb wird die Essenz dieser Fähigkeiten in diesem Kapitel nicht enthüllt; es werden lediglich die äußeren Erscheinungsformen kurz beschrieben.[9]

Neu im Rahmen der chinesischen Qi-Gong-Literatur klingt auch der Hinweis auf die notwendige Voraussetzung, einen «erleuchteten Lehrer» zu finden, der den fortgeschrittenen Schüler führt, über ihn wacht und ihn zum angemessenen Zeitpunkt seiner Entwicklung in die höheren Übungen einführt. Daß dies aus der Feder eines offiziellen Würdenträgers der VR China kommt, gibt Anlaß zu der Hoffnung, daß Qi Gong zu einem Faktor werden könnte, durch den die komplexe Tradition der Inneren Alchimie eine Renaissance erfährt. Damit ist aber auch der Konflikt programmiert; hatte schon der orthodoxe Konfuzianismus große Schwierigkeiten, die taoistische Geisteshaltung zu tolerieren, wird sie sich mit der rotchinesischen Ideologie vermutlich noch viel weniger in Einklang bringen lassen.

Die Formen des Qi Gong

Die taoistische Richtung des Qi Gong beinhaltet verschiedene Zweige, die man allerdings nicht genau voneinander trennen kann:

Wai Dan ist einer der beiden Hauptzweige, zu dem die Methoden der «Kampfkünste» gehören. Man rechnet das «Eisenhemd»-Qi-Gong und Übungen der «Spülung des Marks» dazu, auch die «Acht eleganten Übungen» (auch «Acht Brokatübungen»), die «Acht Seidenübungen», «Das Spiel der Fünf Tiere», Taijiquan und die vielen Bewegungsübungen des äußeren Qi Gong.

Nei Dan umfaßt die Atemübungen und inneren Qi-Gong-Übungen; dazu gehören das «Stille Qi Gong» und Taiji Qi Gong. Innerhalb des Nei Dan gibt es weitere Aufteilungen in Übungen mit Bewegung (*Dong Gong*), im Stehen, im Sitzen und im Laufen, Übungen des Nährens, Qi-Gong-Massage, das medizinisch angewandte therapeutische Qi Gong und die Methoden des Heilens mit Wai Qi.

In Anlehnung an die Tradition der Inneren Alchimie hat Lu Haixing folgende sechs «Wege» oder «Schritte» zusammengestellt:

- Weg zum Erwachen und zur Erleuchtung (*Ka Shi Fa*) – meditative Übungen.
- Weg zum natürlichen Austausch (*Tu Na Fa*) – Übungen des Einsammelns von Universalem Qi, Übungen des Aussendens von Qi zu Heilzwecken.
- Weg zum Dao Yin (*Dao Yon Fa*) – Bewegungsübungen,

Übungen zur Zirkulation des Qi («metaphysisches *Dao Yin*»).

- Ergänzender Weg zur Kultivierung des Dao (*Fu Xiu Fa*) – Stehen, Gehen, Liegen, Sitzen in Meditationshaltung.
- Weg zur metaphysischen Diagnose (*Shen Zhen Fa*) – Übungen der inneren Visualisation, «Röntgen-Qi-Gong», Handdiagnose.
- Weg zu übernatürlichen Fähigkeiten (*Shen Ji Fa*) – Übungen, die nur direkt von Lehrer zu Schüler vermittelt werden.

Innere Alchimie – die Basis des Qi Gong

Im Unterschied zur heute in China gebräuchlichen medizinisch-therapeutischen Auffassung des Qi Gong basiert die tradierte chinesische Innere Kunst auf einem ganzheitlichen Konzept, das körperliche und geistige Gesundheit, aber auch die charakterliche, künstlerische und spirituelle Kultivierung umfaßte. Zum Bereich der Energiearbeit gehörten Körperübungen und Atemübungen, um den Qi-Fluß anzuregen, konzentrative Übungen des willentlichen Leitens des Qi durch die energetischen Kanäle zum Ausgleich von Yin und Yang, das Nähren mit Universalem Qi und die kontemplativen Übungen der inneren Stille.

Die Wurzeln der chinesischen Methoden der Arbeit mit dem Qi reichen wahrscheinlich in vorgeschichtliche Zeit zurück. Manche Autoren sprechen von einer viertausendjährigen Tradition, andere datieren die Ursprünge sogar siebentausend Jahre zurück. Viele alte Werke des Taoismus beziehen sich auf das «Goldene Zeitalter», die legendäre Frühzeit der chinesischen Kultur, in der die Grundlagen des *Yijing (I-ching, I Ging*, «Buch der Wandlungen») entwickelt wurden.

Die ältesten taoistischen Texte, in denen auch das Material der chinesischen Ganzheitsmedizin enthalten ist, stammen aus dem 6. Jahrhundert v. Chr., doch das Wissen, das darin zusammengefaßt ist, ist viel älter. Es wurde in den folgenden Jahrhunderten mit Einflüssen aus dem Iran, aus Griechenland und aus Indien angereichert. Die im 4. und 3. Jahrhundert v. Chr. entwickelten alchimistischen Disziplinen sind möglicherweise ein Ergebnis der Wechselbeziehung zwischen China und Europa (aus Babylon stammten z. B. die Kenntnisse über die Zubereitung des Quecksilbers).

Um die Zeitwende entstanden große medizinische Werke, die nicht mehr existieren, aber in den Annalen aufgezählt werden, darunter die «Abhandlungen über das Sexualleben und die Hygiene» und die «Methoden und Rezepte für die Unsterblichkeit».

Frühe Hinweise auf die Energiearbeit sind im *Huang Di Nei Jing* («Des Gelben Kaisers Klassiker der Inneren Medizin»), dem klassischen Werk der chinesischen Medizin zu finden, das um 200 v. Chr. entstanden ist. In einem fiktiven Zwiegespräch zwischen dem legendären Kaiser Huang Di und seinem Leibarzt wird das tradierte Wissen vermittelt. Der Kaiser beklagt den allgemeinen Verfall der Gesundheit: «Man hat mir berichtet, daß die Menschen im frühen Altertum hundert Jahre lebten, ohne daß ihre Lebenskraft schwächer geworden wäre. Bei den Menschen von heute lassen die Kräfte schon mit fünfzig Jahren nach.» Der Arzt erklärt, daß dies an der falschen Lebensweise der Menschen läge; sie seien unersättlich und unbedacht, vermessen und verschwenderisch, überließen sich den Leidenschaften, erregten sich ohne Maß und erschöpften sich vor der Zeit. Und er beschreibt die ganzheitliche Lebensführung, die nötig ist, um die Gesundheit von Körper und Geist zu erhalten: richtige Ernährung und einfaches Leben, Vermeiden von Erschöpfung, Mäßigung der Triebe, Fernhalten von inneren Erschütterungen und «durch Ruhe und Konzentration das Qi kontrollieren».

Für die Entwicklung der energetischen Übungen im Altertum hatte dieser Arzt eine interessante Erklärung: In den fruchtbaren Gebieten des mittleren China ging es den Menschen allzu gut; sie mußten wenig arbeiten und hatten dennoch eine große Fülle von Nahrungsmitteln. Dementsprechend bewegten sie sich zuwenig, aßen zuviel und litten an allen möglichen Gesundheitsstörungen. Also entwickelten sie verschiedene Übungen, um das Qi zu aktivieren und seine Verteilung im Körper harmonisch auszugleichen.

Andere klassische Werke nennen als Ursprung der Energiearbeit starke klimatische Veränderungen vor etwa viertausend Jahren, die zu Überschwemmungen und Temperaturschwankungen führten. Um den dadurch verursachten Erkrankungen der Muskulatur und Gelenke entgegenzuwirken, erfanden sie dynamische Übungen (*Wu*), die Vorläufer des heutigen Dong Gong.

Die große Blütezeit des Taoismus war die Han-Dynastie (spätes 3. Jh. v. Chr. bis frühes 3. Jh. n. Chr.). Der Arzt Hua Tuo, der im 2. Jahrhundert n. Chr. lebte, gilt als der Erfinder der Übungen des «Spiels der Fünf Tiere» (*Wuqin Xi*), die von typischen Bewegungen des Tigers, des Hirsches, des Bären, des Affen und des Vogels inspiriert wurden. Diese Übungen bildeten die Grundlage für die Entwicklung der Kampfkünste *(Wushu)* und gehören heute zu den bekanntesten Bewegungsformen des Dong Gong (Bewegungs-Qi-Gong). Hua Tuo werden auch anatomische Tafeln zugeschrieben, auf denen das Innere des menschlichen Körpers mit außerordentlicher Genauigkeit dargestellt ist. Möglicherweise verfügte er über die Kunst des «Röntgenblicks», des inneren Sehens, das durch bestimmte Qi-Gong-Methoden trainiert werden kann.

Ein Zeitgenosse von Hua Tuo war der Alchimist Wei Boyang, dessen Werk *Cantongqi* – der schwer übersetzbare Titel wird mit «Dreifacher Einklang» oder «Dreifache Einheit» wiedergegeben – die Grundlagen der «Inneren Alchimie» des Taoismus enthält und auf das sich tausend Jahre später die große taoistische «Schule der Vollkommenen Wirklichkeit» bezog. Es gilt bis heute als eines der Basiswerke der Inneren Alchimie.

Hundert Jahre später erwarb Ge Hong unter seinem Beinamen Baopuzi («Der Meister, der am Einfachen festhält»), einen ebenso großartigen Ruf als Alchimist und Weisheitslehrer wie als Pathologe. Der Beiname ist dem Titel seines berühmtesten Werkes entnommen – einem jener insgesamt 116 Bände, in denen er ein universales Wissen auf den Gebieten Philosophie, Morallehre, Medizin, Religion, Energiearbeit und Spiritualität zu Papier brachte. Im Kapitel «Yangshen» seines Werkes *Baopuzi* heißt es:

> Der Mensch ist von Qi umgeben, und das Qi ist im Menschen. Himmel und Erde sind erfüllt von Qi, und von allen Lebewesen der Welt gibt es keines, das ohne Qi leben könnte. Wer das Qi meistert, nährt den Körper von innen.

Ge Hong wandte sich nachdrücklich gegen damals offenbar nicht weniger als heute verbreitete Vulgärinterpretationen der taoistischen Alchimie und Mystik. Er wies darauf hin, daß das Thema der Unsterblichkeit von vielen Taoisten vordergründig ausgelegt würde, in Wirklichkeit aber ein Geisteszustand sei, den man nur durch entsprechende geistige Kultivierung, nicht aber durch Drogen oder energetische Praktiken allein erlangen könne:

> Taoisten, die nur darauf bedacht sind, durch alchimistische Techniken ihren Körper zu stärken, sind zum Scheitern verurteilt. Ohne einen guten Lehrer werden sie nie erfahren, was mit dem «Mischen des Goldenen Elixiers» gemeint ist.[10]

Und als Seitenhieb gegen die konfuzianischen Schriftgelehrten, die wenig Sinn für kontemplative Praxis besaßen und den Taoisten mit Ablehnung oder zumindest Mißtrauen begegneten, fügte er noch hinzu: «Nur auf die Schriften zu vertrauen, ihnen eine übergroße Bedeutung beizumessen, ist reine Zeitverschwendung.»[11]

Ge Hong wußte, wovon er sprach, er war doch selbst der Sproß einer Familie konfuzianischer Intellektueller. Doch erkannte er früh die Einseitigkeit der konfuzianischen Bildung und wandte sich der taoistischen Mystik zu. Als er schließlich von Kaiser Hui Di zum obersten General der kaiserlichen Truppen gemacht wurde und gegen Aufständische vorrücken mußte, verleidete ihm diese Erfahrung das öffentliche Leben, «die Welt des Staubes», und er zog sich in die Einsamkeit der Berge zurück, um sich nur noch der taoistischen Praxis zu widmen.

Die Überlieferung berichtet, daß Ge Hong mit 81 Jahren starb und in der Meditationshaltung sitzend vorgefunden wurde, mit einem jugendlich frischen Körper, der nichts vom Verfall des Alters zeigte – von Ge Hongs Standpunkt ein natürliches Beiprodukt, nicht aber Ziel der «Kultivierung des Tao».

Mit Ge Hong erreichte der Taoismus seine endgültige Gestalt. Nach ihm begannen buddhistische Meister aus Indien neue Elemente in die Philosophie, Energiearbeit und Meditationspraxis einzuführen. Einer der außergewöhnlichen Texte aus dieser Zeit, die zum taoistischen Kanon gehören, ist «Das Kultivieren der Stille», ein Text, der Laozi (Lao-tzu, Laotse) zugesprochen wird und vermutlich erstmals zwischen dem 3. und 6. Jahrhundert n. Chr. niedergeschrieben wurde (solche Zuweisungen der Autorenschaft sind nicht immer ganz ernst zu nehmen, denn es war durchaus üblich, daß die Autoren sich hinter großen Namen der alten Meister versteckten, aber auch ihre eigenen Arbeiten durch apokryphe Überlieferungen anreicherten).[12]

«Das Kultivieren der Stille» enthält viele Instruktionen über die Innere Kunst, die allerdings – wie in anderen Werken auch – in einer esoterischen, alchimistischen Sprache versteckt sind und in der Tradition nur mündlich durch Meister der Kultivierung des Tao zugänglich gemacht wurden. Später hinzugefügte Kommentare interpretierten zwar diese Instruktionen und machten sie verständlicher, doch hingen diese Interpretationen sehr von der Pro- oder Contra-Einstellung des Kommentators ab, was die Innere Kunst betraf. Im übrigen wurde stets darauf hingewiesen, daß die Informationen im Text die Führung durch einen erfahrenen Lehrmeister nicht überflüssig machen.

Ein geschichtlicher Markstein in der Tradition der chinesischen Energiearbeit ist die Ankunft eines buddhistischen Mönchs aus Indien im buddhistischen Kloster Shaolin in der Provinz Henan in der ersten Hälfte des 6. Jahrhunderts. Bodhidharma (chin. Da Mo), der Begründer des Chan-Buddhismus in China, zog sich für neun Jahre in eine Höhle zur Meditation zurück, und als er wieder herauskam, schrieb er zwei Bücher über Energiearbeit, «Abhandlung über die Übung der Muskeln» (*Yi Jin Jing*) und «Abhandlung über die Spülung des Marks» (*Si Souei Jing*). Die Techniken des Da Mo wurden zum Ausgangsmaterial, aus dem die «Zwölf Brokatübungen» und später eine Abwandlung, die «Acht Brokatübungen», entstanden sind. Aus diesen Übungen gingen wiederum die zwei klassischen Kampfkunstformen *Xing I* und *Liu Ho Ba Fa* hervor. In dieser Entwicklungslinie entstand eine eigene Form der «Fünf Tiere» – Tiger, Leopard, Drache, Schlange und Kranich.

Im 8. Jahrhundert entwickelte Meister Sun Su Mao die Technik der «Sechs Heilenden Laute», die heute zum Standardrepertoire des Qi Gong gezählt werden. Bei dieser Technik verbindet man bestimmte Laute (wie *Schhhh, Haaaa, Huuu* usw.), die mit den verschiedenen Funktionskreisen der Körperorgane assoziiert werden, mit speziellen Körperhaltungen.[13]

Die Zeit der großen Entwicklungen auf dem Gebiet der chinesischen Inneren Alchimie endete mit der Ära der Sechs Dynastien (Ende des 6. Jh.). Nach einer Zeit der Degeneration, in der die Innere Alchimie mehr oder weniger zum esoterischen Hokuspokus verkam, begann sich um die Jahrtausendwende ein neuer, weniger symbolträchtiger Stil zu etablieren. In der Qing-Dynastie schließlich (die Mitte des

17. Jh. begann und Anfang des 20. Jh. endete), wurden unzählige Kommentare und kritische Erläuterungen zu taoistischen Texten verfaßt, in denen die esoterische Symbolik in eine entmythologisierte und psychologisierte Sprache umgesetzt wurde.

Die verschiedenen Techniken der Inneren Alchimie wurden vor allem in den taoistischen und buddhistischen Klöstern, zu einem nicht geringen Teil aber auch innerhalb von Familientraditionen weitergegeben. Die beiden Traditionen der Inneren Kunst befruchteten sich gegenseitig; auf der taoistischen Seite flossen Elemente des indischen Yoga ein, und die buddhistische Energiearbeit, die hauptsächlich auf dem indischen Yoga basierte, wurde wiederum durch Elemente aus dem Daoyin und Yangshen bereichert. Dadurch ergaben sich unterschiedliche Formen in den beiden Stilarten, die jedoch so verwandt miteinander sind, daß sie einander ergänzen können.

Die Konzeption des Qi

Das Schriftzeichen, das heute im allgemeinen für das Qi des Qi Gong verwendet wird, trägt vielfältige Bedeutungen in sich. Es besteht aus den Zeichen für «Reis» (unten) und «fliegen», «flüchtig» (oben), bezogen auf den Dampf über dem kochenden Reis. Weitere konkrete Bedeutungen sind Verdunstung, Nebel, Wolken und Rauch. Die Zielrichtung dieser Andeutung erstreckt sich von genießbar gemachter (verwandelter) Nahrung über Atem, Kommunikation, Ausbreitung, Beeinflussung bis zu Verwandlung von Grobem zu Feinstem. Das klassische Zeichen besteht aus den Zeichen für «Feuer» (unten) und Verneinung (*Wu*) (oben), abstrakt etwa das sich Bewegende, das Form hat (unten), und Nicht-Form (oben), mit der Bedeutung von Transformation von Form zu Nicht-Form.

氣 炁

Abb. 1: Das chinesische Schriftzeichen für Qi;
links die neue, rechts die alte Form.

Die Übersetzung von Qi mit «Energie» ist eigentlich nicht zulässig, obwohl es heute üblich ist, es einfach als «Lebensenergie» oder «vitale Energie» zu bezeichnen. Die Bedeutung des Begriffs reicht jedoch viel weiter und ist von der traditionellen chinesischen Weltanschauung und Philosophie nicht zu trennen. Danach gibt es zum Beispiel das «Qi des Himmels», womit sowohl jene Qualität des Universalen Qi gemeint ist, mit der wir im Qi Gong unser individuelles Qi anreichern können, als auch die verschiedenen Zustände des Wetters; das «Qi des Menschen» ist nicht nur seine Lebenskraft, sondern bezieht sich auch auf seine Emotionen (oder «psychischen Energien»), auf moralische Stärke, auf Inspiration.

Das Qi bewegt sich im Menschen auf bestimmten Bahnen – in den «Meridianen», auf die sich das Akupunktursystem bezieht, und in zusätzlichen «Kanälen», die in der Qi-Gong-Praxis verwendet werden. Diese Bahnen mit ihren «Punkten» (sozusagen energetische Stationen) sind, was ihren Verlauf und ihren Durchmesser betrifft, nicht völlig festgelegt, sondern variieren im Detail von Individuum zu Individuum.

Gemäß dem Prinzip der wechselseitigen Spiegelung von Mikrokosmos und Makrokosmos gibt es innerhalb der Qi-Konzeption die «Drachenadern», die Himmel und Erde durchziehen.

> Es wird gelehrt, daß an bestimmten Orten Drachenadern existieren, unsichtbare Linien, die vom Himmel in die Berge und über die Erde laufen. Sie ähneln in ihrer Funktion den Energiekanälen im menschlichen Körper, die eine so bedeutende Rolle in der Akupunktur und anderen östlichen Disziplinen spielen... In diesen Drachenadern fließt Yang-Qi (kosmische Lebenskraft) hinab, um sich mit Yin-Qi zu vermischen. Für das normale Auge sind sie unsichtbar, nur in der Lehre des Yin und Yang geschulte Menschen können sie entdecken. In der chinesischen Landschaftsmalerei findet diese Vorstellung deutlich erkennbar ihren Ausdruck.[14]

In Verbindung mit der Vorstellung von den Drachenadern entstand *Feng Shui* («Wissenschaft von Wind und Wasser» oder Geomantie), ein System, nach dem Gebäude in einem harmonischen Verhältnis mit dem Verlauf von Himmels-Qi und Erd-Qi plaziert wurden.

Die moderne Auffassung des Qi berücksichtigt diese umfassende Vorstellung bestenfalls nur noch am Rande. «Im Modernen Wörterbuch der chinesischen Sprache werden unter dem Stichwort Qi zwölf verschiedene Bedeutungen aufgeführt, die von Gas über Luft zu Emotion und zu seiner Bedeutung in der traditionellen chinesischen Medizin reichen.»[15] Manche Autoren gehen heute so weit, das Qi als «elektromagnetische Energie» oder «elektrische Energie» zu bezeichnen. Wenn man die vielseitigen Aspekte und Wirkungsweisen des Qi betrachtet, kann man zwar sagen, daß es elektrische beziehungsweise elektromagnetische Energie *beeinflußt*, aber eine Gleichsetzung wäre völlig unsinnig.

Man kann Analogien herstellen und Modelle ausdenken, um die Funktion des Qi zu beschreiben. Vom Standpunkt des chinesischen Denkens ist es jedoch nicht wichtig, ja nicht einmal sinnvoll, Qi zu konzeptionalisieren und zu fixieren. Wichtig ist, daß es in verschiedener Weise erfahrbar ist und, vor allem: daß es *wirkt*.

Die Drei Schätze

Das Qi umfaßt – mit der unvermeidlichen Vereinfachung unserer sprachlichen Möglichkeiten ausgedrückt – drei Ebenen von Substanz oder Energie (in der chinesischen Vorstellung kann es das eine wie das andere sein). Diese Drei-in-Einem werden die Drei Schätze genannt, manchmal auch die Drei Blumen, die Drei Juwelen oder die Drei Kräuter.

> Diese drei Energien sind ursprünglich ungetrübt, solange wir uns im Mutterschoß befinden. In ihrer reinen Form sind sie «ursprüngliche erzeugende Energie», «ursprünglicher Dampf» und «ursprünglicher Geist». Wenn wir die Luft der Erde atmen, sexuell aktiv werden, denken und

> abhängig werden von den Dingen der Welt, werden Jing, Qi und Shen unrein… Das Ziel des inneren alchimistischen Prozesses ist es, diese drei Energien zu sammeln und zu erneuern, sie zu veredeln und sie in den ursprünglichen Zustand zurückzuverwandeln. Den Prozeß der Veredelung nennt man das Sammeln der drei Blumen (oder Kräuter) im Kessel; dieser Kessel ist der Schmelztiegel, in dem die Veredelung stattfindet.[16]

Jing, **Qi** und **Shen** sind neutrale Begriffe, die jeweils die gröbste wie die feinste Manifestation, die vordergründigste wie die tiefstgreifende Bedeutung beinhalten. Die lineare Art des Kategorisierens, wie sie uns vertraut ist, entspricht nicht dem viel weiträumigeren chinesischen Denken, und alle unsere Versuche, den ursprünglich viel eher poetischen als wissenschaftlichen Charakter des Qi-Begriffs in Schablonen zu pressen, reduziert unsere Möglichkeiten des Verständnisses. Das sollte bei der Beschreibung der Drei Schätze im Auge behalten werden.

Der taoistische Adept Liu I-ming (19. Jh.) wehrt sich in seinem Kommentar zum «Goldenen Elixier» vehement gegen Tendenzen der materialistischen Verengung, die auch damals längst im Gange waren:

> Die Drei Schätze sind keine physischen Dinge, sondern formlose Wirklichkeiten. Wie ein früher Adept sagte, ist die Lebenskraft (*Jing*) nicht die sexuelle Kraft, die Energie (*Qi*) ist nicht die Stoffwechselenergie, der Geist (*Shen*) ist nicht der denkende Geist. Obwohl sie drei sind, kehren sie doch alle zur einen, ursprünglichen Energie zurück; die drei verschmelzen zu einer Energie, und diese eine Energie differenziert sich in drei.[17]

Man kann jeden der Drei Schätze in drei Erscheinungsformen unterteilen: die grobe Form, die subtile Form und die kosmische Form. Die materialistisch-medizinische Auffassung, wie sie dem modernen «wissenschaftlichen Qi Gong» rotchinesischer Prägung zugrunde liegt, orientiert sich an der groben Form. Eine im echten Sinne ganzheitliche Medizin, die auch die psychologische Ebene miteinbezieht, orientiert sich an der groben und an der subtilen Form. Die spirituelle Auffassung umfaßt alle drei Formen.

Jing

Jing wird üblicherweise als «Essenz» übersetzt und ist (wenn wir, mit gebührender Vorsicht, den Begriff «Energie» zu Hilfe nehmen wollen) die gestaltende Energie, die allem organischen Leben Struktur verleiht. Es ist die Wurzel des Lebens, die Energie des Wachstums und der Veränderung, eng verbunden auch mit den sexuellen Flüssigkeiten. Menschliches Leben entsteht dadurch, daß das Jing der Eltern miteinander verschmilzt. Die Eltern liefern die «angeborene Essenz» oder das «vorgeburtliche Jing», das alle individuellen Wachstumsinformationen enthält.

Dazu kommt dann das «nachgeburtliche Jing», für das die Ernährung und die Atmung sorgen. Das vorgeburtliche Jing wird verbraucht und durch das nachgeburtliche Jing ausgeglichen. Es ist verantwortlich für die genetischen Substanzen, für die innersekretorischen Vorgänge, für den hormonalen Haushalt, für das Wachstum und für den sexuellen Reifungsprozeß. Wenn der Körper kein Jing mehr erzeugen kann, stirbt er.

Im Verhältnis zum Qi, das dem aktiven Prinzip *Yang* zugeordnet wird, hat das Jing die Qualität von *Yin*, dem ruhenden Prinzip. Angeborene Defekte und Störungen im Reifungsprozeß und in der Sexualfunktion werden in er chinesischen Medizin als Funktionsstörungen des Jing betrachtet.

Das *Nei Jing* beschreibt den normalen physiologischen Lebensprozeß als stufenweise Veränderung des Jing im Rhythmus von sieben Jahren (bei der Frau) beziehungsweise acht Jahren (beim Mann):

Der weibliche Jing-Rhythmus

Mit 7 Jahren ist das Nieren-Jing im Aufsteigen begriffen: Der Zahnwechsel tritt ein, die Haare wachsen. Mit 14 Jahren trifft der «Tau des Himmels» ein: Das Diener- oder Konzeptions-Gefäß (*Ren-Mai*) öffnet sich, das Gefäß des Kräftigen Aufsteigens (*Chong-Mai*) ist gefüllt, die Menstruation kommt regelmäßig, und die Frau kann empfangen. Mit 21 Jahren erreicht das Nieren-Jing sein Plateau: Die Weisheitszähne brechen durch, das Wachstum erreicht seinen Höhepunkt. Mit 28 Jahren sind Sehnen und Knochen gefestigt, der Körper ist kräftig, das Haar am Wachstumshöhepunkt. Mit 35 Jahren wird die Leitbahn des Strahlenden Yang (*Yang-Ming*) schwach, das Gesicht beginnt zu welken, das Haar auszufallen. Mit 42 Jahren sind die drei Yang-Leitbahnen oben (im Gesicht) schwach geworden, das Gesicht verwelkt, das Haar beginnt zu ergrauen. Mit 49 Jahren vermindert sich der Fluß im Dienergefäß, das Gefäß des Kräftigen Aufsteigens ist erschöpft, der «Tau des Himmels» ist ausgetrocknet; der Erdenweg (die Menstruation) ist nicht mehr offen, Schwäche und Unfruchtbarkeit setzen ein.

Der männliche Jing-Rhythmus

Mit 8 Jahren ist das Nieren-Jing aufgefüllt: das Haar ist voll entwickelt, und der Zahnwechsel setzt ein. Mit 16 Jahren festigt sich das Nieren-Jing. Das «Wasser des Himmels» trifft ein, das Jing-Qi ist nun fähig zu fließen, Yin und Yang befinden sich in Harmonie, der Mann ist zeugungsfähig. Mit 24 Jahren erreicht das Nieren-Jing sein Plateau: Sehnen und Knochen sind erstarkt, die Weisheitszähne brechen durch, und das Wachstum erreicht seinen Höhepunkt. Mit 32 Jahren sind Sehnen und Knochen am stärksten, das Fleisch ist voll und kräftig. Mit 40 Jahren ist das

> Nieren-Jing geschwächt, das Haar fällt aus, die Zähne wackeln. Mit 48 Jahren ist das obere Yang-Qi erschöpft, das Gesicht verwelkt, das Haar ergraut. Mit 56 Jahren ist das Leber-Jing schwach, die Sehnen sind unbeweglich, und das Wasser des Himmels versiegt; nur wenig Samen ist übrig, die Nieren sind geschwächt, Aussehen und Körper sind zu einem Ende gekommen. Mit 64 Jahren sind Haare und Zähne geschwunden.[18]

Das ist der natürliche Prozeß des Werdens und des Verfalls, der Rhythmus des Jing, sofern weder der Abbau (durch extrem falsche Lebensführung) beschleunigt oder durch Kultivierung (besonders sorgfältige Lebensführung, Bewahren des Jing, Qi-Gong-Praxis) verzögert wird.

Dieses ursprüngliche Jing ist die Quelle des «Wahren Qi». Es wird vor allem durch gute, sinnvolle Ernährung, durch richtiges Atmen, Vermeiden von emotionalem Streß und durch den pfleglichen Umgang mit den sexuellen Energien aufgebaut und geschützt. Häufiger Geschlechtsverkehr, zumal unter dem Einfluß von Alkohol oder anderen Drogen, gilt als besonders schädigend für das Jing. Deshalb gibt es in der Tradition besondere Anweisungen für das Sexualleben, um das Jing zu schützen, und spezielle Übungen zur Veredelung des Jing und dementsprechend der Transformation von Jing zu Qi.

Das chinesische Bild für Jing ist der «Frühere Himmel» – im Vergleich zum «Wahren Qi», dem «Späteren Himmel». Der «Frühere Himmel» erinnert an die Zeit des Sonnenaufgangs, an Potentialität, an das noch nicht Gefestigte, Ausgestaltete. So kann man von einem bestimmten Blickwinkel das Jing auch als ungeschliffenen Diamanten sehen, noch der Erde (*Yin*) zugehörig – Rohmaterial mit der potentiellen Fülle der innewohnenden Möglichkeiten der Veredelung. Werden diese Möglichkeiten nicht wahrgenommen, bleibt es weitgehend beim Rohzustand; der Mensch bleibt, könnten wir vielleicht sagen, auf der Jing-Ebene, der Ebene grober Energie hängen, näher dem Säugetieranteil der menschlichen Existenz als dem «vervollkommneten Menschen» (der nach östlicher Auffassung unserer menschlichen Existenz ebenfalls immanent ist, aber erst «ent-» oder «ausgewickelt» werden muß).

Qi

Wenn Qi als Überbegriff gebraucht wird (Jing wird in manchen Darstellungen auch als *Jing-Qi* oder *Yuan-Qi* bezeichnet), ist damit die grundlegende «Lebenskraft» gemeint, die das gesamte Universum durchdringt, die jeglichem Leben zugrunde liegt und die Ordnung der Sternensysteme im Universum bedingt. Die Differenzierung in die Drei Schätze ist in diesem Fall sekundär. Sie wird nur für die praktischen Zwecke der Medizin und der Energiearbeit benutzt.

Das Jing ist im Qi bewahrt und trennt sich von ihm nur durch äußere Einwirkung (durch Samenerguß, Verletzungen und Krankheit). Zugleich ist es die Quelle des «Wahren Qi», das durch die Veredelung von grobem Jing zu subtilem Jing erzeugt werden kann.

Aus dieser Sicht der praktischen Anwendung ist Qi der aktive und subtilere Aspekt der allumfassenden ursprünglichen Energie; es ist der Impuls aller Bewegung, oder man könnte auch sagen, es ist die Bewegung selbst. Qi hält die lebendigen Prozesse im Körper in Ordnung, wärmt, bewahrt und schützt. Es sorgt für den Ausgleich von Yin und Yang, von Leere und Fülle. Es manifestiert sich auf körperlicher wie auf geistiger Ebene, vernetzt beide, ist, je reichhaltiger und ausgewogener, um so belebender, inspirierender (lat. *spirare* = hauchen, atmen, leben).

Qi ist der «spätere Himmel», die Sonne in ihrem Glanz, ihrer Bewegung und ihrer vollen Kraft, das Offenbargewordene. Wie das Licht der Sonne ist es von außerordentlicher Macht, verwandelnd, durchdringend und rein. Es ist ursprüngliche universale oder kosmische Energie; auf der

Ebene der individuellen Existenz muß es von der groben Manifestation zur feineren veredelt werden.

Ein zeitgenössischer chinesischer Autor und Lehrer der Inneren Kunst, Huai Chin-Nan, bringt das Fühlen in unmittelbare Verbindung mit dem Qi:

> Fühlen ist der spätere Himmel mit ununterbrochener Verwandlung. Der erste und grundlegende Erfolg der Kultivierung beginnt mit dem Fühlen, kehrt zurück zu Fühlen und Wahrnehmung und mündet in einen Zustand der Einswerdung. Es gibt keine Möglichkeit der Kultivierung ohne das Fühlen. Man sollte verstehen, daß das Öffnen von *Ren Mai* und *Du Mai*[19] und aller anderen zusätzlichen Meridiane das Ergebnis der Entwicklung des Fühlens ist.[20]

Das erworbene Qi ist die verfeinerte Ausstrahlung des Jing und nährt wiederum Shen, die – noch feinere – Ebene der geistigen Funktionen. Die natürliche Anlage zur ständigen Verwandlung von Jing zu Qi zu Shen wird durch die Praxis des Stillen Qi Gong angeregt, beschleunigt und verstärkt. Normale Bewegungs- und Atemübungen ohne Berücksichtigung des Qi sind nur an der körperlichen Ebene orientiert und wirken hauptsächlich auf dieser. Die subtilen Formen des Inneren Qi Gong wirken hingegen selbst dann, wenn die Orientierung nicht über die körperliche Ebene hinausgeht, bis zu einem gewissen Maß auch im Bereich des Geistigen; in um so stärkerem Maße natürlich, wenn die Orientierung diesen Bereich miteinbezieht.

Shen

Shen ist Qi auf der Ebene der geistigen Funktion, die Fähigkeit, die sinnlichen Wahrnehmungen und Emotionen zu interpretieren, die Fähigkeit zu beobachten, zu unterscheiden und zu entscheiden, zu analysieren und Schlüsse zu ziehen – diejenigen Funktionen, die unsere begriffliche Welt gestalten. Durch die Kultivierung des Qi gewinnt Shen an Kraft.

Die Emotionen – die «berauschenden geistigen Gifte» – werden leichter kontrollierbar, der Geist wird aufnahmefähiger, die natürliche Intelligenz kann sich entfalten, kreative Denkprozesse werden freigesetzt; die nötigen Voraussetzungen für klare Einsicht werden so geschaffen. Dieses Nähren des Shen hat wiederum eine Rückwirkung auf die übrigen Ebenen: der Entschluß zur überlegteren und sinnvolleren Lebensführung fällt leichter, und auch die Praxis des Qi Gong wird durch diese Rückwirkung lockerer, natürlicher und auf eine selbstverständliche Weise disziplinierter.

Die Beschreibungen der drei Schätze müssen als Annäherungsversuche betrachtet werden, als ein Anstoß für ein Verstehen, das nur auf dem Boden unmittelbarer Erfahrung wachsen kann. Eine schlüssige, abgrenzende Erklärung von Jing, Qi und Shen im Sinne von klar überschaubaren Kategorien würde ihrer Wirklichkeit nicht gerecht werden.

Manche Autoren versuchen das System von Jing, Qi und Shen plakativ einfach darzustellen: «Shen wirkt im Gehirn; Qi wirkt in der Brust und im Bauch; Jing wirkt im Unterbauch, in den Nieren und in den Genitalorganen.»[21] Solch eine Darstellung ist eine allzu große Vereinfachung, die zwar unserer westlichen schablonisierenden Denkweise entgegenkommt, aber ein falsches Bild ergibt. Eine etwas weiter gefaßte und weniger fixierende Darstellung ist folgende:

> Stellt man sich Jing als die Quelle des Lebens vor und Qi als das Potential, zu aktivieren und zu bewegen, dann ist Shen die Vitalität im menschlichen Körper, die hinter Jing und Qi steht. Bewegte wie unbewegte Bewegung sind eine Manifestation von Qi, instinktive organische Prozesse reflektieren Jing, das menschliche Bewußtsein verweist auf die Gegenwart von Shen.[22]

Ganz allgemein sagt die Lehre der Inneren Alchimie: Sexuelle Aktivität zerstreut das Jing. Emotionen wie Wut zerstreuen das Qi. Verlangen (Anhaftung) zerstreut das Shen. Im Kommentar zu «Das Kultivieren der Stille» heißt es: Ist kein Verlangen/Anhaften da, tritt man ein in den Zustand der wahren Stille. Die Drei Blumen schweben im Bereich des Scheitels. Die Fünf Dämpfe werden sich zum Ursprung hin bewegen.»[23]

> Die Erklärung dafür lautet:
> Die Drei Blumen sind die zeugende, die vitale und die geistige Energie. Jede Energie wird im Unteren, Mittleren beziehungsweise Oberen Dantian gereinigt, verwandelt, veredelt und gespeichert. Das Hervortreten jeder der Blumen weist auf die Vollendung einer Stufe der Verwandlung im inneren alchimistischen Prozeß hin.
> Die Fünf Dämpfe sind innere Energie, die in den fünf inneren Organen gespeichert ist: in Herz, Leber, Milz, Lungen und Nieren. Dampf ist gereinigte Energie. Die Bewegung des Dampfes in den fünf inneren Organen ist das «Waschen» der Organe mit vitaler Energie. Es weist auf die Vollendung der Verwandlung von Zeugungsenergie in vitale Energie und auf die darauf folgende Bewegung der vitalen Energie in die inneren Organe hin. Die Organe werden zuerst gereinigt, und dann wird die vitale Energie darin gespeichert.[24]

Der Prozeß der Verfeinerung und Veredelung von Jing-Qi-Shen war das Anliegen der Inneren Alchimisten Chinas, die auf diese Weise die Befreiung von allen Abhängigkeiten und damit die drei Stufen der «Unsterblichkeit» (im Buddhismus wird Erleuchtung/Erwachen auch als «Todlosigkeit» bezeichnet) erlangen wollten:

> Wenn menschliche Wesen bereit sind, zum Tao zurückzukehren, müssen sie jemanden finden, der ihnen Himmel und Erde, Sonne und Mond in ihrem Körper zeigen kann... Sie müssen das kostbare Jing (die Zeugungsenergie), das Qi (die vitale Energie) und Shen (die geistige

> Energie) bewahren und kultivieren. Dann werden sie fähig sein, zu den Bereichen des Großen Reinen, des Höchsten Reinen und zu den Jadereinen Bereichen aufzusteigen. Sie werden die Früchte der Unsterblichkeit pflücken und himmlische Unsterbliche, goldene Unsterbliche oder geistige Unsterbliche werden... Sie werden ewig leben und nicht der Wiedergeburt unterworfen sein.[25]

Der Bereich des Großen Reinen wird beschrieben als «sich in Harmonie mit der Natur und der Menschheit befinden, nach den Gesetzen der Natur leben und die höchsten Tugenden der Menschheit verkörpern. Dies ist die niedrigste Form der Erleuchtung.» Der Bereich des Höchsten Reinen bedeutet, «in einem Zustand zu sein, in dem Subjekt und Objekt unterschieden werden, aber integrale Teile des Tao sind». Der Jadereine Bereich, die höchste Form der Erleuchtung, bedeutet, Wuji zu erlangen; dies ist «die vollkommene Vereinigung mit dem Tao».[26] (*Wuji*, «ohne Extreme», ist der taoistische Ausdruck für den Ursprung aller Dinge.)

Das moderne chinesische (und auch westliche) Verständnis des Qi Gong unterscheidet sich in vielerlei Hinsicht von dem, das die taoistischen Adepten der Vergangenheit von der Inneren Kunst hatten. Im Rahmen des modernen Verständnisses finden sich wiederum gewaltige Unterschiede. Mit diesem «Pluralismus» müssen wir nicht nur leben – wir können aus ihm auch Inspiration und ein gesundes Gefühl für die Relativität aller Anschauungen und Bezugspunkte gewinnen. Verschiedene Standpunkte produzieren verschiedene Sichtweisen. Wer sich auf praktische Weise mit seinem eigenen Jing-Qi-Shen zu befassen beginnt, wird sein tieferes Verständnis nur aus einem kreativen Umkreisen gewinnen, in dem sich Konzepte bilden und wieder auflösen können und sich so zu einer Art Stufenweg des Verstehens gestalten. Dabei wird deutlich, daß jede Stufe nötig ist für das Weiterkommen; hat man sie jedoch verlassen, um auf die nächste Stufe zu treten, verliert sie ihre Bedeutung.

Die acht Stufen der Inneren Alchimie

Die klassischen acht Stufen[27] beschreiben, wie die «Energien» bewahrt, oder, wenn sie verausgabt wurden, wieder aufgefüllt und stetig genährt werden können, so daß der Transformation nichts im Wege steht.

1. Jing bewahren: Das bezieht sich vor allem auf sexuelle Zurückhaltung, die jedoch nicht als Unterdrückung der Sexualität mißzuverstehen ist. Nach taoistischer Ansicht gehen beim Geschlechtsverkehr viel Jing und Qi verloren. Vor allem der Samenerguß gilt als Räuber des Jing; die Emotion Begierde mindert Qi. Sind die sexuellen Begierden still, so heißt es, steigen Jing und Qi aus den Drei Speichern (dem Unteren, Mittleren und Oberen Dantian) auf und fließen durch die Meridiane. Erheben sich die sexuellen Begierden, so werden Jing und Qi nach unten zur «Pforte des Lebens» (Mingmen-Punkt) zwischen den Nieren gezogen und strömen aus. Das wird durch den Orgasmus und beim Mann vor allem durch die Ejakulation bedeutend verstärkt; für den Jing-Verlust der Frau ist vor allem die Menstruation verantwortlich. Deshalb gibt es in der Inneren Alchimie spezielle Übungen, um die durch sexuelle Erregung freiwerdende Energie zu bewahren und gleichzeitig zu veredeln, und Übungen für Frauen zur Kontrolle des menstruellen Zyklus.

2. Jing auffüllen: Grobes Jing wird vom Blut genährt; deshalb wird ein Mangel an Jing, außer durch sexuelle Zurückhaltung, durch gute, ausgewogene Ernährung und völlige Enthaltung von kulturfremden Drogen, Alkohol, Nikotin, Kaffee, starkem Tee und scharfen Gewürzen ausgeglichen. Eine weitere, subtilere Hilfe ist die methodische Arbeit mit dem Atem, die zu den grundlegenden und einfacheren Arten des Qi Gong gehört.

Das Zeitliche zu nähren, ist der erste Schritt.
Sind Jing, Qi und Shen kräftig,
kannst du Hunger und Kälte ertragen.
Pflegst du den Körper, bis er fest und stark ist,
und schützt du ihn vor Regen und Wind,
dann ist es leichter, das Elixier zu wecken.[28]

3. Jing veredeln: Dies geschieht durch das Erzeugen innerer Ruhe und Ausgeglichenheit, so daß die Begierden beruhigt werden, und durch Qi-Gong-Übungen, welche die nach außen strebende Energie zurückhalten und in ihren (unteren) Speicher lenken. In der traditionellen Literatur wird häufig von falschen sexuellen Praktiken gewarnt, die der Veredelung des Jing dienen sollen, aber oft den gegenteiligen Effekt haben. Selbst bei brauchbaren Methoden können sich Fehler ergeben; allein schon der Versuch, eine Übung zu forcieren, kann überaus unerfreuliche Wirkungen haben.

Es gibt drei große Heilmittel,
Jing, Qi und Shen.
Zuerst mußt du das Wahre vom Trügerischen
unterscheiden.
Wahr und Falsch sind nur eine Haaresbreite
voneinander entfernt;
hüte dich davor, sie zu vermischen.[29]

4. Qi nähren: Die geeigneten Methoden hierfür sind – in hierarchischer Reihenfolge – Bewegungs-Qi-Gong (*Dong Gong*), Atemübungen und die einfachen und mittleren Übungen des Stillen Qi Gong. Das zentrale Prinzip des Nährens ist das Sammeln des Qi in den Speichern. Das Verdichten von Qi zu *Dan* (komprimiertes Qi) gehört ebenfalls zum Nähren und leitet die Veredelung ein (zur Entwicklung dessen, was in der Inneren Alchimie das «innere goldene Dan» bezeichnet wurde).

Eine besondere Art des Nährens von Qi ist die «Körperatmung» (im Kapitel «Die Praxis des Yi Qi Gong» beschrieben), durch die universales Qi unmittelbar aus dem Kosmos aufgenommen werden kann.

> Unreinheiten und Staub wegwaschen –
> dies ist die Methode des Badens.
> Sei nicht nachlässig, erzwinge nichts,
> verbinde Yin und Yang.
> Entstehen keine Verstrickungen,
> dann ist die Grundlage des Elixiers stabil.
> Nährst du die spirituelle Wurzel,
> dann zeigen sich duftende Blütenknospen.[30]

5. Qi veredeln: Mit den Methoden zur Veredelung des Qi ist die Grenze zwischen der Energiearbeit und Meditation erreicht, wenn wir – zur besseren Orientierung – diese Unterscheidung treffen wollen (die Innere Alchimie umfaßt beides, doch läßt sich der moderne Begriff Qi Gong nicht ohne weiteres damit gleichsetzen). Das Veredeln des Qi geschieht durch Energieübungen der höheren Ebene und durch tiefe geistige Beruhigung, die schließlich zum angestrebten «Embryonalatem» führt, wobei die physische Atemtätigkeit weitgehend durch die Bewegung des Qi ersetzt wird. Das Grundprinzip des Veredelns von Qi ist die methodische Verbindung von Qi und Shen.

6. Shen nähren: Das ist die Praxis der Meditation – das eigentliche «Kultivieren der Stille», die tiefe körperlich-geistige Entspannung. Dadurch öffnet sich der Geist, und Wissen wird zu Einsicht.

> Es gibt im Grunde eine rechte Zeit,
> die Fesseln zu sprengen als ein Verwandelter,
> und darum nützt es nichts,
> zu früh oder zu spät zu handeln.
> Wahrhaftigkeit im Innern wirkt nach außen,

da läßt sich nichts erzwingen.
Ist der Kürbis reif,
fällt er von selbst vom Stamm.[31]

7. Shen veredeln: Wenn Shen genügend genährt ist, findet der Prozeß der Veredelung dank der Qualität des Nicht-Tuns (Nicht-Eingreifens) von selbst statt. Der Geist wird klar wie ein gereinigter Spiegel, der wiedergibt, aber nichts festhält. «Was ist gemeint mit ‹den Geist veredeln?› Wenn kein Gedanke im Geist ist, ist der Geist rein.»[32]

8. Shen mit Xü vereinen: Xü, die «Leere» (die zugleich die undifferenzierte Fülle ist), bedeutet ursprüngliches Sein, in dem alle dualistischen Trennungen aufgehoben sind. Diese Stufe kann nur noch auf poetische Weise umschrieben, nicht aber beschrieben werden. «Schau in deinen Geist, und da ist kein Geist.»[33]

Gleich dem weiten Himmel hat es keine Grenzen,
doch ist es eben hier zur Stelle, ist immer
tiefgründig und klar.
Trachtest du danach, es zu erkennen, wird es dir
verborgen bleiben.
Du kannst es nicht festhalten,
aber auch nicht verlieren.
Außerstande, es zu erlangen, erlangst du es.
Wenn du schweigst, spricht es;
wenn du sprichst, schweigt es.
Die große Pforte steht weit offen zur Almosenspende,
und keine Menge versperrt den Weg.[34]

Werden die individuellen Energievarianten Jing, Qi und Shen zu ihrer subtilen Form veredelt, so heißt es, entsteht daraus reines Yang Qi, das veredelt zu Yang Shen wird, reinem Geist, und dieser wiederum zu Xü (Leere). Im *Daodejing* (*Tao-te-ching, Tao Te King*) wird alles Entstehen so dargestellt: «Das Tao erzeugt die Eins. Die Eins erzeugt die Zwei. Die Zwei erzeugt die Drei. Die Drei erzeugt alle Dinge.»

Der Weg zurück zum Tao kehrt diesen Verlauf um. In *Das Geheimnis des goldenen Elixiers* heißt es:

> Wie schon der Unsterbliche Sang Feng sagte, bleibst du ein gewöhnlicher Mensch, wenn du dem normalen Verlauf des Konditionierten folgst. Kehrst du diesen Prozeß hingegen um, transformierst du dich in einen Unsterblichen. Alles hängt davon ab, ob es dir gelingt, den Prozeß umzukehren.[35]

Der «Unsterbliche» bezieht sich natürlich nicht, wie allzu oft vordergründig mißverstanden, auf die materielle Welt, sondern auf die geistige. Der reine, von allen Konditionierungen befreite, «umgekehrte», nicht mehr ins Individuelle eingeschlossene Geist ist unzerstörbar, «unsterblich».

Das traditionelle chinesische Verständnis der Ordnung allen Seins beruht auf den Grundkonzepten von Yin und Yang und den Interaktionen der «Fünf Manifestationen» oder «Fünf Wandlungsphasen» (*Wu Xing*).[36]

Yin und Yang

Wuji ist, wie gesagt, der taoistische Ausdruck für den «Ursprung aller Dinge». Die Idee des *Taiji*, oft als «das höchste Letzte» übersetzt, ist konfuzianischen Ursprungs, auch wenn es später als Element des Taoismus aufgefaßt wurde. Tatsächlich war es ein Neokonfuzianer der Sung-Dynastie, der beide Theorien miteinander vereinigte:

> Aus Wuji kommt Taiji. Wenn sich Taiji bewegt, erschafft es Yang. Wenn die Bewegung ihr Extrem erreicht hat, tritt die Ruhe hervor. In der Stille wird Yin geboren... Yin und Yang, Ruhe und Bewegung bilden die Kraft des Werdens.[37]

Die klassische chinesische Idee von der Polarität der beiden Grundqualitäten Yin und Yang ist so alt wie die Anfänge des *Yijing* (Buch der Wandlung) und reicht damit in die legendäre Zeit des «Goldenen Zeitalters» zurück. Laozi bezog sich darauf mit seinem Spruch: «Alle Dinge haben im Rücken das Dunkle (Yin) und streben zum Licht (Yang), und die strömende Kraft gibt ihnen Harmonie.»[38]

Die Welt der Manifestationen beruht auf dem Wechselspiel dieser beiden Kräfte, welche die Kontinuität des Wandels und die Lebendigkeit des sich stets erneuernden Ausgleichs bedingen. Das Tao, die allumfassende Wirklichkeit, hat zwei Aspekte: den absoluten Aspekt, der «Das Eine» genannt wird, und den relativen Aspekt des Spiels von Yin und Yang. Deshalb ist das Symbol des Tao (*Taiji*) ein in sich geteilter Kreis, in dem jeder der beiden Teile den Keim des anderen in sich trägt («Aus dem Taiji kommen die beiden Gegensätze»).

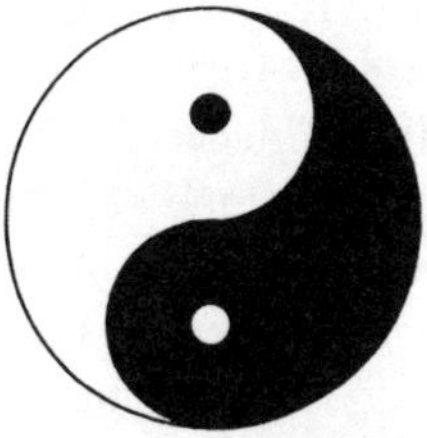

Abb. 2: Das Symbol des Taiji.

Zugeordnet werden den beiden Kräften unter anderem:

Yin	**Yang**
Die Erde	Der Himmel
Das Empfangende	Das Aktive
Das Ruhende	Das Bewegte
Das Feste	Das Fließende
Das Dunkle	Das Lichte
Das weibliche Prinzip	Das männliche Prinzip
Der Winter	Der Sommer
Das Kalte	Das Heiße
Unten	Oben
Links	Rechts
Hinten	Vorn
Immanenz	Transzendenz
Gefühl/Intuition	Intellekt
Weisheit	Ausführung

Das Yin wird immer als erstes genannt, denn es ist das Potentielle, die «Große Mutter», und Yang ist das Verwirklichte. Doch sind Yin und Yang gleichwertig wie die beiden Seiten einer Münze oder der Positiv- und Negativpol einer elektrischen Batterie. Im Gleichgewicht sind sie neutral. Erst wenn ihre lebendige Balance gestört ist und zu Einseitigkeit verhärtet, bekommen sie eine dualistische Wertigkeit.

Vom taoistischen Standpunkt aus ist die uns vertraute Art, ein «besser» und «schlechter» zu fixieren, sehr wirklichkeitsfern. Typisch ist unsere Auffassung von «schwach» und «stark». Unwillkürlich pflegen wir «stark» positiver zu beurteilen als «schwach». Doch der Taoismus sieht «Stärke in der Schwäche» und «Schwäche in der Stärke». Die Kiefer ist stark, doch wird sie leichter ein Opfer des Sturms als die schwächere, jedoch biegsame, nachgiebige Weide. Das Wasser, so überaus sanft und anpassungsfähig, ohne eigene Gestalt, ist dennoch in der Lage, Felsen zu sprengen und ganze Landschaften zu verändern.

Die Relativität von «gut» und «schlecht», «Glück» und «Unglück» ist das Thema einer typisch taoistischen Geschichte von Liezi (Lieh-tzu, Liä Dsi): Ein armer alter Bauer besaß nur ein einziges Pferd, und dieses lief ihm eines Tages davon. Seine Nachbarn drückten ihr Bedauern über sein Unglück aus, aber der alte Mann sagte: «Ist es ein Unglück? Man weiß es nicht.» Einige Zeit später kam das Pferd zurück, aber nicht allein; eine Schar wilder Pferde hatte sich ihm angeschlossen. Die Nachbarn beglückwünschten den alten Mann zu seinem unerwarteten Glück, doch dieser sagte: «Ist es ein Glück? Man weiß es nicht.» Der Sohn des Mannes suchte sich das schönste der wilden Pferde heraus und begann es zuzureiten. Das Pferd warf ihn ab, und der Sohn brach sich ein Bein. Natürlich kamen die Nachbarn gelaufen und waren entsetzt über das Unglück, fehlte ihm doch jetzt die helfende Hand seines Sohnes. Doch der Alte sagte nur: «Ist es ein Unglück? Man weiß es nicht.» Nicht lange danach brach ein Krieg aus, und alle jungen Männer wurden zum Wehrdienst eingezogen. Nur der Sohn des alten Mannes durfte zu Hause bleiben, denn mit seinem lahmen Bein taugte er nicht zum Krieg.

Yin und Yang sind Eigenschaften, die allen Dingen und Phänomenen innewohnen. Ihre Wechselwirkung bedingt jegliche Existenz, und in ihnen liegt kein Widerspruch. So wird auch der Körper in Yin- und Yang-Bereiche aufgeteilt, die wiederum in Yin- und Yang-Bereiche unterteilt sind, und so weiter. Der untere Körperbereich ist Yin, der obere Yang. Aber der untere Teil des oberen Körperbereichs ist Yin und der obere Yang. Das Tal ist Yin, doch enthält es in sich Yin und Yang; denn die nördliche Seite des Tals und jeder sonnige Ort sind Yang. Das Drachensymbol ist Yang; doch wenn sich der Drache im Herbst – anstatt im Frühling – erhebt, ist er Yin. Und der Yin-Drache des Himmels kann zum Yang-Drachen des Wassers werden.

Eisenberg zitiert die von einem westlichen Standpunkt verwirrende Yin-Yang-Beschreibung, die ein traditioneller chinesischer Arzt von einem Stück Kreide gab:

> Es besitzt die Eigenschaften von beiden, Yin und Yang. Da es trocken ist, ist es Yang. Da es weiß ist, ist es Yin. Seine Oberfläche ist Yang, weil sein Äußeres Yang ist, doch sein innerer Aspekt ist Yin. Dieses Stück Kreide, wie das gesamte Universum, ist eine Mischung aus Yin und Yang.[39]

Das Prinzip der ständigen Wandlung wird deutlich im ständigen Wechselspiel von Yin und Yang. Das «junge Yin» wächst heran zum «alten Yin»; ist das Yin erfüllt und hat seinen Höhepunkt erreicht, so wandelt es sich zum «jungen Yang», das wiederum seiner Reife, seinem Höhepunkt und seiner Verwandlung zustrebt. Diese Art des Denkens bietet wenig Anlaß für statische Vorstellungen wie Eternalismus oder Nihilismus.

Im *Yijing*, das ganz auf dem vielfältigen und in sich gesetzmäßigen Wechselspiel von Yin und Yang aufgebaut ist, wird die besondere geistige Haltung des Taoismus/Konfuzianismus auf einfache Weise sichtbar. Wenn im Hexagramm das Zeichen für «Himmel» oben erscheint und das Zeichen für «Erde» unten,

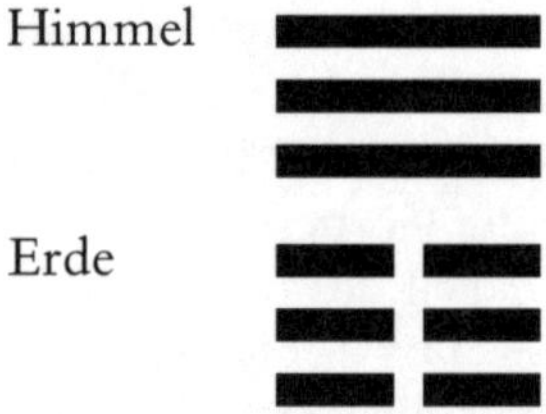

so stellt dies das Divinationszeichen «Stockung» dar, denn die beiden Kräfte sind in einer fixierten Position. Nichts geht mehr. Zeigt das Hexagramm dagegen «Erde oben» und «Himmel unten»,

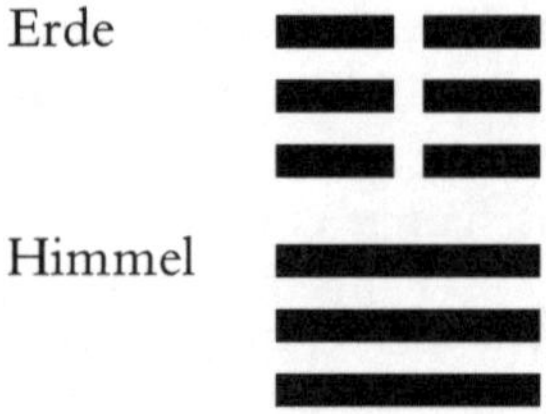

so ergibt dies das Divinationszeichen «Friede», «Harmonie». Die beiden Kräfte streben aufeinander zu, wie im Taiji-Symbol dargestellt, und verbinden sich miteinander zu einem dynamischen Ausgleich.

> Taoistische Adepten lernen, sowohl über die verschiedenen Sequenzen des Wechsels [Wandels] zu meditieren als auch, sie zu erforschen. Die Erforschung des Wechsels befähigt, innerhalb gewisser Grenzen vorauszusehen, was unweigerlich geschehen wird. Die Kontemplation erzeugt jene heitere Ruhe, die entsteht, wenn Verlust, Verfall und Tod als für das Ganze ebenso wesentlich erkannt werden wie Gewinn, Wachstum und Leben.[40]

Die Fünf Manifestationen

Das Schriftzeichen *Xing* bedeutet eigentlich soviel wie elementare Manifestationen innerhalb eines ständigen Wandlungsprozesses. Ich habe deshalb den Begriff «Manifestationen» gewählt anstelle der üblichen Übersetzung «Elemente» oder «Wandlungsphasen». Es sind die fünf hauptsächlichen Typen, die im Verlauf der natürlichen Prozesse der Veränderung sichtbar werden, etwa so, wie wenn in der Natur Feuer (Wärme) und Wasser zusammentreffen: Das Wasser verdampft, steigt auf, bildet Wolken, regnet herab – eine Kettenreaktion von Entwicklungen entsteht, und die einzelnen Phasen manifestieren sich als ruhendes oder fließendes Wasser, Dampf, Regen und wieder ruhendes beziehungsweise fließendes Wasser. Aus solchen sinnbildlichen Ableitungen haben die Fünf Manifestationen ihre Namen erhalten.

Die Fünf Manifestationen spielen eine hervorragende Rolle in der klassischen chinesischen Medizin. Doch zeigen sie nicht nur Gesetzmäßigkeiten der Interaktion im organischen Bereich, sondern auch im Bereich der Emotionen. Sie zu kennen, ist vor allem im Anfangsstadium der Qi-Gong-Praxis hilfreich, wenn es um die Heilung der organisch-emotionalen Ebene geht.

Diese Manifestationen der Phasen sind als ein Kreislauf angeordnet, entsprechend dem Jahreszyklus der Natur, mit dem sie auch in Beziehung gesetzt werden:

HOLZ entspricht der treibenden Qualität des Frühlings.
FEUER entspricht der wärmenden, kommunizierenden Qua-

lität des Sommers (im *Yijing* wird die Eigenschaft des Feuers «Das Haftende» genannt).

Erde entspricht der nährenden, gebenden Qualität des Spätsommers, der Erntezeit (die im chinesischen Jahreszyklus als eine eigene Jahreszeit gilt).

Metall entspricht der dichten, zusammenziehenden Qualität des Herbstes.

Wasser entspricht der stillen, leisen, zur Auflösung hindrängenden Qualität des Winters.

Es gibt mehrere Möglichkeiten der Wechselwirkung der Manifestationen: Sie können einander anregen und nähren

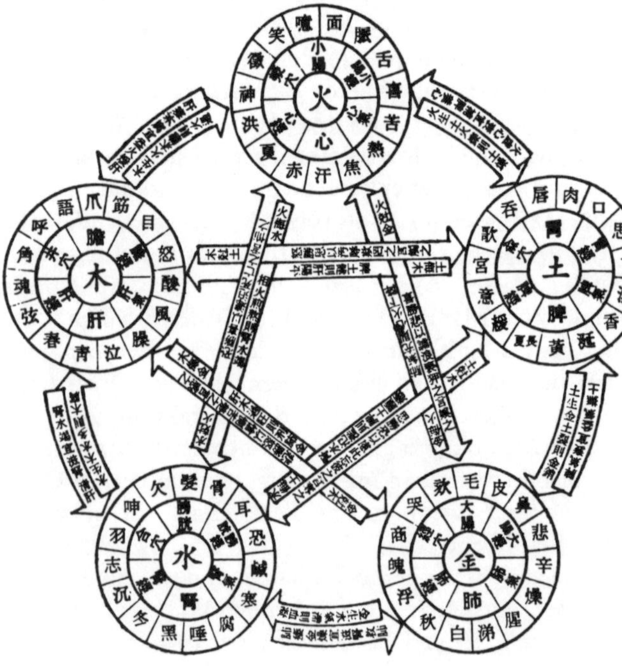

Abb. 3: Chinesische Darstellung der verschiedenen Wechselwirkungen der «Fünf Manifestationen».

oder blockieren und erschöpfen, sie können einander überwältigen oder bekämpfen.

Der Zyklus des Nährens folgt dem Jahreszyklus: Holz nährt Feuer, Feuer nährt Erde, Erde nährt Metall, Metall nährt Wasser, Wasser nährt Holz.

Wird dieser Zyklus umgekehrt, «gegen die Natur», so führt dies zu Erschöpfung: Holz erschöpft Wasser, Wasser erschöpft Metall, Metall erschöpft Erde, Erde erschöpft Feuer, Feuer erschöpft Holz.

Die Überwältigung überspringt je eine Stufe: Metall überwältigt Holz (sägt, schneidet), Holz überwältigt Erde (dringt ein), Erde überwältigt Wasser (saugt auf), Wasser überwältigt Feuer (löscht), Feuer überwältigt Metall (schmilzt).

Das Bekämpfen – Widerstand gegen die beherrschende Aktivität – überspringt ebenfalls je eine Stufe in umgekehrter Reihenfolge: Holz bekämpft Metall (macht stumpf), Metall bekämpft Feuer (entzieht Hitze), Feuer bekämpft Wasser (verdampft), Wasser bekämpft Erde (weicht auf), Erde bekämpft Holz (erstickt es).

Für die Medizin sind diese Zusammenhänge seit alters sehr wichtig, denn so läßt sich die Spur eines Symptoms auf seine

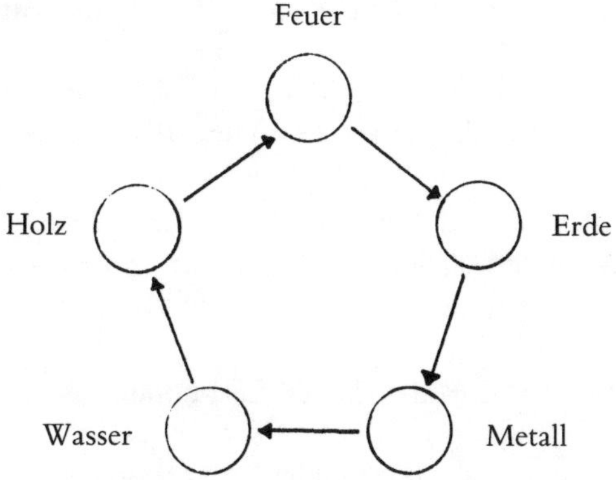

Abb. 4: Der Zyklus des Nährens; beim Zyklus des Erschöpfens ist die Wirkungsrichtung umgekehrt.

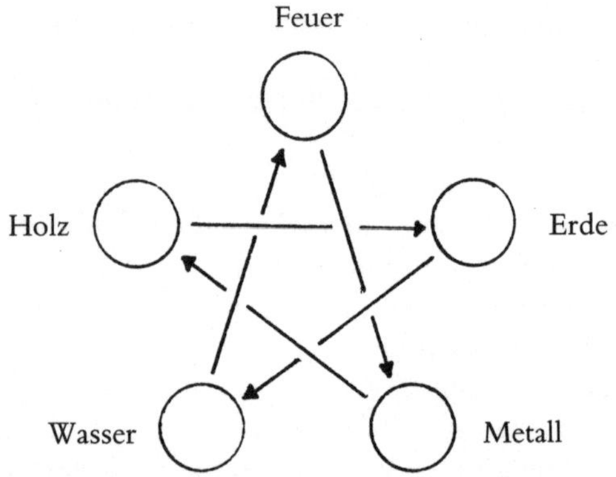

Abb. 5: Der Zyklus der Überwältigung; beim Zyklus des Bekämpfens ist die Wirkungsrichtung umgekehrt.

Ursache zurückverfolgen, und die Therapie kann an diesem Ausgangspunkt ansetzen. Jede der Fünf Manifestationen ist mit je einem Yin- und einem Yang-Organ verbunden, die einander unterstützen.

HOLZ entspricht Leber (Yin) und Gallenblase (Yang).
FEUER entspricht Herz (Yin) und Dünndarm (Yang).
ERDE entspricht Milz (Yin) und Magen (Yang).
METALL entspricht Lungen (Yin) und Dickdarm (Yang).
WASSER entspricht Nieren (Yin) und Blase (Yang).

Die Manifestationen auf der Ebene der Organe sind mit Manifestationen auf der Ebene der Emotionen verbunden. Die sieben Emotionen entsprechen den fünf Yin-Organen:

Ärger, Wut ist mit der Leber verbunden (Manifestation HOLZ).
Freude, Erregung ist mit dem Herzen verbunden (Manifestation FEUER).
Melancholie ist mit der Milz verbunden (Manifestation ERDE).

Sorgen und *Trauer* sind mit der Lunge verbunden (Manifestation METALL).
Angst und *Furcht* sind mit den Nieren verbunden (Manifestation WASSER).

Übermaß oder Mangel an Emotion wirken auf das Qi der organischen Funktionskreise ein, und organische Disharmonien wiederum bringen die Emotionen aus dem Gleichgewicht. Über die emotionalen Einwirkungen auf das Qi heißt es im *Nei Jing*:

> Exzessive Freude ist mit Verlangsamung und Zerstörung des Qi verbunden; übermäßige Wut läßt das Qi aufsteigen; zuviel Sorgen und Trauer schwächen das Qi; übermäßige Schwermut erzeugt «Knotigkeit» und «Steckenbleiben»; Angst läßt das Qi nach unten sinken; Furcht läßt es chaotisch werden.[41]

Die verschiedenen Emotionen lassen sich einzeln wiederum in fünf Qualitäten entsprechend dem Zyklus der Manifestationen aufteilen. Daraus ergeben sich weitere Differenzierungen wie Holz-Wut, Feuer-Wut, Erd-Wut und so weiter, oder Holz-Freude, Feuer-Freude und so weiter. Die Wertigkeiten kann man bei einer Betrachtung der Interaktionen zwischen den Fünf Manifestationen selbst herauszufinden versuchen.

Ein Beispiel:

> *Holz-Wut* kommt aus der Behinderung, zeigt sich in Unkreativität, Antriebslosigkeit, Erstarrung.
> *Feuer-Wut* kommt aus frustrierter Lust, zeigt sich verzehrend, expansiv, macht süchtig.
> *Erd-Wut* kommt aus einer ungelösten Vergangenheit, zeigt sich in einem fixierten, selbstgerechten Nachhaken.
> *Metall-Wut* entsteht durch Ungerechtigkeit, zeigt sich in hilfloser Wut.

Wasser-Wut kommt aus der Angst, zeigt sich in «bleicher Wut».[42]

In einer kreativen Entfaltung vielfacher Zuordnungen umfaßt der Zyklus der Fünf Manifestationen außerdem alle natürlichen Zyklen (Tage, Stunden, Klimata) sowie Körperbereiche, Sinnesorgane, Sinnesfunktionen und Sinneswahrnehmungen (s. Tabelle S. 87).

Diese Zuordnungen machen zugleich auch Gesetzmäßigkeiten deutlich, nach denen das individuelle Qi auf verschiedenen Ebenen wahrnehmbar wird. Häufiges Stöhnen oder die Neigung zu übertriebenem Lachen, Leidenschaft für süße oder bittere Geschmacksrichtungen, die Abneigung gegen oder besondere Vorliebe für Winterwetter – all dies gibt Auskünfte über den Qi-Haushalt eines Menschen. Das gedankliche Spiel mit den Fünf Manifestationen und ihren mannigfaltigen Zuordnungen kann helfen, eine feinere Aufmerksamkeit für die eigene Befindlichkeit zu entwickeln. Diese verfeinerte Aufmerksamkeit ist allein schon ein Faktor der Steuerung und der Aktivierung von Qi und kann bei der Qi-Gong-Praxis von großem Wert sein. Eine spezielle Übung mit dem Kreis der Fünf Manifestationen nach Qi-Gong-Meister Lu Haixing unterstützt den Kreislauf des Nährens.

Übung des nährenden Kreislaufs

Diese Übung wird im Sitzen in aufgerichteter, aber entspannter Haltung ausgeführt. Es ist auch möglich, dabei zu liegen.

Die Aufmerksamkeit wendet sich zuerst den Nieren zu. Ein inneres Bild von ihrer Form und Farbe entsteht.

Die Aufmerksamkeit bewegt sich entlang dem Nierenkanal zur Blase; das imaginative Bild gibt Auskunft, ob sie hell ist oder nicht.

Auf der rechten Seite aufwärts führt der Weg zur Leber; es entsteht ebenfalls ein Bild.

Zuordnungen zu den fünf Manifestationen	**Holz**	**Feuer**	**Erde**	**Metall**	**Wasser**
Jahreszeit	Frühling	Sommer	Spätsommer	Herbst	Winter
Tageszeit	Morgen	Mittag	Nachmittag	Abend	Nacht
Stunde	1 bis 3 Uhr (Leber) 23 bis 24 Uhr (Gallenblase)	11 bis 13 Uhr (Herz) 13 bis 15 Uhr (Dünndarm) 19 bis 21 Uhr (Kreislauf) (Dreifach. Erwärmer)	7 bis 9 Uhr (Magen) 9 bis 11 Uhr (Milz)	3 bis 5 Uhr (Lunge) 5 bis 7 Uhr Dickdarm)	15 bis 17 Uhr (Blase) 17 bis 19 Uhr (Nieren)
Himmelsrichtung	Osten	Süden	Mitte	Westen	Norden
Klima	windig	heiß	feucht	trocken	kalt
Rezeptives Yin-Organ	Leber	Herz (+ Kreislauf)	Milz	Lunge	Nieren
Aktives Yang-Organ	Gallenblase	Dünndarm (+ Dreifacher Erwärmer)	Magen	Dickdarm	Blase
Körperbereich	Muskeln, Sehnen	Gesicht	Bindegewebe	Haut	Gehirn, Knochen Urogenitalsystem
Sinnesorgan	Augen	Zunge	Mund/Lippen	Nase	Ohren
Sinnesfunktion	sehen	sprechen	schmecken	riechen	hören
Farbe	grün	rot	gelb	weiß	blau, schwarz
Geruch	ranzig	verbrannt	duftend	metallisch	faulig
Geschmack	sauer	bitter	süß	scharf	salzig
Emotion	Ärger, Wut, Zorn, Erregung	Freude, Erregung	Sorgen, Grübeln	Trauer	Angst
Äußerung	schreien	lachen	singen	weinen	stöhnen

Von der Leber aus bewegt sich die Aufmerksamkeit nach links und aufwärts zum Herzen; Form, Farbe und rhythmische Aktivität bilden sich im Geist ab.
Danach wird der Magen betrachtet, seine Form und Farbe und die Peristaltik.
Die Aufmerksamkeit wendet sich aufwärts zu den Lungen; ein Bild von ihrer Form, Farbe und Bewegung entsteht.
Schließlich führt der Weg wieder zu den Nieren zurück und endet in der Blase.
Diese Übung kann man mehrere Male wiederholen.[43]

Phänomene bei der Qi-Gong-Praxis

Ausführungen über die Begleiterscheinungen bei der Qi-Gong-Praxis sind in der primären wie in der sekundären Literatur relativ selten zu finden. Meistens werden nur auffallende Empfindungen wie Jucken, Kribbeln oder Schwindelgefühle genannt. Die Palette der spontanen Erscheinungen ist jedoch viel größer, und sie können Warnsignale oder positive Begleiterscheinungen sein. Einige typische Phänomene seien hier zitiert. In dem klassischen taoistischen Text *Das Geheimnis der Goldenen Blüte* heißt es:

> Zuweilen kann man folgendes erfahren: Sowie man in Ruhe ist, beginnt das Licht der Augen aufzuflammen, so daß vor einem alles ganz hell wird, wie wenn man in einer Wolke wäre. Öffnet man die Augen und sucht seinen Leib, so findet man ihn nicht mehr. Dies nennt man: «In der leeren Kammer wird es hell.» Da ist innen und außen alles gleich hell. Das ist ein sehr günstiges Zeichen. Oder ... der Fleischleib (wird) ganz glänzend wie Seide oder Nephrit, das Sitzen fällt einem schwer, man fühlt sich emporgerissen.[44]

Bei Lu K'uan Yü, einem chinesischen Jungianer und Praktiker der taoistischen und buddhistischen Inneren Kunst – der übrigens die Energiearbeit zur Meditation zählt –, finden sich folgende Beschreibungen:

> Der Lebensstrom gehört zum Feuerelement und ist darum

heiß. Wenn sich genügend davon angesammelt hat, dann fühlt der Meditierende, wie der Strom in den Hauptkreislauf tritt, seine Wärme im ganzen Körper verbreitet und ihn so... zum Schwitzen bringt. Gelingt es ihm, völlige Geistesruhe zu erlangen, indem er sich von allen äußeren Störungen befreit, dann wird der Pranastrom hell, und er kann ihn als Licht wahrnehmen...
Wenn der Lebensstrom in den wichtigsten Nebenkreisläufen zirkuliert, dann beseitigt er alle Hemmnisse auf seinem Weg, und der Meditierende fühlt Sinnesempfindungen wie heftige Bewegungen, Jucken und Schmerzen, die mitunter recht unangenehm sein können. Bahnt sich z. B. der Strom seinen Weg zu einem bestimmten kleinen Kreislauf unter der Kopfhaut, dann fühlt sich das an, als wenn dort die Haare ausgerissen würden. Heftige Bewegungen und Jucken fühlt man, wenn er durch die Nebenkreisläufe vorn, hinten und an den beiden Seiten des Körpers fließt und sich dabei den Weg durch die bis dahin behinderten Bewußtseinszentren und Muskeln bahnt. Mitunter fühlt sich der Übende, auf Grund der Kontraktion und Expansion der Muskeln und der Bewußtseinszentren im Körper, schwer wie Blei. Fließt der Pranastrom ungehindert, dann fühlt er eine Geschmeidigkeit im Körper und auf der Haut. Erzielt er Einspitzigkeit der Konzentration, d. h. die Einheit des Geistes, dann wird er intensive Kälte spüren, die entweder vom Kopf die Wirbelsäule hinabsteigt und sich dann über den ganzen Körper verbreitet oder vom Ende der Wirbelsäule aufsteigt zum Kopf, und die den ganzen Körper durchdringt.[45]

Ein anderer Autor, Huai-Chin Nan, beschreibt ausführlich typische körperliche und geistige Phänomene, die häufig im Verlauf der Qi-Gong-Praxis auftreten, wenn sich das Qi durch Engpässe hindurcharbeitet und Blockaden durchbricht. Davon seien die wichtigsten wiedergegeben. So können zum Beispiel die Beine ein wenig gefühllos werden oder anschwellen, was nicht allein auf dem Druck beruht, der auf die Blutgefäße ausgeübt wird.

> In Wirklichkeit ist dies eine Reaktion und Bewegung des Qi. Weil das Qi nicht frei zwischen den Blutgefäßen, Muskeln und Sehnen fließen kann, empfindet man manchmal eine Taubheit, Schmerzen und ein Anschwellen der Beine... Nach einer Weile stellen sich frische, unvertraute, angenehme Empfindungen ein.[46]

Die aufsteigende Bewegung des Qi im *Du Mai* (entlang der Wirbelsäule) kann man als starken Druck oder Schmerz im Rücken oder Schwächegefühle und Schmerzen im Bereich der Taille empfinden, die von gegenwärtigen Krankheiten oder Rückständen früherer Krankheiten (der Lunge, des Magens, der Leber oder des Herzens) herrühren. «Die Schmerzen, die man empfindet, zeigen den Selbstheilungseffekt der verstärkten Vitalität und weisen darauf hin, daß die Krankheit noch heilbar ist.»[47]

Huai-Chin Nan beschreibt auch Phänomene wie Lichtpunkte, Lichtstrahlen oder Dunkelheit vor den Augen, traumartige Zustände, Halluzinationen, innere Klänge beim Aufsteigen des Qi im Kopf, innere Stimmen oder spezielle Veränderungen in den Hirnwellen. Bestimmte Farberscheinungen ordnet er organischen Schwächen oder Störungen zu: Schwarze Punkte oder allgemeine Schwärze deuten auf Probleme im Bereich der Nieren und des Urogenitalsystems hin; blaues Licht ist mit Leberstörungen verbunden; Probleme im Bereich des Herzens produzieren rotes Licht; weißes Licht entspricht Störungen der Lungen; gelbes Licht ist mit Störungen des Magens und der Milz verbunden; Störungen der Gallenblase lösen grüne Lichterscheinungen aus.[48]

Er zitiert noch weitere Zuordnungen, die man, ebenso wie die vorhergehenden, natürlich nur als Möglichkeiten und nicht etwa als festgelegte Kategorien betrachten sollte:

> Vom Standpunkt der chinesischen Mystiker aus weist das Auftreten von Schwarz in Träumen, Visionen oder Halluzinationen üblicherweise auf Schwierigkeiten und Unglück hin. Die Farbe Blau weist auf Traurigkeit, Kummer und Sorgen hin, und Grün bedeutet Hindernisse, die durch Halluzinationen oder *Māra* hervorgerufen werden. Rot bedeutet eine nicht glückverheißende Situation. Gelb und Weiß gelten als glückverheißend und weisen auf ruhige Personen und unbelastete Situationen hin. Das sind jedoch keine festen Regeln.[49]

Die Öffnung des *Ren Mai* (der vertikale Kanal in der vorderen Körpermitte) ist häufig mit Auswirkungen auf den Appetit verbunden:

> Einerseits kann man einen starken Appetit entwickeln, in welchem Falle man sich nicht überessen sollte. Statt dessen sollte man darauf achten, wohltuende, nährwertreiche Nahrung zu sich zu nehmen, die leicht verdaulich und absorbierbar ist. Andererseits kann es geschehen, daß man keinen Appetit hat und sich mit Qi angefüllt fühlt. In diesem Falle sollte man wenig essen oder fasten, bis sich der Appetit wieder einstellt. Dann sollte man wenig oder häufiger essen.[50]

Lang anhaltender Schluckauf und lang anhaltendes Gähnen werden, wenn sie im Verlauf intensiver Qi-Gong-Praxis auftreten, dem Aufsteigen des Qi in der Speiseröhre zugeschrieben und gelten als ein gutes Zeichen (außerhalb der Qi-Gong-Praxis können diese Symptome hingegen auf eine Magenerkrankung hinweisen).

> Wenn das Qi hochschießt und die Bahn zur Speiseröhre öffnet, empfindet man im Kopf und in der Brust ein Gefühl der Erfrischung. Außerdem produzieren die Speicheldrüsen einen ständigen, erfrischenden Fluß von süßem

> Speichel. Taoistische Bücher beschreiben dies als ein Symptom des «Weins des langen Lebens»... In der Vergangenheit haben die Adepten der esoterischen buddhistischen Lehren in der Provinz Hsi Kang und in Tibet jene hochgeachtet, die langdauernden Schluckauf und langes Gähnen zeigten, da diese Symptome darauf hinweisen, daß eine Person eine beträchtliche Vervollkommnung in der Kultivierung ihrer Qi-Bahnen erlangt hat.[51]

Ein weiteres positives Zeichen, das im anderen Fall als Krankheitssymptom zu betrachten ist, ist häufige Stuhlentleerung. Tritt dies als Reaktion auf die Aktivität des Qi auf, sind keine Schmerzen damit verbunden, sondern vielmehr ein Gefühl der Erfrischung.

> Wenn man sich dabei ein wenig schwach fühlt, so ist das nicht von Bedeutung. Es ist möglich, daß der Stuhl am Ende einer durchfallähnlichen Entleerung als rötlich-schwarze, klebrig wirkende Flüssigkeit erscheint. Diese rötlich-schwarze, klebrige Flüssigkeit weist darauf hin, daß alle schmutzigen Rückstände in den Därmen und im Magen völlig beseitigt sind... Während dieser Phase sollte der Geschlechtsverkehr vermieden werden. Wer die Warnungen hinsichtlich Sex und Ernährung nicht beachtet, muß wieder ganz von vorn anfangen und lange meditieren, bevor sich das durchfallähnliche Phänomen wieder einstellt.[52]

Wenn die Bahnen schließlich frei sind und das Qi voll ist, erntet der Adept die «anfängliche Frucht»:

> Der Körper fühlt sich zunehmend licht, klar, warm und weich an, und man erreicht das Stadium des «Vergessens des Körpers und der Leere des Selbst». Erst zu diesem Zeitpunkt wird man plötzlich die Ganzheitlichkeit und lichte Qualität des Ursprungs der Natur und des Lebens erkennen und durchdringen.[53]

Diese Zitate sollen lediglich einen Eindruck von den möglichen Erfahrungen geben, die durch die Praxis der Inneren Kunst ausgelöst werden können. Grundsätzlich gilt, daß solche Erfahrungen – die individuell unterschiedlich sind, aber bestimmten Gesetzmäßigkeiten folgen – mit innerem Gleichmut aufgenommen werden sollten. Für den Lehrmeister können sie Hinweise auf den Verlauf der inneren Entwicklung des Schülers geben.

Im *Geheimnis der Goldenen Blüte* wird über die «Bestätigungserlebnisse» gesagt:

> Es läßt sich nicht alles aussprechen. Entsprechend der Veranlagung der Menschen erscheinen jedem verschiedene Dinge... Mit diesen Dingen ist es, wie wenn man Wasser trinkt. Man bemerkt selbst, ob das Wasser warm oder kalt ist. So muß man sich von diesen Erfahrungen selbst überzeugen, dann erst sind sie echt.[54]

Zweiter Teil

Die Erforschung des Qi

Rein logisches Denken verschafft uns keine
Erkenntnis über die wirkliche Welt:
Alle Erkenntnis der Wirklichkeit beginnt
mit der Erfahrung und endet mit ihr.
Alle Aussagen, zu denen man
auf rein logischem Wege kommt,
sind, was die Realität angeht, vollkommen leer.

Albert Einstein

Qi-Gong-Forschung in China

«Die Chinesische Gesellschaft für Qi-Gong-Forschung mit ihren fünf Unterkommissionen ist eine der 46 Zweiggesellschaften der staatlichen Kommission für Wissenschaft und Technik. Ihrem Vorstand gehören 150 prominente Wissenschaftler, Gelehrte, Persönlichkeiten und Qi-Gong-Meister an.»[1] So lautete 1990 die frohe Botschaft in einer Zeitschrift für chinesische Naturheilkunde. Und die hoffnungsvolle Aussage des Vorsitzenden der Kommission, des Physikers und Mathematikers Quian Xuesen, über die Ergebnisse der Qi-Gong-Forschung schloß sich an:

> Dies wird zu einer neuen Revolution in der Wissenschaft (führen), die das Antlitz der Menschheit verändert, einer Revolution, die tiefgreifender sein dürfte als die durch die Quantentheorie und Relativitätstheorie hervorgerufene Revolution in der Wissenschaft.[2]

Im Rahmen der chinesischen Qi-Gong-Forschung wurden viele Versuche unternommen, die «Qi-Energie» zu messen. Doch während man zwar feststellen kann, wie sich bei Kranken, die Qi Gong üben oder von einem Qi-Gong-Meister mit Wai Qi behandelt werden, der Zustand oft in überraschender Weise bessert, ist das Qi selbst nicht zu fassen. Man konnte lediglich feststellen, daß ausgestrahltes Qi «eine ähnliche Wirkung» hat wie Infrarot, Ultraschall, Mikrowellen, ein elektromagnetisches Feld und so weiter. Am Kernforschungsinstitut in Schanghai wurden zum Beispiel Qi-Emanationen eines Qi-Gong-Meisters in einer Schallwelle sichtbar gemacht, die als niedrigfrequente modulierte Trägerwelle dient. Ein Dr. Zhen Rongliang an der Universität Lanzhou baute einen hochempfindlichen biologischen Lichtdetektor, bestehend aus einer Blattader, die mit einem Photoquanten-Meßgerät für niedrige Lichtintensität verbunden wurde. Damit konnte er die Qi-Emanationen eines Qi-Gong-Meisters als besondere Pulsfrequenz nachweisen (die sich übrigens sehr stark von den Frequenzen eines Hellsichtigen, den er ebenfalls untersuchte, unterschied).

> Das Qi wird heute unter chinesischen Wissenschaftlern lebhaft diskutiert. Einige wenige zweifeln an der Glaubwürdigkeit der experimentellen Erfolge oder verneinen die Existenz von Wai Qi schlechthin, die meisten hingegen stimmen der Auffassung über das Vorhandensein von Substanz bei Wai Qi zu... Einige Leute versuchten, Qi mit bekannten Substanzen gleichzusetzen. Zum Beispiel wird Qi mit Energiestrahlen der Lebewesen oder elektrischen Wellen verglichen. Es wird als Laserbündel im menschlichen Körper oder Energieträger für Informationsvermittlung betrachtet.[3]

Erklärungen im Vorstellungsrahmen eines mechanistischen Newtonschen Weltverständnisses werden selbst in China von manchen Wissenschaftlern heute für überholt erklärt, wie zum Beispiel von dem Physiker Chen Xiaodong von der Universität Jilin: «Mit den Gesetzen der Physik sind die Phänomene des Qi Gong nicht erklärbar.»[4]

Nach Chen Xiaodong ist Qi «eine elektromagnetische Welle mit komplexer Information. Die Theorie der Non-Balanz sieht den Körper als ein Biofeedback-System, das auf Informationsreize mit Mikroregulationen reagiert. Solche Informationsreize seien mit Qi identisch. Auch das von einem Menschen ausgesandte Wai Qi ist nicht einfach (im quantitativ-mechanischen Sinne) als Energie zu sehen, sondern es löst einen Prozeß der Mikroregulation aus und induziert und stärkt damit die Organisationskraft des Organismus.[5]

Doch auch dies ist Spekulation. Was bleibt, sind allein die feststellbaren Wirkungen des Qi Gong – und diese sind wirklich erstaunlich. Hier einige Forschungsergebnisse, die im Bericht über die «Erste Weltkonferenz für akademischen Austausch über medizinisches Qi Gong» veröffentlicht wurden:

Die Werte des Elektrokardiogramms bei Übenden im sogenannten Qi-Gong-Zustand sind auf typische Weise verändert – die Amplitude der Alphawellen wird erhöht und der Rhythmus dieser Wellen verlangsamt; die Hauptpotentialströme zeigen flachere Kurven, und die Aktionsströme der Muskeln sind langsamer.

Das Qi-Feld im Umfeld von Qi-Gong-Praktizierenden ließ sich durch stark veränderte Werte auf Thermolumineszenz-Detektoren nachweisen.

Laserstrahlen wurden durch Qi-Emissionen abgelenkt, die von Qi-Gong-Meistern aus großer Entfernung abgegeben wurden, in zwei Fällen sogar aus 2000 km Entfernung.

Willentlich ausgestrahltes Qi verringerte die Strahlungsmenge einer radioaktiven Substanz und konnte die Anzeigen von Geigerzählern verändern.

Wurde Qi durch ein schwarzes Papier auf eine photographische Platte gelenkt, hinterließ es dort Lichtspuren; die bei Qi-Gong-Übenden festgestellte erhöhte Wärmestrahlung der Haut konnte für dieses Phänomen nicht verantwortlich sein, denn infrarote Strahlung kann schwarzes Papier nicht durchdringen; es mußte sich also um hochenergetische Partikel handeln.

Besonders spektakulär war das Zerbrechen von Stahlnadeln, die sich in einem versiegelten Behälter befanden, durch gezielt ausgestrahltes Qi. Abgesehen von solchen «Psi»-Phänomenen befaßt sich die chinesische Qi-Gong-Forschung hauptsächlich mit den medizinischen Wirkungen des Qi Gong:

In den ersten Jahren nach der Befreiung Chinas wurde Qi Gong hauptsächlich bei der Behandlung von Magengeschwüren angewandt. Untersuchungen zwischen 1954 und 1959 an solchen Patienten ergaben, daß 70 bis 80 Prozent von ihnen auf diese Weise geheilt und Rückfälle vermieden wurden. Wie Röntgenaufnahmen bestätigten, konnten bei einem Patienten, der Qi Gong übte, der Grund für das Geschwür beseitigt und die Funktion des betreffenden inneren Organs wiederhergestellt werden. Die klinische Praxis in den darauffolgenden Jahren zeigte weiter, daß Qi Gong 90 Prozent der psychisch Kranken heilte.[6]

Von ganz erstaunlichen Ergebnissen wird auch bei der Behandlung von Leiden wie Bluthochdruck, chronischer Bronchitis, Tuberkulose, chronischer Hepatitis, Nephritis und Impotenz berichtet. David Eisenberg erzählt von einem erfolgreichen chinesischen Qi-Gong-Experiment mit Kindern, die an extremer Kurzsichtigkeit litten:

> Achtzig Kinder im Alter von zwölf bis achtzehn Jahren waren nach dem Zufallsprinzip an einer Augenklinik ausgewählt worden. Jedes Kind erhielt eine gründliche Augenuntersuchung, zu der auch eine präzise Messung der Sehfähigkeit gehörte, wie auch eine der vorderen Augenkammer und der Hornhautkrümmung. Der natürliche Verlauf von bei Kindern beobachteter Kurzsichtigkeit ist der, daß die Sehfähigkeit typischerweise gleich bleibt oder sich verschlechtert, sich jedoch selten spontan verbessert... Die für die Studie ausgewählten Kinder wurden in vier Gruppen unterteilt. Die erste Gruppe wurde nicht behandelt. Die zweite Gruppe erhielt Placebo-Augentropfen. Die dritte Gruppe erhielt Qi-Gong-Unterricht, wobei die Übungen ähnlich denen waren, die erwachsene Hypertoniker erhielten. Die Kinder dieser Gruppe wurden zweimal in der Woche unterrichtet. Die vierte Gruppe wurde

> von einem Qi-Gong-Meister behandelt, der zwanzig Minuten pro Tag bei jedem Kind eine Hand vor die Augen und eine hinter den Kopf hielt und dabei «externes Qi» auf die Augen abgab...
> Bei den Kindern der ersten beiden Gruppen, ohne Behandlung und mit Placebo-Tropfen, war nach zwei Monaten in keinem einzigen Fall eine Verbesserung der Sehfähigkeit festzustellen. Von den zwanzig Kindern, die Qi-Gong-Unterricht erhalten hatten, zeigten die Mehrfachuntersuchungen nach Ablauf der Zeit Verbesserungen der Sehfähigkeit in zwei Fällen. Innerhalb der Forschungsgruppe vermutete man, daß deshalb so wenige Kinder dieser Gruppe Verbesserungen erfahren hatten, weil sie zu jung waren, um sich auf die meditativen Aspekte von Qi Gong voll zu konzentrieren. Von den zwanzig kurzsichtigen Kindern, die von dem Qi-Gong-Meister behandelt worden waren, wiesen erstaunlicherweise sechzehn erhebliche Verbesserungen der Sehfähigkeit auf. Auch dies wurde durch die Mehrfachuntersuchungen bestätigt.[7]

Nachdem sich Qi Gong auch in Fällen von Krebs als heilkräftig erwiesen hat, gibt es erste Erklärungsversuche:

> Einige Wissenschaftler glauben, daß CAMP (zyklisches Adesinmonophosphat) in den menschlichen Zellen Informationen überträgt. In den Krebszellen befindet sich weniger CAMP als in den normalen Zellen. Die gestörte Übertragung von Informationen könne die Ursache für das Entstehen von Krebs in normalen Zellen bilden. Experimente ergaben, daß die an Krebs Erkrankten durch Qi-Gong-Übungen die Menge an CAMP vermehren können, was es ermöglicht, die Funktion der Informationsübertragung der Zellen wiederherzustellen. Die Qi-Gong-Forscher meinen, diese Auffassung werde sich zu einer wissenschaftlichen Grundlage für Qi Gong entwickeln.[8]

Wie auch immer die Erklärung sein mag – Qi Gong zeigte bei Versuchen mit Krebspatienten eindeutige Wirkungen. Eines dieser Experimente, das in der chinesischen Zeitschrift *Qigong* zitiert wurde, verlief folgendermaßen:

In einem sechzig Tage währenden Versuch wurden fünfundzwanzig Patienten nur mit Chemotherapie behandelt, weitere fünfundzwanzig mit einer Kombination von Chemotherapie und Qi Gong, und dreißig Patienten praktizierten ausschließlich Qi-Gong-Übungen. Gemessen wurde die Anzahl der roten und weißen Blutkörperchen, der Blutplättchen, der Hämoglobingehalt, die Anzahl der T-Lymphozyten und der Gehalt der Kortico-Keton-Steroide im Urin.

> Bei alleiniger Behandlung mit Chemotherapie sank der Prozentsatz der roten und weißen Blutkörperchen, des Hämoglobins und der Blutplättchen ab.
> Bei der Verbindung von Qi Gong und Chemotherapie stellte man dagegen eine Erhöhung des Prozentsatzes dieser Zellen, außer bei den weißen Blutkörperchen, fest. Das beweist, daß die Immunfunktion der Patienten während einer chemotherapeutischen Behandlung nicht so sehr vermindert ist, wenn man diese mit Qi Gong verbindet.
> Bei der Gruppe, die nur mit Qi-Gong-Übungen behandelt wurde, waren dagegen die Anzahl der roten und weißen Blutkörperchen und das Hämoglobin erhöht (bei den Blutplättchen gab es keine Veränderung). Bei sieben Patienten jedoch hatte man eine signifikante Erhöhung der T-Lymphozyten festgestellt. Man kann also sagen, daß es zu einer Erhöhung der Immunstärke gekommen war.[9]

Die Resultate der chinesischen Qi-Gong-Forschung werden im Westen als wissenschaftlich irrelevant betrachtet, weil sie nicht den derzeitigen Normen wissenschaftlicher Beweisführung entsprechen. Selbst ein westlicher Wissenschaftler, der Qi-Phänomene mit eigenen Augen sah und am eigenen

Leib spürte, wie der amerikanische Arzt David Eisenberg, sieht sich genötigt, auf diesen Normen zu beharren:

> Die Tatsache, daß diese Übungsform Tausende von Jahren alt ist und das Gütesiegel des taoistischen, buddhistischen und kaiserlich-chinesischen Gelehrtentums trägt, bedeutet nicht unbedingt, daß der Mensch in sich Flüsse, Bäche und Becken von «Lebensenergie» hat. Auch gibt es keine objektiven Beweise, daß Menschen willkürlich Energiestöße abgeben können. Chinesische Berichte über phantastisch anmutende Experimente, bei denen Menschen Bakterien töten, Heilung fördern, Partikelstrahlung abgeben und Übersinnliches bewirken, beweisen nicht, daß das Phänomen wirklich existiert.[10]

Die Frage ist, ob Qi Gong überhaupt im Rahmen gültiger wissenschaftlicher Testnormen erforscht werden kann. Meister Zhi-Chang Li verneint das:

> Diejenigen Wissenschaftler, die Qi Gong erforschen, ohne es selbst zu praktizieren, werden naturgemäß mit veralteten Methoden und Denkmustern vorgehen. Eine wissenschaftliche Theorie entsteht durch wiederholbare Experimente. Doch im Qi Gong ist es in der Praxis schwierig, beliebig Wiederholungen zu produzieren. In China gibt es einen Qi-Gong-Meister namens Yan Xin, der die Fähigkeit hat, die molekulare Struktur des Wassers zu verändern. Wenn er das Experiment zehnmal durchführt, gelingt es ihm vielleicht siebenmal, und dreimal gelingt es nicht. Manche würden in diesem Fall die Glaubwürdigkeit bestreiten. Doch ein Qi-Gong-Meister braucht bestimmte Voraussetzungen für solche Experimente. In der Wissenschaft ist es heute sehr einfach, die entsprechenden Laborvoraussetzungen zu schaffen – eine bestimmte Temperatur oder ein bestimmtes Material oder ähnliches. Im Qi Gong hingegen lassen sich nie völlig gleichartige Voraussetzun-

> gen schaffen. Abgesehen von der Person spielt das Wetter eine Rolle, die Uhrzeit, geografische Bedingungen wie Erdstrahlung und so weiter, und alle diese Voraussetzungen müssen erfaßt und unter Kontrolle gebracht werden; inwieweit und wie schnell dies gelingt, hängt wiederum von den speziellen Fähigkeiten des Qi-Gong-Meisters ab.

Ebenso relativ sind natürlich auch Ergebnisse bei Testpersonen, die selbst Qi Gong praktizieren. Die einen haben einen leichteren Zugang zu dieser Praxis – etwa, wenn sie zuvor schon eine kontemplative Methode praktiziert haben –, anderen fällt das Üben schwerer, und die Wirkungen sind schwächer. Um zu jenen «Beweismitteln» zu gelangen, die zur offiziellen Anerkennung des Qi Gong in der westlichen Welt nötig sind, gilt, was der Vizepräsident des Instituts für Traditionelle Chinesische Medizin Chinas, Dr. Lu Bingkuai, fordert:

> Es ist meine Überzeugung, daß, um Qi Gong und die damit verbundenen Aspekte des Heilens vollständig zu begreifen, es mehr geben muß als die einfache Anwendung von derzeitigen wissenschaftlichen Prinzipien und Methodologien. Notwendig ist eine Revolution der westlichen biomedizinischen Wissenschaft.[11]

Die Entdeckung der «Lebensenergie» in der westlichen Welt

Vorstellungen von einer unsichtbaren, die Materie durchdringenden «Lebenskraft» – mit vielen Namen benannt und in unterschiedlicher Weise interpretiert – sind wahrscheinlich so alt wie die Kulturen der Menschheit. Solche Ideen finden sich auch in den Anfängen der abendländischen Kultur.

Auf den Vorsokratiker Anaximandros geht die Vorstellung zurück, daß es einen seinem Wesen nach unendlichen, aus «Luft» bestehenden «Urstoff» (*apeiron*) gäbe; und Diogenes von Apollonia erklärte: «Für alle Lebewesen ist die *psyche* dasselbe, nämlich Luft.»[12] Das griechische Wort *pneuma* enthält vielfältige Bedeutung: sowohl Hauch, Luft als auch denkender Geist, Inspiration und «Geist» (im Sinne von *spiritus*).

Wie in der Qi-Theorie gab es in der klassischen griechischen Philosophie, grob gesprochen, eine Unterscheidung von universalem und individuellem Aspekt der Lebensenergie; ersterer wurde als *thymos* bezeichnet, eine unpersönliche, alles Lebendige durchdringende Kraft, letzterer als *psyche*, Träger aller geistigen Lebensäußerungen.

Eine gewisse Nähe zur Yang-Qi-Theorie findet sich bei Leukippos und seinem Schüler Demokrit; sie erklärten die *psyche* für «feurig und warm» und für «eine äußerst feingestaltete Substanz und unter den Elementen das am meisten unkörperliche».[13] Lichtartig, leuchtend, strahlend ist die *psyche* gemäß einem Text von Marcus Aurelius, und in einem

Text von Damaskios besitzt die *psyche* «ein gewisses, strahlendes Vehikel, sternengleich und ewig. Dieses Vehikel ist nun in unserem Leib eingeschlossen»[14].
Der Neuplatoniker Synesius erklärte im Jahr 404:

> Die Macht des Vorstellungsvermögens ist... der eine Sinn (aller differenzierten) Sinne, da der Geist [*pneuma*], durch den das Vorstellungsvermögen ins Spiel gebracht wird, das allgemeinste Sinnesorgan und der erste Körper der Seele [*psyche*] ist... Deshalb erwarte von keinem, dessen imaginativer Geist [*phantastikon pneuma*] erkrankt ist, eine klare und unverworrene Sicht.[15]

Bei Aristoteles taucht der Begriff *energeia* auf: Er bezeichnet die Kraft, welche die Entfaltung aus der Potentialität möglich macht – ein Energiebegriff, der weit größer angelegt war als heute übliche Interpretationen vermuten lassen. Heute wird Aristoteles' Idee gern auf den – mechanistisch aufgefaßten – Satz reduziert: «Energie ist das, was alles in Bewegung setzt.»

Als Lebensenergie in einem ganzheitlichen medizinischen Sinn verstand Hippokrates die Kraft *enormon*, und mit der Vorstellung von harmonischer Balance verband Paracelsus die Kraft, die Makro- und Mikrokosmos durchdringt und miteinander verbindet – er nannte sie *archeus*.

Gegenstand experimenteller Forschung wurde die Lebensenergie erstmals im 18. Jahrhundert, als der deutsche Philosoph und Arzt Franz Anton Mesmer eine Kraft oder «Fluidum» entdeckte, die er erst als *materia luminosa* und später als «animalischen Magnetismus» bezeichnete. Gelegentlich nannte er sie auch «unsichtbares Feuer» oder «Naturfeuer».

Mesmer glaubte, Krankheit beruhe auf Disharmonie und Stockung einer universellen, unpersönlichen, natürlichen «Feinstmaterie», die alles durchdringt, in sich bewegt ist, über Entfernung wirkt, akkumuliert werden kann und konstanten Gesetzen unterworfen ist. Der Philosoph Johann Gottlieb Fichte schrieb in seinem «Tagebuch über den animalischen Magnetismus» begeistert über die Idee solch einer ganzheitlichen Energie (den Begriff «Energie» verwendete man damals allerdings noch nicht; was auch immer Bewegung [Veränderung] hervorbrachte, wurde als «Kraft» bezeichnet, und es ging hauptsächlich darum, die Eigenarten der verschiedenen Kräfte zu klären):

> Jenes fluide Universel! Ob es nicht in meinem System der Wissenschaftslehre eben als das letzte Objektive der Erscheinung, freilich als notwendiges Noumen, in welchem sich jedoch Subjektives und Objektives, Denkendes und Gedachtes vereinigt, eingehen sollte?

Mesmers grundlegende Ideen lassen sich in sechs Punkten zusammenfassen:

1. Es gibt eine das ganze Weltall durchdringende und verbindende Kraft, einen vollkommenen, beweglichen Stoff von unvergleichlicher Feinheit.
2. Alle Krankheiten sind eine Folge der Tatsache, daß im Körper der von ihnen befallenen Personen Gleichgewichtsstörungen dieser Kraft entstehen (unharmonische Verteilung der bewußten Kraft im Körper).
3. Heilen bedeutet, das gestörte Gleichgewicht wiederherzustellen.
4. Die Herstellung des Gleichgewichts hat durch die Zufuhr dieser geheimnisvollen Kraft in den Körper des Kranken zu erfolgen.
5. Die Zufuhr sollte durch einen Magnetiseur-Arzt geschehen. Dieser muß aber nicht nur mit der medizinischen Lehre vertraut sein, sondern auch mit der Technik des Magnetisierens und den ihm zur Verfügung stehenden Möglichkeiten, die Ströme des Stoffes, den er an seine Patienten abzugeben hat, in sich aufzunehmen, durch sich

selbst hindurchfließen zu lassen und sie vor der Abgabe je nach Bedarf zu verstärken oder abzuschwächen.

6. Der Magnetiseur muß wissen, wie er den verschiedenen Patienten seine Kraft auf die zweckmäßigste Weise abgeben kann.[16]

Mesmers Heilerfolge sind dokumentiert. Er behandelte mit Handauflegen, mit «magnetischen Strichen» in einigem Abstand von der Hautoberfläche des Patienten, aber einfach auch mit Blicken. Er hatte den Eindruck, daß der Blick das «Fluidum» lenken konnte – vom Standpunkt des Qi Gong nicht völlig abwegig, da der Blick mit dem Lenken der Vorstellung verbunden ist, ganz abgesehen davon, daß ein Blick auch physikalisch faßbarere Signale auszusenden vermag.[17]

Mesmers Unglück war, daß er sich von der wissenschaftlichen Anerkennung seiner Theorie abhängig machte, die ihm von seinen Kollegen konsequent verweigert wurde. Vollends zum Gespött machte er sich mit der Erfindung des «Mesmer-Kübels», einer Vorrichtung, die zur Akkumulation des magnetischen Fluidums diente – eine mit Wasser gefüllte Tonne, deren Boden mit zerstoßenem Glas und Eisenspänen ausgelegt war und aus der Eisenstäbe herausragten, die seine Patienten gruppenweise ergreifen konnten. Es wird berichtet, wie solche Patienten in eine Art Heilkrise gerieten, in Krämpfe oder Ohnmacht verfielen und sich danach oft geheilt fühlten. Ein zeitgenössischer satirischer Chronist legte einem fiktiven Mesmer-Patienten die Worte in den Mund:

> Falls ich meine Gesundheit, derer ich mich zu erfreuen glaube, einer Illusion verdanke, bitte ich die Gelehrten, die alles so klar sehen, demütig, mich in meinem Irrtum zu belassen und mir in meiner Einfältigkeit, meiner Schwäche und meiner Unwissenheit zu erlauben, eine unsichtbare Kraft zu gebrauchen, die es nicht gibt, die mich aber gesund macht.[18]

Mit Wilhelm Reichs «Orgon-Theorie» (das Wort Orgon leitete er ab von «organisch» und «Organismus») begann die Vorstellung von einer vitalen Energie, die Körper und Geist gleichermaßen beeinflußt, in der Psychologie eine Rolle zu spielen. Reich erklärte das Orgon als ein biophysikalisches Fluidum, das sowohl im Organismus als auch im Kosmos existiert. Es ist universell anwesend, visuell demonstrierbar, thermisch, elektroskopisch und mit Geigerzählern nachweisbar. Es bildet Felder im und um den Organismus, fließt (pulsiert) oder staut sich; der gesunde Mensch strahlt Orgon aus, der Kranke hat Mangel daran. Hier einige Eigenschaften des Orgon (oder «bioelektrische Energie»), wie Reich sie postulierte:

> Bioelektrische Energie ist atmosphärische (kosmische) Orgonenergie...
> Die bioelektrische Energie bewegt sich außerordentlich langsam mit Millimetern in der Sekunde... Die Bewegung ist langsamwellig. Der Bewegungscharakter dieser biologischen Energie ähnelt den Bewegungen eines Darms oder einer Schlange...
> Die Orgonenergie ist auch im Erdboden, in der Atmosphäre und im pflanzlichen und tierischen Organismus visuell, thermisch und elektroskopisch nachweisbar...
> Der lebende Organismus enthält in jeder der Zellen, aus denen er sich zusammensetzt, Orgonenergie und lädt sich mittels der Atmung unausgesetzt orgonotisch aus der Atmosphäre auf...
> Der menschliche Organismus ist von einem orgonotischen Energiefeld umgeben, das sich, je nach vegetativer Lebendigkeit, in verschieden weiten Grenzen bewegt.[19]

Reich prägte den Begriff der «Charakterpanzerung»: Unterdrückte Gefühle blockieren die Lebensenergie, und dies äußert sich in bestimmten muskulären Verspannungen. Weitere Veränderungen unter dem Einfluß energetischer Stauungen wie Muskelerschlaffung oder Fehlfunktionen von organischen Systemen berücksichtigte Reich allerdings nicht.

Die leidenschaftlich betriebene Erforschung der Vitalenergie (die er zuerst als sexuelle Energie begriff und bezeichnete, später aber umfassender interpretierte) führte zu einer fatalen Entwicklung in Reichs Leben. Er erfand den «Orgonenergie-Akkumulator», einen Kasten, in dem er sich selbst und seine Patienten mit gespeichertem Orgon behandelte und den er auch zum Verkauf anbot. Als ein amerikanisches Gericht den Verkauf verbot, weil die Orgonenergie nicht existiere und seine Apparatur deshalb völlig nutzlos sei, mißachtete er dieses Urteil und wurde daraufhin zu zwei Jahren Haft verurteilt, die er nicht überlebte. Er starb 1957 an den Folgen eines Herzanfalls im Gefängnis von Lewisburg, Pennsylvania.

Der Reich-Schüler Alexander Lowen (der selbst «Orgon-Akkumulatoren baute und benutzte, sie aber nur als begrenzt brauchbar befand) entwickelte aus dem Reichschen Ansatz die «Bioenergetik», eine inzwischen weitverbreitete Form der körperorientierten Psychotherapie, die das Ziel hat, «einen Menschen von seiner Fixierung auf die traumatischen Erfahrungen seiner Vergangenheit zu befreien, die sich in den Verkrampfungen und chronischen Spannungen seines Körpers manifestiert haben.»[20] Die Methode hierzu sind bestimmte körperliche Übungen: «Man mobilisiert Energie durch Atmen, Bewegen und durch das Ausdrücken von Gefühlen.»[21]

Lowen spricht von einem «Energiekonzept» der Bioenergetik, ohne dieser Energie einen speziellen Namen zu geben:

> Ich glaube nicht, daß es für unsere Untersuchungen wichtig ist, die wahre Natur der Energie des Lebens aufzudekken. Alle diesbezüglichen Theorien haben etwas für sich, doch bin ich nicht imstande, ihre Ergebnisse auf einen Nenner zu bringen. Wir können uns aber der grundlegen-

> den These anschließen, daß die betreffende Energie bei allen Lebensprozessen – beim Bewegen, Fühlen und Denken – mitwirkt und daß diese Prozesse aufhören würden, wenn es zu schwerwiegenden Störungen der Energieversorgung des Organismus käme... Nach der gegenwärtig herrschenden wissenschaftlichen Auffassung ist diese Energie elektrischer Art. Es gibt jedoch abweichende Meinungen... In der chinesischen Philosophie gibt es zwei Energien, Yin und Yang («dunkel» und «hell»), die ein Polaritätsverhältnis zueinander haben. Sie bilden die Grundlage der chinesischen Akupunkturmedizin.[22]

Über den Stellenwert der Atemarbeit in der Bioenergetik sagt Lowen:

> In vielen orientalischen Religionen ist das Atmen eine wichtige Methode, um mit dem Kosmos zu kommunizieren. In der Bioenergetik ist das Atmen so bedeutsam, weil man die Energie für ein geistiges und durchgeistigtes Leben nur dann sammeln kann, wenn man tief und intensiv durchatmet.[23]

Die Bioenergetik enthält also offenbar einige der Prinzipien der ganzheitlichen Qi-Konzeption; doch würde sie, was die geistige Dimension betrifft, gewiß nicht den Segen eines traditionell orientierten Qi-Gong-Meisters erhalten: Nach Lowen besteht die Selbsterlösung «in der Befreiung von den Hemmungen und Tabus, die einem durch die Erziehung aufgezwungen wurden»[24]. Die von Lowen postulierte Prämisse, Heilung emotionaler Störungen erfolge dadurch, daß man ihnen Ausdruck gibt, ist nicht nur vom Standpunkt des Qi Gong aus fragwürdig. Entsprechende therapeutische Methoden haben allzuoft dazu geführt, daß auf diese Weise bestimmte emotionale Muster nur gegen andere ausgetauscht anstatt aufgelöst wurden, oder auch, daß nicht mehr unterschieden werden konnte zwischen künstlich erzeugten Gefühlen und echten Gefühlen.

Eine der Bioenergetik ähnliche Therapieform namens «Biosynthese» – ebenfalls auf der Basis der Reichschen Methoden – entwickelte David Boadella; die Idee des Charakterpanzers ist hier weiterentwickelt zu drei verschiedenen Schwerpunkten der «Panzerung», die durch energetisches Ungleichgewicht verursacht wird.[25] Das Ziel dieser Therapie ist «das Zusammenfließen dreier Strömungen der Libido, die sich in den frühen Wochen des embryonalen Lebens trennen, die in neurotischen Zuständen ständig gespalten sind und deren vollständiges Zusammenwirken für die somatische und die psychische Gesundheit nachweislich unerläßlich sind».[26]

Über diese eher vagen Annäherungen an Modelle einer «Lebensenergie» hinaus gibt es bisher im Bereich der körperorientierten Psychologie keine Weiterentwicklungen zu einer komplexeren Energiearbeit hin. Doch finden sich in der neueren Literatur gelegentlich Ansätze dazu, einen Blick über die Kulturgrenzen hinaus zu wagen. Edward Podvoll, ein amerikanischer Psychiater und Vertreter der «Kontemplativen Psychotherapie», merkt zum Beispiel im Zusammenhang mit psychotischen Phänomenen an, daß davon Betroffene häufig über den Eindruck von einem «Ungleichgewicht» berichten, das sie nicht nur im «groben oder äußeren Nervensystem» empfinden, sondern in einem «subtilen inneren Nervensystem». Podvoll erklärt dazu:

> In einer ähnlichen, jedoch weitaus entwickelteren Weise betrachten medizinische Praktiker in Tibet, Indien, China, Japan, Korea usw. seit Jahrhunderten Verrücktheit als eine ernsthafte Störung des Gleichgewichts der Energien eines «feinstofflichen» Systems. Sie alle beschreiben und arbeiten mit Energien, Kanälen und energetischen Brennpunkten, deren Existenz in der modernen Neurologie nicht anerkannt wird.[27]

In den Naturwissenschaften hingegen fanden sich schon seit

der Jahrhundertwende immer wieder Forscher, die der geheimnisvollen Energie, die alles Leben ermöglicht und erhält, empirisch auf die Spur kommen wollten. Der französische Ingenieur Lakhovsky erklärte Organismen als hochfrequente Schwingungskreise, und um Störungen dieser schwingenden «tellurischen» Lebensenergie zu beseitigen, müssen seiner Ansicht nach kranke Zellen in die richtige Schwingung zurückgeführt werden.

In den vierziger Jahren begann der Embryoforscher Harold Saxton Burr an der Yale-Universität auf der Grundlage einer «elektrodynamischen Theorie des Lebens» mit Langzeitforschungen, die bis zu 20 Jahren dauerten, und konnte die Existenz von «biodynamischen Feldern» in lebenden Organismen glaubhaft nachweisen. Eine besonders interessante Entdeckung machte Burr bei Messungen an Frauen: Mit einem mikroelektrischen Meßverfahren vermochte er den Augenblick des Eisprungs festzustellen. Seine Versuchsreihen brachten zutage, was im Widerspruch zur gültigen hormonellen Theorie der Ovulation steht: Nur bei 30 Prozent der Frauen fand der Eisprung in der Mitte des Zyklus statt. Beim größeren Teil trat er zu ganz beliebigen Zeitpunkten während des Zyklus auf, einschließlich während der Phase der Menstruation.

Im Jahr 1958 hatte der russische Elektroingenieur Semjon Davidowitsch Kirlian seine Forschungen erfolgreich abgeschlossen. Es gelang ihm, das Energiefeld von organischen und anorganischen Objekten unter dem Einfluß hochfrequenter Ströme zu fotografieren («Kirlian-Fotografie»). Kirlian fotografierte auf diese Weise zum Beispiel das Blatt einer Pflanze, von dem ein Teil abgeschnitten worden war. Auf der Fotografie war dennoch ein Umriß des ursprünglichen ganzen Blattes zu sehen; der Strahlenkranz des Phantomteils war lediglich schwächer.

Wird ein menschlicher Körper nach der Kirlian-Methode fotografiert, so zeigt sich an den Körperumrissen eine Ausstrahlung von individuell unterschiedlichem Muster, das sich je nach Befinden verändert. Heute wird diese Technik mit Erfolg zu diagnostischen Zwecken verwendet; es läßt sich auf diese Weise die energetische Ladung der Akupunkturpunkte an den Fingern und Zehen feststellen, woraus man auf den Zustand der organischen Funktionskreise schließen kann.

Eine russische Domäne ist die «Bioplasma»-Forschung, mit der schon in den vierziger Jahren begonnen wurde. «Plasma» ist neben dem festen, flüssigen und gasförmigen Zustand, in dem Materie existiert, ein weiterer Zustand, den es im Weltraum gibt und den man durch sehr hohe Temperaturen erzeugen kann. «Bioplasma» bezeichnet einen fünften Zustand der Materie – ein Energiefeld, das aus Ionen, freien Elektronen und freien Protonen besteht.

Seit mehr als zwanzig Jahren bemühen sich internationale Forscher auf einem Gebiet, das «Psychotronik» genannt wird, jener Energie auf die Spur zu kommen, die das bewirkt, was wir als «paranormale Phänomene» bezeichnen. Der tschechische Mathematiker und Physiker Julius Krmessky schreibt über diese «psychotrone Energie»:

> Es kann sich weder um Hitze noch um Luftzug handeln... Die Ausstrahlung der Energie durchdringt Glas, Wasser, Holz, Pappe, jedes Metall, selbst Eisen, und ihre Kraft wird dadurch überhaupt nicht gemindert. Außerdem scheint *der menschliche Geist* diese Energie zu beherrschen.[28]

Messungen der morphogenetischen (formbildenden) Felder von Salamandern, die bekanntlich über eine ganz besonders starke Regenerationsfähigkeit verfügen, führten zu Aufschlüssen über mikroelektrische Prozesse bei der Regeneration von amputierten Körperteilen. Auch Menschen, so wurde festgestellt, haben solch eine – wenn auch geringere – Regenerationsfähigkeit, die mit schwachen elektrischen Strömen angeregt werden kann. Gewebe, Nerven und Knochen bilden sich – vor allem bei Kindern – neu, wenn sie elektrisch stimuliert werden. Sie füllen dann gewissermaßen die energetische Form wieder mit Substanz auf.

Viele solcher revolutionärer Forschungsergebnisse brauchen lange, bis sie von der Schulwissenschaft ernstgenommen werden, und für engagierte Forscher bedeutet es oft ein großes berufliches Risiko, wenn sie ihre Entdeckungen in einem Bereich zu machen versuchen, dem sich die Wahrnehmungsbereitschaft der Masse der Kollegen noch nicht geöffnet hat. Noch geringeres Ansehen genießen diejenigen, die praktische Erfahrungen machen und mit dieser Ausrüstung erfolgreich arbeiten, ohne ein annähernd «wissenschaftliches» theoretisches Konzept oder gar «Beweise» vorlegen zu können. Die Homöopathie, die ebenfalls auf einem energetischen Modell beruht, und die Akupunktur – mit den Neuentwicklungen Elektroakupunktur und Laserakupunktur – haben dennoch längst Einlaß in die westliche medizinische Praxis gefunden. Und gelegentlich wird die Not zur Tugend gemacht, wie etwa in einigen englischen Krankenhäusern, in denen Geistheiler hinzugezogen werden, wenn nichts anderes mehr hilft.

Das Geistheilen spielt sich in der westlichen Welt in einem Dämmerraum am Rande des gesellschaftlich Anerkannten ab, und es sind nicht selten ein bißchen wunderliche Persönlichkeiten, die mit solch einer Gabe ausgestattet sind. Da es in unserer westlichen Zivilisation keinen offiziellen Platz für solche Fähigkeiten gibt – anders als in den alten Kulturen, in denen spezielle Heilbegabungen in einem frühen Lebensalter erkannt, methodisch trainiert und mit hohem sozialen Prestige honoriert werden –, entwickeln sie sich zumeist als eine Art Wildwuchs, und der Mangel an einer schützenden, disziplinierenden und kultivierenden Ausbildungssituation überläßt die so Begabten der Notwendigkeit, sich mühsam selbst ein Weltbild zurechtzuzimmern, in dem sie sich mit ihren ungerufenen Fähigkeiten einordnen können.

Anders ist es im Fall der französischen Ärztin Janine

Fontaine, die in den siebziger Jahren bei dem berühmten philippinischen Geistheiler Antonio Agpaoa in die Lehre ging und das Heilen mit geistgesteuerter Energie gezielt erlernte. Es war das Krebsleiden ihrer Mutter, durch das die Anästhesie-Ärztin auf die Spur einer anderen Art des Heilens gebracht wurde. Sie brachte die schwerkranke, von entsetzlichen Schmerzen gequälte Frau zu einem Psychiater, der nach den Energieprinzipien des indischen Yoga arbeitete – verworren, unwissenschaftlich, suggestiv, wie sie zunächst befand, aber dennoch mit einer gewissen Wirkung: Ihre Mutter «wurde nicht mehr ausschließlich von ihren Schmerzen gequält. Sie nahm andere Empfindungen wahr und spürte in Händen und Armen, Brustkorb, Bauch und Beinen das Vorhandensein einer ihr bis dahin unbekannten Energie. Mehrmals bemerkte ich zu meiner Überraschung auf ihrem Gesicht einen ungewohnt heiteren Ausdruck.»[29]

Janine Fontaine fühlte sich von dieser Erfahrung aus den Angeln ihrer ärztlichen Wissenschaft gehoben. Daß man Menschen auf einem geistigen Weg sollte helfen können, ohne Medikamente, ohne Eingriffe, nährte sowohl ihre Verwirrung als auch ihre Neugier. Sie begann zu suchen und spürte dabei – wie sollte es anders sein – ebenso Kraut wie Rüben auf:

> Bei den Parapsychologen hatte ich von seltsamen Phänomenen gehört, die von jener Welt ausgingen, deren Geheimnissen ich auf die Spur kommen wollte. Aber ich fand dort nicht, wonach ich suchte. Diese Leute waren zwar gutwillig und standen in dem Ruf, revolutionär zu sein, sie blieben aber doch Materialisten. In meinen Augen mühten sie sich verzweifelt ab, beseelt von einer irren Hoffnung: am Ende jene Wissenschaftler zu überzeugen, die bei dem Gedanken zittern, die Welt könne nicht einzig und allein das Produkt ihres Verstandes sein.[30]

Bei Agpaoa erlernte die Ärztin den unmittelbaren Kontakt

mit der vitalen Energie (die sie leider undifferenziert als «elektromagnetische Energie» bezeichnet). Ihre erste Erfahrung war frappierend:

> Und dann erlebte ich zum ersten Mal die Wirkung meiner Finger... Bei der Untersuchung seines [des Patienten] Beins, das aufgrund einer Venenentzündung stark angeschwollen ist, bemerke ich, daß die Energie entlang der betreffenden Meridiane in der verkehrten Richtung zirkuliert. Ich streiche ganz konzentriert mit den Fingern die Meridiane entlang und wünsche mir dabei intensiv, daß sich die Schwingungen in der richtigen Richtung fortpflanzen mögen – und die Energie gehorcht mir![31]

Die ehemalige Schulmedizinerin wurde zur geistigen Heilerin. Von nun an entwickelten sich ihre diagnostischen und therapeutischen Fähigkeiten mit großer Geschwindigkeit weiter. Sie begann den «Energiekörper» immer deutlicher wahrzunehmen – und sie «sah» seine Abweichungen, Verschiebungen, Brüche (er kann ihrer Beschreibung nach tatsächlich «auseinanderbrechen» oder auch «auf dem Kopf stehen») und arbeitete nun nur noch auf dieser Ebene – mit dem Einsatz ihrer «eigenen» Energie und gelegentlicher Unterstützung durch homöopathische Mittel.

Sie las viele Berichte über die «Aura» und ihre Farben und stellte daraufhin gelassen fest: «Ich persönlich gehe nicht visuell, sondern eher taktil und symbolisch vor.» Diese Neigung zum Symbol zog sie zur Astrologie hin, und aus den Horoskopen ihrer Patienten gewann sie aufschlußreiche Hinweise. Sie arbeitet im Rahmen ihres eigenen Mythos, und sie ist sich dessen bewußt. Es gibt für sie keine Frage nach einer absoluten Gültigkeit dieses Mythos, sondern nur danach, ob er insofern «richtig» ist, als er ihre freie geistige Bewegung im Bereich der Phänomene und ihre Fähigkeit zu heilen unterstützt.

> Da ich weder Psychiaterin noch Psychoanalytikerin, noch Philosophin bin, sondern nur ein Lebewesen, das sich selbst und die Welt um sich herum beobachten kann, ist mir klargeworden, daß eine Reihe von natürlichen Erscheinungen psychiatrisiert oder von der Religion vereinnahmt und unter dem Begriff «Sünde» absorbiert worden ist. Es hat Jahre gebraucht, bis ich mich von dem Gift meiner Erziehung befreien und Phänomene, die so alt sind wie die Welt, mit neuen Augen sehen konnte. Mir scheint es sinnvoll, einige Wegweiser auf diesem Weg aufzustellen, der von der alltäglichen in eine nichtalltägliche Welt und darüber hinaus führt, d. h. vom sichtbaren zum unsichtbaren Körper, der durch ganz feine Bindungen in die kosmische Welt reicht... Das Unbewußte ist von solcher Schönheit und Kraft, daß es Gefahr läuft, mit dem einen oder anderen wesentlichen Aspekt des Lebens identifiziert zu werden: durch Freud mit der Sexualität, durch Adler mit dem Willen zur Macht, durch andere mit dem kulturellen oder mythischen Leben usw. Ich gehe freiwillig in diese Falle und mache aus dem sogenannten «Unbewußten» das, was ich darunter verstehe: nämlich einen zweiten Körper, der ein energetisches Potential elektromagnetischen Ursprungs hat... Meine Entdeckungsreise zu diesem Körper, in deren Verlauf mir die schulmedizinische Pathologie fragwürdig wird, wurde geprägt durch ein klassisches Medizinstudium, das mich beobachten und analysieren gelehrt hat. Diesen analytischen Blick habe ich auf die subtilen Wahrnehmungen gerichtet, die mein Meister Antonio Agpaoa bei mir zur Entfaltung gebracht hat.[32]

Die Wahrnehmung der Lebensenergie und der energetischen Prozesse muß nach Fontaine keineswegs nur visuellen Charakter haben; sie kann sich auch in auditiver oder kinästhetischer Weise präsentieren. Sie selbst erlebt sie vor allem auf der taktilen Ebene; zugleich erfährt sie einen subtileren

Aspekt dieser Energie als ein kosmisches Netzwerk, in dem Mikrokosmos und Makrokosmos in einer natürlichen Ordnung koordiniert sind. Und zudem erlebt sie die Energie in einer rhythmischen Manifestation, die sich mit den Rhythmen des Pulses vergleichen läßt – und mit ihnen offenbar auch in Beziehung steht. Sie nennt dies die «vibratorische Unruhe der feinstofflichen Welt» und schließt daraus:

> Wir sind also aus einer Abfolge von schwingenden Schichten zusammengesetzt, die bei gesunden Menschen in regelmäßigen Abständen angeordnet und im physischen Körper zentriert sind. Mir fällt dazu eine Arbeitshypothese von Niels Bohr ein, die das Atom als einen Kern ansah, der von Elektronen umgeben ist, die sich in unterschiedlichen Entfernungen auf einer Reihe von Kreisbahnen befinden. Wenn man das Elektron in einen «Erregungszustand» versetzt, d. h. wenn man ihm von außen Energie zuführt, springt es auf eine weiter außen befindliche Kreisbahn... Meine Vorstellung vom Menschen ist dem Atommodell von Bohr ähnlich: Ich sehe den Menschen als einen großen Kern, der von einer Reihe vibrierender Schichten, die den verschiedenen Schwingungsebenen entsprechen, umgeben ist.[33]

Tatsächlich wurde durch Messungen von Mikroschwingungen festgestellt, daß die Haut eines jeden Menschen spezifische Tonschwingungen aussendet. Es wäre interessant, der Frage nachzugehen: Wie «klingen» Menschen, die miteinander harmonieren oder einander feindlich gesinnt sind, zusammen? Auch die Wirkungen der Musiktherapie ließen sich von diesem Ansatz her untersuchen.

Ebenfalls auf einer Verbindung von wissenschaftlichem («objektivem») Wissen und subjektiver Erfahrung beruhende Vorstellungen von einem Lebensenergie-Feld entwickelte die amerikanische Heilerin Barbara Ann Brennan, ausgebildet in Physik und Psychotherapie (insbesondere in der von der Bioenergetik abgeleiteten «Core Energetics» von John Pierrakos). Brennan ist zurückhaltender als Janine Fontaine in der Wahl einer Bezeichnung für diese Energie. Sie stellt fest:

> Wenn wir das menschliche Energiefeld definieren als alle Felder oder Emanationen des Körpers, dann sehen wir, daß viele Bestandteile des Energiefeldes im Laboratorium gemessen werden konnten. Dazu gehören die elektrostatischen, magnetischen, elektromagnetischen, akustischen, thermischen und visuellen Komponenten des menschlichen Energiefeldes. Alle diese Messungen sind im Einklang mit den normalen physiologischen Prozessen des Körpers, gehen aber auch über diese hinaus und eröffnen Zugang zum psychosomatischen Bereich... Einige Untersuchungen... zeigen auch, daß das menschliche Energiefeld aus Elementarteilchen besteht, die sich wie Luft- oder Wasserströme verhalten. Diese Teilchen sind extrem klein, einigen Forschern zufolge sogar subatomar... Diese Untersuchungen zeigen, daß das übliche Modell des Körpers als einer Einheit von Systemen (wie dem Verdauungssystem) unzureichend ist. Es bedarf eines zusätzlichen Modells, das von einem organisierenden Energiefeld ausgeht. Das Modell eines noch so komplizierten elektromagnetischen Feldes erfüllt diesen Zweck nicht.[34]

Brennan verweist auf das erhellende Konzept des Hologramms, wie es in der Physik und Gehirnforschung entwikkelt wurde. Das Hologramm «ist die Aufzeichnung von Interferenzmustern aus dem Bereich der elektromagnetischen Felder, durch die mit Hilfe von Laserlicht ein dreidimensionales Bild eines Gegenstandes erzeugt werden kann: Wenn wir ein Stück des Hologramms abbrechen, so gibt dieses Stück das *ganze* Bild des Gegenstandes wieder.»[35] Das holistische Modell und das Phänomen der Morphogenese weisen darauf hin, daß Organismen eine Art von Ganzheitlichkeit haben, die mehr ist als die Summe ihrer Teile. Barbara Ann Brennan bezeichnet dementsprechend das «universale Energiefeld» als holistisch und morphogenetisch, außerdem als «synergistisch», «was bedeutet, daß die gleichzeitige Aktion unabhängiger Einheiten zusammen einen größeren Effekt hat als die Summe der einzelnen Aktionen».[36]

Die französische und die amerikanische Heilerin kamen bei ihrer Arbeit unabhängig voneinander zu ähnlichen Aussagen. Bei Barbara Ann Brennan finden sich ein paar Hinweise auf die eigene Energiearbeit zur Selbstheilung, und es lassen sich dabei manche allgemeine Übereinstimmungen mit der Methodik des Qi Gong entdecken. Zum Beispiel in folgender Entspannungsanweisung:

> Atmen Sie dreimal tief und wohlig durch, ohne Ihren Körper anzuspannen. Stellen Sie sich vor, daß die Spannung wie Honig von Ihrem Körper abtropft. Spüren Sie, wie sich Ihr Herzschlag verlangsamt und in einen ruhigen, gesunden Rhythmus kommt. Stellen Sie sich vor, Sie seien ganz klein, klein wie ein Lichtpunkt, und treten Sie an einer beliebigen Stelle in Ihren Körper ein. Ihr winziges Selbst fließt zur linken Schulter und löst dort alle Spannungen. Der kleine Lichtpunkt Ihres Selbst fließt den linken Arm hinunter in die Hand, die sich mit einer Empfindung von Kribbeln, Wärme und Energie entspannt. Ihr kleines Selbst fließt den linken Arm hinauf und hinunter in das linke Bein und löst dort die Spannung auf; dann wandert es das linke Bein hinauf und das rechte Bein hinunter und von dort hinauf in den rechten Arm. Ihr ganzer Körper ist schwer und warm.[37]

Brennan beschreibt auch sehr genau die Methode des «Röntgenblicks», der es ermöglicht, das eigene Körperinnere (bis auf die Ebene mikroskopisch kleiner Bestandteile) und das anderer Menschen sehen zu lernen, eine Praxis, die mit bestimmten Qi-Gong-Techniken entwickelt werden kann. Sie schreibt:

> Ich... bin zu folgender Erklärung dieser Art des Sehens gekommen: Das Licht tritt durch das Dritte Auge und durch die physischen Augen ein und fließt... die Sehnerven entlang. Dieses Licht hat eine höhere Schwingung als das normale Licht und kann die Haut durchdringen. Es passiert die Sehnervenkreuzung und umfließt die dahinter liegende Hypophyse. Das Licht gabelt sich: Ein Strahl geht zu den Okzipetallappen für die normale Sehtätigkeit und der andere in den Thalamus zur Steuerung der Augenbewegung. Durch bestimmte Meditations- und Atemtechniken kann man die Hypophyse in Schwingungen versetzen, so daß sie goldenes Licht ausstrahlt (oder rosa Licht, wenn die Person verliebt ist). Durch diese Schwingung und das goldene Licht gelangt mehr Licht in den Thalamusbereich. Das Licht schlägt einen Bogen über den *corpus callosum* und erreicht die Zirbeldrüse, die als Sensor der inneren Wahrnehmung fungiert. Durch eine bestimmte Atemtechnik kann ich die Zirbeldrüse in Schwingung versetzen. Ich lasse die Luft am hinteren, oberen Rachen und am Gaumensegel heftig vorbeistreichen. Dieses meditative Atmen bringt mich in einen ruhigen, konzentrierten Zustand und führt außerdem goldenes Licht die Wirbelsäule nach oben und rosa Licht die Vorderseite hinauf. Diese beiden Lichtströme überkreuzen sich im Thalamusbereich. So wird noch mehr Energie zur Stirnmitte gebracht und ins Zentrum des Gehirns – die Punkte des medialen Sehens. Subjektiv ist diese Art des Sehens von der Empfindung begleitet, als würde man Energie oder Information ins Dritte Auge einströmen lassen.[38]

Auch Barbara Ann Brennan hat eigene Theorien und Methoden entdeckt und sich ihren eigenen Mythos geschaffen. Das ist unvermeidlich, wenn man sich in einer Kultur mit Energiearbeit befaßt, in der diese nicht integriert ist. Solange dieser eigene Mythos als das erkannt wird, was er ist – als persönlich, relativ und nicht übertragbar –, ist das unbedenklich. Gefährlich für die eigene (und anderer) geistige Gesundheit wird es erst, wenn solch ein persönlicher Mythos als absolut (im Sinne eines absoluten Fürwahrhaltens) und allgemeingültig aufgefaßt und verbreitet wird.

Janine Fontaine fühlt sich von ihrem Meister Agpaoa noch über seinen Tod hinaus begleitet und unterstützt – von seiner überräumlichen, überzeitlichen «Seele». Das ist nichts Außergewöhnliches – in östlichen Kulturen vielmehr eine selbstverständliche Manifestation der hingebungsvollen Beziehung zwischen Lehrer und Schüler. Sie hat einen mittleren Weg für sich gefunden, offen zu sein für das Nichtrationale und zugleich vorsichtig, immer in unmittelbarer Beziehung zu ihrer eigenen Erfahrung, weit entfernt von allem Ideologisieren. Das ist überzeugend und läßt Raum zugleich.

Barbara Ann Brennan verbindet ihren Mythos mit einem christlichen Hintergrund.

> Durch das Praktizieren von Wahrheit, göttlichem Willen und Liebe, die Glaube und Kraft mit sich bringen, schaffen wir in unserem Leben Raum für das Wirksamwerden der Gnade. Wir empfangen Gnade, indem wir uns der göttlichen Weisheit hingeben, und erfahren dies als Seligkeit. Wir erleben die Alleinheit und unsere völlige Geborgenheit, komme, was da wolle. Wir erkennen in diesem Zustand, daß wir jede Erfahrung, sei sie lustvoll oder schmerzhaft wie Krankheit und Tod, selbst geschaffen haben, um unseren Weg zu Gott zurückzufinden.[39]

Sie berichtet aber auch von einem persönlichen geistigen Führer und empfiehlt bestimmte Übungen zum Erlernen von «Hellhören» und der Kommunikation mit einem Geistführer.

> Wenn man anfängt, verbale Informationen zu empfangen, entsteht mit Notwendigkeit die Frage: «Wer spricht?» Zweifellos hörte ich eine Stimme. Entspringt sie meinem eigenen Unterbewußtsein oder hat sie eine andere Quelle?... Ich hatte schon vorher Visionen von Geistwesen gehabt, aber ich hatte sie als Bilder aus meinem Inneren eingestuft. Nun sprachen sie zu mir. Ich fühlte auch bald ihre Berührung, und manchmal, wenn ich sie im Raum wahrnahm, roch ich einen wunderbaren Duft. War es nur eine Metapher der Wirklichkeit? Die Gesamtheit meiner persönlichen Wirklichkeit erreicht mich durch meine Sinne, und jetzt, wo diese Sinne erweitert sind, lebe ich in einer größeren, breiteren Wirklichkeit. Andere, deren Wahrnehmungen sich erweitert haben, erleben sie auch. Für mich sind sie real. Sie können sich nur durch eigene Erfahrung ein Urteil bilden.[40]

Der Umgang mit solch einem inneren Mythos ist eine stete Gratwanderung. Die Gefahr, daß er als Persönlichkeitskrücke herhalten muß, daß er dazu verwendet wird, Defizite im Selbstgefühl und Selbstwertgefühl zu kompensieren, oder gar, daß er als Nahrung für egomanische Tendenzen dient, ist unübersehbar. Vom Standpunkt buddhistischer Lehren ist jegliche Erfahrung «geistgeschaffen» und damit relativ («alle Phänomene sind ihrer Natur nach leer»). Eine vergleichbare Aussage liegt in der taoistischen Lehre von der «Rückkehr zur Leere», dem ursprünglichen Geist. Diese Lehren schützen vor der Fixierung auf vermeintliche «absolute Wahrheiten». Das heißt nicht, daß wir mit der relativen Wirklichkeit, wie wir sie erfahren, nicht arbeiten könnten. Das läßt sich damit vergleichen, daß von der Naturwissenschaft postulierte (und deshalb zunächst als absolut gültig betrachtete) Gesetze zwar von neuen Erkenntnissen überholt werden und sich als relativ erweisen, man mit diesen relativen Gesetzen aber in einem bestimmten Rahmen wirkungsvoll arbeiten kann.

Zusammenfassend ist festzustellen, daß es in der westlichen Tradition sowohl praktisch als auch theoretisch viele verschiedene Annäherungen an die Idee einer «Lebensenergie» und einer methodischen Arbeit damit gibt, die in manchen Details Ähnlichkeiten mit der traditionellen chinesischen Theorie und Praxis des Qi Gong aufweisen. Mangels einer einheitlichen, innerhalb unserer Kultur gewachsenen Konzeption sind die Auffassungen und Interpretationen jedoch oft einseitig und voneinander abweichend.

Innere Energiearbeit, welcher Art auch immer, bedeutet Manipulation vitaler Energien groberer oder feinerer Art. Sie wirkt sich in deutlich wahrnehmbarer Form auf körperlicher und geistiger Ebene aus. Chinesische Meister warnen vor blinden Eingriffen in den Haushalt von Jing, Qi und Shen. Fehlerhafte Manipulationen können katastrophale Auswirkungen haben. Deshalb ist es hilfreich, sich auf eine Tradition zu beziehen, innerhalb derer präzise Methoden der Arbeit mit diesen Energien und die schützende Form einer grundlegenden Disziplin entwickelt wurden. Das soll die Wertschätzung für Erkenntnisse, die innerhalb unserer eigenen Kultur gewonnen werden, und die Offenheit für Inspiration, die wir daraus gewinnen können, nicht ausschließen.

West-östliche Integration in der Heilkunst

Auf der Ebene der Medizin gibt es bereits entwickelte Methoden einer Integration östlichen und westlichen Wissens und Könnens. Eisenberg berichtet zum Beispiel von einer erfolgreichen «Narkose» mit Elektroakupunktur bei der Operation eines Gehirntumors im Neurochirurgischen Institut Beijing, ausgeführt von einer in chinesischer wie in westlicher Medizin gründlich geschulten chinesischen Ärztin (Spezialistin für Anästhesie). Sie plazierte die erste Nadel, die zwei Augenpunkte miteinander verband:

> Die Nadel wurde dann per Hand gedreht, um eine Reizung zu erreichen, bis der Genosse Lu [der Patient] «das Qi erlangte», also ein Empfinden der Fülle und Erweiterung hatte und sanfte elektrische Schläge an beiden Punkten spürte. Die Narkoseärztin schloß dann einen Niedervoltstimulator an das hervorstehende Ende der Nadel an, um ihr in regelmäßigen Intervallen Strom zuzuführen. Die Folge der Stimulierungen war an einem leichten Zucken der Gesichtsmuskeln in dem Bereich ohne weiteres zu erkennen. In gleicher Weise und mit gleichartigem Gerät stimulierte sie zwei weitere Punkte im Bereich der rechten Schläfe. Wieder berichtete Genosse Lu von einem Gefühl der Fülle, als diese Nadel per Hand oder elektrisch stimuliert wurde.[41]

Während der Operation unterhielt sich der Autor mit dem leicht sedierten Patienten. Die Chirurgen schnitten die Kopfhaut auf, bohrten Löcher in den Schädel und sägten einen Teil mit einem Draht heraus.

> Das Behandeln von Knochenoberflächen ist üblicherweise extrem schmerzhaft. Lu sagte, er empfinde keine Schmerzen... Er war ruhig, ansprechbar und redefreudig, während die Chirurgen einen Teil seines Schädels entfernten und einige wenige, richtig plazierte Nadeln ihn vor den Schmerzen schützten.[42]

Mehr als vier Stunden dauerte die Operation. Danach stand der Patient auf, schüttelte seinen Ärzten die Hand und verließ den Operationssaal frisch und munter ohne fremde Hilfe. Das geschah 1980; Akupunktur-Analgesie (Schmerzbefreiung) war damals längst keine Neuheit mehr und wird seitdem vielerorts in China praktiziert. Obwohl nicht alle Patienten in gleicher Weise darauf ansprechen, hat sie doch in den meisten Fällen Erfolg.

Die Unterstützung der medizinischen Behandlung durch Qi Gong – als Ergänzung zur Akupunktur – wird heute von einigen westlichen Schulmedizinern empfohlen, die mit TCM (Traditioneller chinesischer Medizin) arbeiten. So schreibt zum Beispiel der deutsche Internist Dr. Carl-Hermann Hempen:

> So wie die Akupunktur sich hervorragend zur Ausleitung schadhafter Energiebeträge eignet, so schwierig ist ihre Handhabung bei der Kompensation eines energetischen Erschöpfungszustandes... Das Qi muß nicht nur bewegt werden, was auch mit der Akupunktur möglich ist, sondern es muß ergänzt, es muß gestärkt und aufgebaut werden. Dazu bedarf es bestimmter Arzneimittel oder der konsequenten Anwendung der kräftigenden Übungen des Qi Gong.[43]

Ein ganz eigenes medizinisches ost-westliches Integrationsmodell entwickelte der indonesische Internist Dr. Josef Djimjadi. Der in Deutschland praktizierende Präsident der «Europäischen Akademie für traditionelle chinesische Medizin» und Leiter des «Instituts für biologisch-kybernetische Medizin»[44] ist sowohl in westlicher wie in chinesischer Medizin und außerdem in homöopathischer Medizin ausgebildet und hat in Zusammenarbeit mit seiner Frau, Dr. Angelika Djimjadi, die ebenfalls Ärztin ist, diese Systeme zu einer eigenen Form miteinander verbunden:

> Wir wollen Brücken schlagen zwischen alt und neu. Wir wollen nicht unter dem Etikett «Naturheilverfahren» oder «Akupunktur» arbeiten. Wir sind Schulmediziner. Ich denke, wir müssen lernen zu sagen, wo die Akupunktur oder ein anderes Verfahren seine Grenzen hat und wo die Schulmedizin ihre Grenzen hat. Unsere Schulmedizin ist Yang-betont. Yang allein ist auf die Dauer nicht gut. Es ist eine ausgesprochene Notfallmedizin: In einem Notfall kann man natürlich nicht lange fragen, wo die Ursache liegt, sondern man muß den Notfall entsprechend behandeln, bis die Notfallsituation behoben ist. Doch dann sollten wir fragen: warum? Das ist Yin. Das fehlt in der Schulmedizin. Man behandelt einen Notfall, und ist er vorbei, so wartet man, bis die nächste Notfallsituation kommt, behandelt dann diese ebenfalls entsprechend, usw. Wenn das mehrere Male so gegangen ist, stirbt der Patient. Es fehlt also die Suche nach der Ursache.[45]

Für Josef Djimjadi ist die grundlegende Ausrichtung an der Energielehre vom Qi unverzichtbar. Denn sie ermöglicht es, überhaupt zu verstehen, was eine Krankheit ist:

> Krankheit ist immer eine Blockade, und diese Blockade beruht auf einem Reflex. Leben kann nur funktionieren, wenn das Lebewesen Reflexe hat; Reflexe sind Schutz-

> funktionen. Es ist eine Botschaft vom Rückenmark zum Gehirn, und es folgt der Befehl, zuzumachen. Man muß die Krankheit als notwendige Reaktion sehen. Nehmen wir einen Kollaps: Der Kreislauf wird heruntergeschraubt, damit der Mensch nicht stirbt. Diese Blockade ist momentan nötig, damit hilft sich der Körper selbst. Wenn man jedoch jemandem, dessen Kreislauf gestört ist, ständig Kreislauftropfen gibt, hilft das auf die Dauer nicht; die Voraussetzung für die Blockade, die Belastung des Kreislaufs, muß beseitigt werden. Wenn die Blockade jedoch zu lange dauert, entsteht Krankheit. Also muß man das Qi, die vitale Energie, wieder zum Fließen bringen.[46]

Aus der kreativen Verbindung der verschiedenen medizinischen Systeme hat Josef Djimjadi in Anlehnung an die chinesische Lehre von den Funktionskreisen ein eigenes Modell entwickelt, das ihm bei der detektivischen Spurensuche nach der Krankheitsursache hilft. Er beschreibt es in allgemeinverständlicher Vereinfachung:

> Mein Modell lehnt sich an die Stufen der evolutionären Entwicklung an: Die Lebewesen entstanden als Einzeller; da gab es zunächst nur eine Funktion – aufnehmen und ausscheiden. Das ist die Basis. Also beginne ich bei jeder Diagnose mit der Untersuchung dieses Bereichs. Zuerst überprüfe ich bei allen Patienten die Ausscheidungsorgane: Leber-Galle, Niere, Darm. Wenn ich das in Ordnung gebracht habe, die Krankheit damit jedoch noch nicht beseitigt ist, forsche ich weiter und gehe zur zweiten Ebene: Etwas höher entwickelte Lebewesen haben eine Wirbelsäule – also überprüfe ich das Nervensystem: Hypothalamus, Thalamus; hier begegnen wir der Chronifizierung, wie etwa Rheuma. Auf der wiederum nächsten Stufe finden sich die hormonellen Störungen – Hypophyse, Schilddrüse –, also ist die dritte Ebene die hormonelle Ebene. Wenn hier alles in Ordnung gebracht

> ist, aber noch keine Heilung erfolgt ist, muß die vierte Ebene überprüft werden: der psychische Bereich. Und wenn nun all das funktioniert, aber der Patient immer noch nicht geheilt ist, dann kann ich davon ausgehen, daß das Immunsystem keine Kraft mehr hat. Und wenn nun das Immunsystem gekräftigt wird, dann läuft alles. Das sind die fünf Säulen: Stoffwechsel, neurologische Ebene, hormoneller Haushalt, psychischer Haushalt, Immunsystem.[47]

Djimjadi sieht in dieser integrativen Form auch eine Alternative sowohl zur einseitig nichtmedizinischen Psychotherapie als auch zur einseitig nurmedizinischen Psychiatrie:

> Wenn ich Störungen in einem Funktionskreis habe, etwa dem Funktionskreis Galle, dann muß ich «gallig», ärgerlich, zornig sein, ja, es ist geradezu notwendig, sonst geht man an dem Stau kaputt. Oder nehmen wir Depression; wir nehmen üblicherweise an, daß eine Depression nichts mit dem Körper zu tun hat, deshalb wird die Ursache in einem Kindheitstraum gesucht. Die auslösende Situation ist jedoch längst vergangen. Man kann sie analysieren, aber nicht mehr ändern. Wo sollen wir also ansetzen? Nun wissen wir: Die Funktionskreise der Organe haben mit psychischen Qualitäten zu tun. Störungen im Funktionskreis Lunge sind mit depressiven Zuständen verbunden. Also muß man nach der Lunge schauen; von dort führt die Spur weiter zum Darm – es gibt meistens eine Rückvergiftung Darm – Leber/Galle. Leber und Gallenblase grenzen wiederum an das Zwerchfell; das kann Atmungsprobleme auslösen, und dadurch wird wiederum die Lunge belastet. Muß man also die ganze Spur zurückverfolgen und kann nicht einfach nur die Lunge behandeln, ganz abgesehen davon, daß die Depression die allerletzte Manifestation des gesamten komplexen Vorgangs ist. Es gibt keine isolierte psychische Störung, die nicht gekoppelt ist mit einer

> Funktionsstörung. Wenn allerdings solch eine Störung – z. B. eine durch Ängste ausgelöste Herzstörung – tief ins Unbewußte hinabgesunken ist und zehn, zwanzig Jahre lang abgekoppelt war von der Bewußtseinsfunktion, sich also völlig verselbständigt hat – dann kann man letztendlich nicht mehr helfen. Man würde ja, sagen wir, hundert Jahre für eine Rückkonditionierung brauchen. Glücklicherweise gibt es vergleichsweise wenige solche Fälle. Ich möchte behaupten: Wenn wir heute in eine Nervenklinik gehen würden, könnten wir bestimmt die Hälfte der Leute herausholen mit Hilfe unserer medizinischen Maßnahmen. Die Möglichkeiten sind natürlich irgendwo begrenzt... Doch wir könnten die Grenzen dessen, was man heute als «therapieresistent» begreift, gewaltig verschieben.[48]

Djimjadi nennt als Schlüssel zu seiner Arbeit «Information als Steuerungsebene». Er arbeitet vor allem mit der Übertragung der speziellen Frequenzen von Nosoden (homöopathischen Heilmitteln) auf Ohr-Akupunkturpunkte mittels Mikrolaser. Auch er vertritt die Meinung, daß Patienten durch eigene Qi-Gong-Praxis den Heilungsprozeß wesentlich unterstützen und beschleunigen und den Heilerfolg stabilisieren können.

Dritter Teil

Das Stille Qi Gong

«Wenn die Stille ihren Höhepunkt erreicht hat,
erzeugt sie die Bewegung des Qi.»

Meister Zhi-Chang Li

Die Schule des Meister Zhi-Chang Li

Yi Qi Gong beruht auf dem Prinzip: «Das Yang im Yin suchen.» Während Qi-Gong-Übungen mit Bewegung, wie etwa Taiji Qi Gong, die Ruhe in der Bewegung entstehen lassen («Das Yin im Yang suchen»), läßt das Stille Qi Gong die Bewegung in der Ruhe entstehen. Diese Art des Übens geht in die Tiefe und ermöglicht die Arbeit mit einer hochwertigen, subtilen Qualität des Qi.

Das Übungsrepertoire, das Meister Zhi-Chang Li für seine westlichen Schüler zusammengestellt hat, beruht auf einer Schulung in den Disziplinen der Inneren Kunst, die bereits in seinem vierten Lebensjahr begann.

Die Familie von Zhi-Chang Li stammt aus der Stadt Qi in der westlichen Provinz Sanzhi. Durch die Heirat der Eltern, die aus alten aristokratischen Familien stammten, wurden zwei familiäre Traditionslinien miteinander verbunden; in der Linie der Mutter waren vor allem die Heilkunde und die Tradition der taoistischen Inneren Kunst vertreten, in der Linie des Vaters waren die Kampfkünste (*Wushu*) vorherrschend. Meister Li erzählt, daß sein Vater mit 25 kg schweren Steinquadern spielen konnte «wie ein Kind mit einem Ball». Siebzehn Jahre Arbeitslager, zu denen der Vater nach der Machtübernahme der Kommunisten aus politischen Gründen verurteilt wurde, überlebte er als einer von wenigen dank seiner Beherrschung der Inneren Kunst.

Die Familie folgte einem orthodoxen konfuzianischen Kodex, fühlte sich jedoch auch, wie es in China durchaus gebräuchlich war, dem Taoismus und dem Budhismus verbunden. Im Haushalt der Familie Li wurden fünfzehn Gottheiten aus allen drei Religionen verehrt.

Zhi-Chang Li wurde am 17. November 1942 (nach dem chinesischen Mondkalender der 10. 10.) in Peking geboren. Die Großmutter mütterlicherseits führte den Vierjährigen in taoistische Übungen ein. Wie befähigt die alte Frau in der Inneren Kunst war, zeigte sich daran, daß sie einen schweren Bruch der Hüfte im Alter von achtzig Jahren selbst so gut zu heilen vermochte, daß sie völlig wiederhergestellt wurde und das beachtliche Alter von siebenundneunzig Jahren erreichte.

Da der kleine Junge – im Gegensatz zu seinen drei Geschwistern – ein außerordentliches Interesse an den inneren Disziplinen zeigte, übernahm die Urgroßmutter in der Funktion einer taoistischen Lehrmeisterin seine Ausbildung in der Inneren Kunst, als er das sechste Lebensjahr erreichte. Er wurde in die mütterliche Traditionslinie der taoistischen Wu-Sheng-Schule eingeweiht – eine Zeremonie, bei der dem Aspiranten die Haare geschoren werden und er einen taoistischen Namen erhält. Zhi-Chang Li erhielt den taoistischen Namen Yin Zhong. Bei dieser Gelegenheit sprach die Urgroßmutter die Prophezeiung aus, daß es vierzig Jahre dauern würde, bis es ihm möglich sein würde, sein Wissen und Können weiterzugeben; es früher zu versuchen, sei äußerst gefährlich. Meister Zhi-Chang Li konnte im Alter von sechsundvierzig Jahren in den Westen ausreisen und begann in Deutschland Qi Gong zu unterrichten – genau vierzig Jahre nach dieser Einweihung.

Der bekannte taoistische Meister Liu Duzhou, ein Freund seines Vaters, war der erste seiner insgesamt zehn Lehrmeister und blieb der wichtigste unter ihnen. Er war es, der ihm im Alter von zwölf Jahren «das Himmelsauge öffnete», was ihn von da an befähigte, die Meridiane eines Menschen mit dem «dritten Auge» zu sehen und anhand dessen die Diagnose zu stellen. Dieses «Sehen» beschreibt Meister Li folgendermaßen:

> Wenn die innere Absicht auf das Sehen mit dem Himmelsauge gerichtet wird, entsteht zuerst ein Dröhnen im Kopf, gefolgt von einem Gefühl des Schwebens. Dann beginnt sich ein Bild zu gestalten, erst vage, dann immer deutlicher. Hinterher folgt ein starkes Gefühl der Erschöpfung.

Als Vierzehnjähriger wurde er von seinem Lehrmeister aufgefordert, mit dem Diagnostizieren und Behandeln zu beginnen. Obwohl er – in einer klassischen Weise und verborgen vor den Augen der kommunistischen Oberen – eine gründliche Ausbildung in traditioneller chinesischer Medizin erhielt und einundzwanzig Jahre lang als Akupunkturarzt in chinesischen Krankenhäusern arbeitete, galt sein Hauptinteresse doch immer der taoistischen Inneren Kunst, die in den fünfziger Jahren den offiziellen Namen Qi Gong erhielt.

Diese Ausbildung hinderte den jungen Zhi-Chang nicht daran, sich für westliche Sportarten wie Boxen, Fechten und Fußball zu begeistern. Auch die bevorzugten Schulfächer Physik und Mathematik lagen nicht unbedingt auf der Linie eines zukünftigen Qi-Gong-Meisters. Im Alter von achtzehn Jahren kam eine plötzliche Wende. Er verlor alle Lust am Sport und widmete sich ausschließlich nur noch den Disziplinen Taijiquan und Qi Gong.

Während der Kulturrevolution durfte Zhi-Chang Li, wie so viele andere, seinen erlernten Beruf nicht ausüben. Unter den verschiedenen Tätigkeiten, die ihm aufgezwungen wurden, war die illustreste, wie er amüsiert berichtet, die des Gerichtsbeisitzenden an einem kleineren Gericht in Peking. Das Qi Gong gab er während der Kulturrevolution nicht auf. Im Untergrund waren weiterhin taoistische und buddhistische Lehrmeister tätig, und wenn es auch nicht ungefährlich war, zu den Adepten zu gehören, nahm er doch jede sich bietende Gelegenheit wahr, seine Schulung weiter zu vertiefen.

Unter seinen Lehrmeistern, die ihn insgesamt vierhundert bis fünfhundert Übungen lehrten, waren die bekannten Qi-

Gong-Meister Gui Ning und Liu Gui Zhen. Die tibetischen Übungen wurden ihm in den siebziger Jahren von Lama Zhoba (ein ausführlicherer Name ist nicht bekannt) in dem tibetisch-buddhistischen Kloster Angzang (Kreis Angzang) am tibetischen Rand der Provinz Sizhuan (Sechuan) vermittelt.

Meister Zhi-Chang Li vermittelt eine Kombination von taoistischen und chinesisch-buddhistischen Übungen, dazu auch einige Übungen aus der tibetisch-buddhistischen Tradition des «Energie-Yoga» (*Tsa Lung*). Er ist der klassischen Inneren Alchimie Chinas in Theorie und Praxis zutiefst verbunden, und es liegt ihm sehr am Herzen, diese Tradition – zumindest das, was von ihr noch übrig ist – zu bewahren. Doch zugleich hält er auch eine Integration von östlicher Weisheit und Methode und westlicher Wissenschaft für notwendig, um Qi Gong in der westlichen Welt zu verbreiten.

Als ein Gegner puristischer Abgrenzungen hat er mit einigen Traditionen, die er für überflüssig hält, gebrochen. Dazu gehört seine Kombination von taoistischen und buddhistischen Übungen, die noch heute von traditionell orientierten Qi-Gong-Meistern abgelehnt wird. Er hat die Ausbildungszeit abgekürzt und stellt es der eigenen Verantwortung seiner Schüler anheim, eine Übungsdisziplin aufzubauen und für sich selbst passende Übungsfolgen zusammenzustellen. Und er empfiehlt, sich, wenn nötig, um westliche therapeutische Hilfe (wie etwa Atemtherapie) zu bemühen, um eine geeignete Basis für die Übung des Stillen Qi Gong zu schaffen.

Die Praxis des Yi Qi Gong

Die hier vorgestellten Übungen des Yi Qi Gong stammen sowohl aus der taoistischen wie aus der buddhistischen Tradition. Man kann ihre jeweilige Eigenart in einigen grundsätzlichen Punkten unterscheiden[1]:

Taoistische Übungen verwenden das Meridiansystem der chinesischen Medizin, das um spezielle Qi-Gong-Kanäle erweitert ist; sie haben einen zentrierenden Charakter und sind im allgemeinen «geschlossener» als die buddhistischen Übungen. Bei taoistischen Übungen gilt als Grundregel, daß die Augen «leicht geschlossen» oder einen ganz kleinen Spalt geöffnet sind.

Buddhistische Übungen sind nicht am chinesischen Meridiansystem orientiert, sondern beziehen sich auf einen zentralen vertikalen Kanal in der Mitte des Körpers. Aus Tibet stammende Übungen, von denen Meister Zhi-Chang Li ebenfalls einige vermittelt, bedienen sich eines mittleren Kanalsystems (ein Hauptkanal und zwei Seitenkanäle) zwischen dem Unteren Dantian (Qi-Speicher im Unterbauch) und dem Scheitelpunkt. Dieses System stammt ursprünglich aus Indien (im Sanskrit werden die Kanäle als Sushumnā-Nādī, Idā-Nādī und Pingalā-Nādī bezeichnet) und wurde in das tibetisch-buddhistische System des Energie-Yoga aufgenommen und hier oft als Meditation mit Nādī (Kanäle), Bindu (energetische Zentren) und Prāna (zu vergleichen mit Qi) bezeichnet.

Die buddhistischen Übungen sind im allgemeinen eher «offen», das heißt, sie beziehen häufig einen weiteren, über die Körpergrenzen hinausreichenden Raum mit ein.[2] Die Augen sind bei Übungen der buddhistischen Tradition geschlossen.

Für jegliche Qi-Gong-Praxis gilt, daß es sich um einen Eingriff in den energetischen Haushalt des psychophysischen Systems handelt – im Falle von Yi Qi Gong um eine besonders wirkungsvolle Art der Manipulation; um verhängnisvolle Fehler zu vermeiden, sollte Qi Gong nur unter Anleitung einer erfahrenen und zum Lehren autorisierten Person erlernt werden.

Grundlagen der Praxis

Eine formale Qi-Gong-Übung besteht immer aus drei Teilen: Anfang, Mitte und Ende. Es gibt auch eine nichtformale Übungsweise, doch bevor man diese miteinbezieht, ist es nötig, eine grundlegende Disziplin aufzubauen. Nach einiger Zeit regelmäßigen Übens wird sich eine «natürliche Disziplin» einstellen, die auf einem echten Kontakt mit den Bewegungen des Qi beruht, auf der unmittelbaren Erfahrung des Qi-Flusses, die sich im allgemeinen aus körperlichen Empfindungen in Verbindung mit imaginativen Bildern und emotionalen Eindrücken zusammensetzt.

Man kann zu jeder **Zeit** üben, in der man ungestört ist. Als grundsätzliche Regel gilt, daß man nicht bei Gewitter üben soll. Ganz besonders gut üben läßt sich im Winter, wenn Schnee liegt beziehungsweise wenn es schneit. Üben im Freien sollte man vermeiden, wenn das Wetter sehr windig, besonders heiß, feucht oder kalt ist und wenn kein schattiger Platz zur Verfügung steht. Ein ruhiger Raum mit einer angenehmen Atmosphäre oder ein unbeobachteter Platz im Schatten von Bäumen sind geeignet. Für bestimmte Übungen gibt es spezielle geeignete Übungszeiten, auf die im einzelnen hingewiesen wird.

Die einfachste **Körperhaltung** ist das entspannte Sitzen auf einem Stuhl mit Lehne, wobei der aufgerichtete Rücken angelehnt ist, die Schultern gerade, aber locker sind und die Füße im rechten Winkel auf dem Boden stehen. Wer es gewöhnt ist, mit aufgerichteter Wirbelsäule auf einem Meditationskissen zu sitzen, kann diese Form wählen. Diverse

Übungen lassen sich auch im Liegen praktizieren – mit dem Nachteil, daß man im Liegen allzuleicht einschläft und die Wirkung der Übungen schwächer ist. Bei bestimmten Übungen ist eine stehende Haltung vorgegeben.

Die **Bewegungen**, die manche Übungen begleiten und unterstützen, sind immer langsam, weich und fließend. Dabei ist es grundsätzlich wichtig, daß sie von einer imaginierten Führung des Qi erfüllt sind; Bewegungen ohne diesen Inhalt, mögen sie auch noch so anmutig und fließend aussehen, haben keine bleibende Wirkung. Das heißt nicht, daß solche Bewegungen allein völlig wirkungslos sind. In dem Augenblick, in dem sie ausgeführt werden, können sie die geistige Verfassung beeinflussen und ein Gefühl von Sanftheit, Fließen und Leichtigkeit hervorrufen. Doch nach Beendigung der Übung tendieren Körper und Geist dazu, wieder in die alten Muster zurückzufallen, ähnlich einem Gummi, den man dehnt und der, nachdem man ihn losgelassen hat, wieder in seine vorherige Form zurückschnellt. Um bei der Analogie zu bleiben: Ein häufig gedehnter Gummi wird schließlich ausleiern, und eine sehr häufige Wiederholung langsamer, sanfter, fließender Bewegungen über einen langen Zeitraum kann – wenn die Identifikation stark genug ist – schließlich ein neues Muster erzeugen. Das dauert jedoch lange, und der Erfolg ist keineswegs sicher. Bewegung hingegen, die sich aus der bewußten Steuerung des Qi entfaltet, kommt eher einer Strukturveränderung gleich; sie ist nicht willkürlich, sondern unmittelbarer Ausdruck ihres zugrundeliegenden Inhalts.

Um die Beziehung zwischen Bewegung und geistiger Arbeit im Yi Qi Gong zu verdeutlichen, kann man das Modell der Elektrizität verwenden: Die Bewegung entspricht der Spannung, die geistige Verfassung entspricht dem entsprechenden Widerstand. «Widerstand» im Hinblick auf den Fluß des Qi ergibt sich aus emotionaler Unruhe, geistiger Zerstreutheit und damit Mangel an Konzentrationsfähigkeit (oder besser «Sammlung»), unangemessenen

Erwartungen, Gier nach sensationellen Erfahrungen und so weiter. Dieser Widerstand kann durch Übungen, die der Entspannung und Beruhigung dienen, und durch die Steuerung der geistigen Aktivitäten abgebaut werden, in unserem Fall durch die Konzentration/Sammlung auf den imaginierten – und mit der Zeit real erspürten – ungehinderten Verlauf des Qi. Wird der Widerstand bewußt abgebaut, kann der Strom des Qi mit voller Kraft fließen. Deshalb sind im Anfangsstadium Übungen zur Entspannung ganz besonders wichtig.

Ab einem gewissen «Spannungsniveau» sind schließlich gar keine Bewegungen mehr nötig. Meister Li sagt: «Je höher das Übungsniveau, desto unsichtbarer die Übung.»

Das Achten auf die **Atmung** hat ebenfalls unterstützenden, aber nicht primären Charakter, obwohl es am Anfang eher umgekehrt zu sein scheint. Es ist bekannt, daß die Art und Weise, wie ein Mensch atmet, in einem direkten Zusammenhang mit seiner emotionalen Verfassung steht. Große Aufregung ist immer mit einem schnellen, flachen Atem verbunden, Angst und Schrecken können einem «den Atem verschlagen» oder «den Atem stocken lassen», körperliche oder geistige Anspannungen lassen uns «außer Atem» kommen, man kann vor Furcht «nicht mehr zu atmen wagen». Emotionale Gewohnheitsmuster sind mit Atemmustern gekoppelt (ebenso wie mit Haltungsmustern, Bewegungsmustern und organischen Funktionsmustern). Wenn man sich bemüht, tiefer und ruhiger zu atmen, ist die besänftigende Wirkung auf die Gemütsverfassung schnell zu erkennen. Untersuchungen haben außerdem gezeigt, daß ein vertiefter Atem, der zu einer Sauerstoffanreicherung des Blutes führt und durch die stärkere Atembewegung physiologische Prozesse stimuliert, eine nachweisbare Heilwirkung hat.

Doch die Qi-Gong-Praxis setzt noch tiefer an. Der Atem ist eine Quelle des Qi (und «Atem» ist eine der Bedeutungen des Begriffs Qi), aber nach dem Verständnis des Qi Gong ist er nicht das «wahre Qi» selbst. Im Qi Gong wird das subtile

Qi auf direktem Weg durch die Kraft der Vorstellung aktiviert; dabei dient die Vorstellung als Mittler zwischen dem Wissen um die Gesetzmäßigkeiten der Qi-Funktion und der Aktivität des Qi selbst. Bei manchen Menschen ist dieses Wissen in unsystematisierter Form auf einer intuitiven Ebene vorhanden, doch das kommt recht selten vor. Die Mehrzahl muß sich dieses Wissen erst aneignen. Allgemeine Wunschvorstellungen, die sich auf das Wirken einer vermuteten vitalen Energie richten, ohne sich auf genauere Kenntnis ihrer Funktionsweise zu stützen, können zwar auch erfolgreich sein, aber in einer wesentlich schwächeren Form. Wenn man versucht, imaginative Vorstellungen ohne Kenntnis der Gesetzmäßigkeiten des Qi gezielt einzusetzen, ist es möglich, unwissentlich mit diesen Gesetzmäßigkeiten in Konflikt zu kommen; in diesem Fall kann das Resultat negativ sein, also eher zur Schwächung als zur Stärkung führen.

Der Atem

Einfachere Formen des Qi Gong nehmen in größerem Maß den Atem zu Hilfe als die höheren Formen. Physiologisch betrachtet dient das Atmen dazu, der Lunge Sauerstoff zuzuführen und Kohlensäure sowie andere Abfallstoffe zu entfernen. Die roten Blutkörperchen nehmen den Sauerstoff auf und transportieren ihn zu den Organen und ins Gewebe. In den Zellen wird die chemische Energie der Nährstoffe durch Oxydation (Verbrennung) in eine für die Zelle leichter nutzbare Energie überführt. Die Zelle verwendet die durch die Nährstoffoxydation gewonnene chemische Energie zur Leistung biologischer Arbeit, wie zum Beispiel Leistungen der Muskeln, der Nerven, der Drüsen und des Gehirns, osmotische und elektrische Arbeit und die chemische Arbeit des Wachstums. Die bei der Oxydation entstehenden Abfälle werden durch die Lunge, die Blase, den Darm und durch die Haut ausgeschieden. Für die Lunge ist das gründliche Ausatmen von großer Wichtigkeit. Mangelhafte Ausatmung führt zu einer Ansammlung von Kohlensäure (einem für den Körper sehr giftigen Stoff) und einer verminderten Kapazität zur Aufnahme von Sauerstoff. Das Blut wird durch den Überschuß an Kohlensäure «vergiftet», wird «dicker» (die roten Blutkörperchen schrumpfen und verkleben miteinander), der Blutdruck steigt, und der Kreislauf wird geschwächt. Es ist also vom physiologischen Standpunkt aus sehr wichtig, sich um eine gute Sauerstoffversorgung zu bemühen.

Auch auf der psychischen Ebene spielt der Atem eine große Rolle. Der Bioenergetiker Alexander Lowen berichtet zum Beispiel von grundsätzlich verschiedenen Atemweisen bei schizoiden und bei neurotischen Patienten. Schizoide Menschen, so erklärt er, haben Probleme mit dem Einatmen, Neurotiker hingegen halten eher das Ausatmen zurück. Der Schizoide, der Angst davor hat, sich der Welt zu öffnen und sie aufzunehmen, ist unfähig, seine Lungen auszudehnen und genügend Luft aufzunehmen, seine Brust ist im allgemeinen schmal, flach und verkrampft. Manchmal kommt es durch den Bewegungsmangel der Bauchmuskulatur zur Ausbildung der «Hühnerbrust», und die Lungen dehnen sich extrem nach den Seiten aus, während das Zwerchfell unbewegt bleibt. Der Schizoide, so führt Lowen weiter aus, ist sich dieser Unfähigkeit nicht bewußt und nimmt die niedrige Stufe des Energiestoffwechsels als selbstverständlich hin.

Der Neurotiker hingegen leidet nach Lowen unter der Unfähigkeit, die eingeatmete Luft wieder völlig auszuatmen – er hat Angst, sich gehenzulassen und seine Gefühle auszudrücken; seine Brust ist ungewöhnlich erweitert und zu sehr gedehnt; er neigt dazu, in der Einatmungslage zu verbleiben.[3]

Im Qi Gong wird vorausgesetzt, daß der Praktizierende keine schwerwiegenden psychischen Störungen hat. Solche sollten ärztlich/psychotherapeutisch behandelt werden – wobei die neuen Entwicklungen zu einer Integration von chinesischer Medizin und westlicher Medizin hilfreiche Möglichkeiten eröffnen. Bei der Diagnose «Psychose» oder «Schizophrenie» ist Qi Gong als Selbstheilmittel ungeeignet.

Im Qi Gong unterscheidet man grundsätzlich vier Atemweisen:

1. Lungenatmung: Dies ist die übliche Atmung, wobei sich die Brust beim Einatmen vorwölbt und beim Ausatmen zusammenzieht. Bei einem gestörten Energiehaushalt kann diese Atmung sehr flach oder auch unregelmäßig sein. Die Aufforderung, «tiefer zu atmen», führt allerdings häufig nur zu einer heftigeren Bewegung im vorderen Brustraum, so daß die mittleren Lungenbereiche stärker aktiviert werden. Die oberen und unteren Lungenspitzen profitieren nicht davon, und das Zwerchfell bewegt sich nur geringfügig. Das Zwerchfell ist eine muskuläre Membran, die vorn am unteren Rippenrand befestigt ist, sich über Magen, Leber und Milz wölbt und bis zur Lendenwirbelsäule reicht. Über der linken Wölbung liegt das Herz, das durch die Herzbeutelspitze mit dem Zwerchfell verwachsen ist. Beim Einatmen spannt sich das Zwerchfell und senkt sich in die Bauchhöhle, beim Ausatmen entspannt es sich und hebt sich wieder, begleitet von der Dehnung und Zusammenziehung der Lungen. Die Bewegung des Zwerchfells nach unten ist nötig, um den Lungen genügend Volumen zur Atemaufnahme zu verschaffen. Bei ruhiger Atmung verlagert sich das Zwerchfell etwa um die Breite eines Rippenzwischenraums, bei tieferer Atmung können es zwei bis drei Rippenabstände sein.

Bei einer unbeeinträchtigten Lungenatmung bewegt sich nicht nur der vordere Brustkorb, sondern auch das Zwerchfell, die Flanken- und die Rückenmuskulatur. Durch die Bewegung des Zwerchfells nach unten und oben entsteht eine Druck- und Sogwirkung, die für eine stärkere Durchblutung der darunter- und darüberliegenden Bereiche sorgt.

Magen, Milz, Leber und Herz werden durch den Wechsel von Druck und Entspannung angeregt. Das geschieht zum Beispiel ganz unwillkürlich beim Gähnen und beim Lachen, aber auch bei heftigem Weinen.

An diese übliche Art des Atmens hat wohl Goethe gedacht, als er die Zeilen schrieb:

> Im Atemholen sind zweierlei Gnaden:
> die Luft einziehen, sich ihrer entladen.
> Jenes bedrängt, dieses erfrischt;
> so wunderlich ist das Leben gemischt.
> Du danke Gott, wenn er dich preßt,
> und dank ihm, wenn er dich wieder entläßt.

Die Voraussetzung für eine natürliche Atmung – auf der die Qi-Gong-Praxis aufbaut – ist immer eine ausreichende Entspannung; falsche Atemgewohnheiten beruhen auf einem in Mustern eingefrorenen Zustand. Deshalb kann eine gewisse grundlegende Atemschulung («Atemtherapie») im Fall eines stark beeinträchtigten Atmens sehr hilfreich sein. Viele westliche Menschen haben so außerordentlich verflachte oder einseitige Atemmuster aufgebaut, daß sie vor dem (oder begleitend zum) Qi-Gong-Training lernen sollten, ihre Atemmuskulaturen wieder zu gebrauchen und ihre Atmung zu normalisieren. Dadurch werden die nötige Gelöstheit, die geistige Disziplin und die Fähigkeit zur gesammelten Aufmerksamkeit unterstützt und extreme Situationen, wie Schwindelgefühle, starke Schmerzen oder Angstgefühle, verhindert oder zumindest gemildert. Auch die Tendenz, zu sehr in den Bann spontaner innerer Bilder zu geraten, kann durch eine entspannte Atemweise abgeschwächt werden. Die westliche Atemtherapie[4] oder die fernöstliche Atemarbeit[5] können als Vorbereitung für das Stille Qi Gong dienen und helfen, die richtigen Voraussetzungen für eine erfolgreiche Praxis des Yi Qi Gong zu schaffen.[6]

2. Bauchatmung: Hierbei wölbt sich der Bauch beim Einatmen nach außen und zieht sich beim Ausatmen zusammen. Nach der Lehre des Qi Gong entwickelt sich die natürliche Bauchatmung am besten durch Übungen, die nicht gezielt auf die Atemmuskulatur einwirken, sondern lediglich einen Anreiz verursachen, der die Bauchatmung fördert (siehe unten: «Übungen zum Trainieren der Bauchatmung»). Gewohnheitsmäßige falsche Atemmuster – wenn etwa die Atemmuskulatur am Rücken und an den Seiten erstarrt ist – können die Entwicklung der Bauchatmung stark beeinträchtigen oder gar unmöglich machen.

3. Gegenbauchatmung: Diese Atemform wird im Qi Gong zur Anregung des Qi-Flusses verwendet und bildet zugleich die Grundlage für die vierte Atemart, die «Körperatmung». Sie entwickelt sich auf natürliche Weise aus einer erfüllten Bauchatmung und sollte auf keinen Fall erzwungen werden.

Die Bauchdecke wird in diesem Fall beim Einatmen zurückgezogen und damit die Bauchorgane und das Zwerchfell nach oben geschoben. Beim Ausatmen wölbt sich die Bauchdecke nach vorn, die Organe sinken wieder nach unten. Das Zurückziehen des Bauches wird von einem Gefühl des Zusammenziehens zur Mitte hin im ganzen Körper begleitet, und mit der Ausdehnung der Bauchdecke beim Ausatmen scheint sich auch der gesamte Körper wieder auszudehnen.

4. Körperatmung: Hier liegt das Hauptgewicht auf der Vorstellung, daß sich sämtliche Poren der Haut wie kleine Lippen nach außen stülpen, um universales Qi einzusaugen. Die Gegenbauchatmung, verbunden mit einem sanften Hochziehen der genitalen und analen Muskulatur, verstärkt diese Vorstellung. Das Qi, das man sich als Licht vorstellen kann, trifft im rechten Winkel auf die Haut auf, wird beim Einatmen nach innen gesogen, und beim Ausatmen läßt man das Qi im Körper frei fließen. Im übrigen ist dieser Vorgang mit keinerlei Anspannung verbunden. Der Atemrhythmus ist sanft und langsam, und die gesamte Aufmerksamkeit wendet sich der Imagination des Ansaugens zu. Nach einiger Vertrautheit mit der Übung wird der Atem als Hilfsmittel nicht mehr nötig sein.

Die Vorstellung geht weit hinaus in den Kosmos, um von dort ganz reines, frisches Qi zu holen. Das mag spekulativ klingen, und wir können zunächst einmal offen lassen, ob es tatsächlich solch ein weit hergeholtes Qi ist, das man dabei einsaugt. Doch zumindest zeigt die Erfahrung, daß dieses imaginative Hinausspüren in das Weltall die geistige Sammlung unterstützt und ein Gefühl für Raum erzeugt, das ein wichtiger Aspekt des «Qi-Gong-Zustands» (siehe unten) ist.

Eine erweiterte Form der Körperatmung ist das zusätzliche Ausstoßen von verbrauchtem Qi. Beim Einatmen wird das Qi wie zuvor angesaugt. Das Ausatmen wird mit der Vorstellung verbunden, verbrauchtes Qi durch die Poren heftig abzustoßen – «bis an den Rand des Universums».[7]

Die Körperatmung ist eine wirkungsvolle Möglichkeit, den Körper mit Qi anzureichern. Es heißt, daß es möglich sei, durch Aufnahme von universalem Qi den Energiehaushalt des Körpers so gut zu versorgen, daß keine anderen Formen der Energiezufuhr nötig sind (dies erklärt die Fähigkeit östlicher Yogis, lange Zeit ohne Nahrung oder sogar ohne Luft auszukommen). Es ist vorstellbar, daß Fastenkuren mit der Unterstützung durch die Qi-Gong-Praxis sicherer und erfolgreicher durchzuführen sind.

Die Manipulation des Atems spielt im Yi Qi Gong eine untergeordnete Rolle. Erst in einigen fortgeschrittenen Übungen wird die Methode des Atemanhaltens miteinbezogen; für unerfahrene Praktizierende sind solche Übungen gefährlich. Im Dong Gong, dem Bewegungs-Qi-Gong, wird der natürliche Atemrhythmus durch verschiedene Arten von Bewegung angeregt. Das therapeutische Atemtraining innerhalb der chinesischen Medizin wird nicht zum Qi Gong gerechnet.

Yi Qi Gong zielt darauf hin, die Atmung zunehmend selbstverständlicher werden zu lassen. Je mehr sie auf natürliche Weise zur Ruhe kommt, desto besser ist es für eine wirkungsvolle Arbeit mit dem Qi. Diese Orientierung ist für das abendländische Verständnis ungewohnt. Wir gehen im allgemeinen davon aus, daß ein heftiger oder zumindest tiefer Atem der beste sei. Im Zusammenhang mit der Qi-Gong-Praxis ist es umgekehrt – der beste Atem ist der sanfteste, am weitesten reduzierte Atem – der natürlich nicht auf einschränkenden Atemmustern beruht, sondern Produkt eines natürlichen Entwicklungsprozesses in der Qi-Gong-Praxis ist.

Der Qi-Gong-Zustand

Am wirkungsvollsten sind Qi-Gong-Übungen, wenn sie in einem ganz bestimmten, vom normalen Alltagsbewußtsein verschiedenen Bewußtseinszustand ausgeführt werden. Dieser «Qi-Gong-Zustand», in dem die Gehirnströme in Alphawellen verlaufen, ist ein Zustand besonderer Entspannung, in dem Körper und Geist in Einklang sind. Man ist in diesem Zustand sehr ruhig, läßt sich nicht ablenken, ist emotional ausgeglichen und ohne diskursive Gedanken, und das gezielte Führen des Qi geschieht in einer Art «schwebender Konzentration» oder «Sammlung» – ohne jede Anspannung. Ist dieser Zustand entsprechend tief, so tritt die organische Atmung zurück und wird weitgehend von *Tuna* («natürlicher Austausch») ersetzt, wobei «Einatmen» und «Ausatmen» imaginative Vorgänge und unabhängig vom äußeren Atemrhythmus sind. Meister Li nennt dies «Qi-Gong-Atmung».

Die Vorbereitung, die jeder formalen Übung vorausgeht, dient dazu, den Qi-Gong-Zustand wenigstens annähernd eintreten zu lassen. Deshalb ist es für Anfänger außerordentlich wichtig, sich genügend Zeit zur vorbereitenden Entspannung zu nehmen. Die grundlegenden Entspannungsübungen wirken auf der körperlichen und auf der geistigen Ebene zugleich. Die Muskulatur wird gelockert, und das ständige «innere Plappern», das unseren geistigen Normalzustand kennzeichnet, kommt zur Ruhe.

Dieser Qi-Gong-Zustand ist natürlich nicht etwas, das man «machen» kann; man kann ihn lediglich wachsen lassen. Das ist vergleichbar mit dem Wachstum einer Pflanze. Wir können für möglichst gute Wachstumsbedingungen sorgen, müssen es jedoch der Pflanze überlassen, sich ihren Anlagen gemäß zu entwickeln. Niemand würde auf die Idee kommen, an einer Pflanze zu ziehen, damit sie schneller wächst. Dieselbe abwartende, «geschehenlassende» Haltung ist die Voraussetzung für eine gute Entfaltung der Qi-Gong-Praxis.

Anfänger sollten den Übungen mit dem Qi immer eine längere Phase der Entspannung vorausgehen lassen – am besten in ausgewogener Proportion: Die eine Hälfte der Sitzung ist der Entspannung gewidmet, die zweite Hälfte der energetischen Übung.

Die Körperhaltung

Beim Sitzen auf einem Stuhl ist der Rücken aufgerichtet und angelehnt, die Hände liegen, nach oben geöffnet, locker auf den Oberschenkeln. Eine entspannende Sitzhaltung ist für Anfänger sehr wichtig, deshalb empfiehlt Meister Li, zunächst angelehnt zu sitzen. Fortgeschrittene machen die Erfahrung, daß ihr Rücken durch den verstärkten Fluß des Qi aufgerichtet wird, so daß sie keiner Stütze mehr bedürfen.

Die Augen sind leicht geschlossen. «Leicht geschlossen» bedeutet, daß die Augenlieder entspannt sind. Diese Entspannung kann man erzielen, indem man die Hände mit gekrümmten Handflächen über die Augen legt. In der dunklen Höhlung unter den Händen entspannen sich die Augen und Augenlider sehr schnell.

Die Füße stehen, mit etwa einer Fußbreite Abstand, parallel auf dem Boden. Der Kopf ist aufrecht, das Kinn leicht angezogen, so daß in der Halswirbelsäule ein Gefühl der Dehnung entsteht. Die Zehen machen eine leichte Bewegung des «Krallens», als wollten sie den Boden ergreifen. Während die Augen bei den Übungen im Sitzen und Liegen geschlossen sind, ist es bei Übungen im Stehen manchmal nötig, um der Balance willen die Augen geöffnet zu lassen. Dabei ist der Blick im allgemeinen gesenkt.

Das Einnehmen der richtigen Haltung ist in sich schon eine Einstimmung auf die Übung; man versetzt sich damit in eine gewisse Bereitschaft, sich ganz und gar auf die Situation des Übens einzulassen.

Bei Übungen im Liegen – etwa im Krankenbett – ist es ebenfalls wichtig, sich zuerst bewußt zu entspannen. Es kann eine interessante Erfahrung sein festzustellen, wieviel unbewußte Anspannung im Liegen oft beibehalten wird, vor allem in den Oberschenkeln, in den Schultern und im Nakken. Der Untergrund sollte weder zu hart noch zu weich sein. Das größte Hindernis beim Üben im Liegen ist die Neigung einzuschlafen. Deshalb sollte man, wann immer möglich, die aufgerichtete Haltung vorziehen.

Bei Übungen im Stehen sind die Füße im allgemeinen schulterbreit auseinandergestellt, die Zehen zeigen nach vorn. Stehen die Füße ganz parallel, verstärkt dies den Effekt der Übung; zeigen die Zehen etwas nach außen, hat die Übung eine sanftere Wirkung.

Die Knie sind locker, niemals durchgedrückt. Es soll ein fester Stand sein, der durch die Vorstellung unterstützt wird, daß die Beine «neun Meter tief» in der Erde verwurzelt sind. Der Kopf ist wie beim Sitzen aufgerichtet, das Kinn ein wenig angezogen, und in den Schultern ist keine Spannung. Die Augen sind entweder leicht geschlossen oder ein wenig geöffnet, mit gesenktem Blick, der nichts festhält.

Übungen zur Vorbereitung

Die drei vorbereitenden Übungen

Während dieser drei Übungen sind die Augen leicht geschlossen.

1. Zwischen den Augenbrauen entspannen
Etwas ausführlicher lautet die Anweisung: «Zwischen den Augenbrauen nach vorn entspannen». Das bewußte Lockern der Augenbrauen zieht die Aufmerksamkeit zur Stirnmitte. Dieser Bereich ist überaus sensibel und verträgt keine Anspannung. Anfänger neigen dazu, des Guten zuviel zu tun; wer sich angestrengt auf diesen Punkt konzentriert, kann damit Druckgefühl, Schwindelgefühle oder gar heftige Kopfschmerzen auslösen. Die Anweisung «nach vorn» – beziehungsweise «nach vorn bis zu einem Meter» – zu entspannen, deutet darauf hin, daß der Raum vor der Stirn in die Wahrnehmung miteinbezogen werden soll. Damit wird ein Ziehen nach innen und ein Stocken der Energie verhindert.

Durch diese sanfte Entspannung nach außen entsteht ein Gefühl von Weite und Leichtigkeit in der Stirn, begleitet von einer Empfindung der Helligkeit. Beim geringsten Gefühl von Druck sollte man sich von der Fixierung auf diesen Bereich lösen und zu einer allgemeinen Entspannung übergehen.

2. Kurz lauschen

Die genaue Übersetzung dieser Anweisung lautet: «Fernste Geräusche kurz ins Ohr eindringen lassen». Ich habe den Begriff «Lauschen» verwendet, weil er die rezeptive Haltung betont. Das Lauschen steht im Gegensatz zum Hören auf die Vordergrundgeräusche; es umfaßt außen und innen, Nähe und Ferne. Dieses kurze Lauschen läßt ein Gefühl für Ruhe und Raum entstehen und ist eine große Hilfe, um die Gedankenaktivität etwas in den Hintergrund treten zu lassen. Ist das entspannte Lauschen vervollkommnet, wird der Atem «vergessen», und dieser unbewußte Atem ist ohne jede Absicht und hat die Qualitäten «leicht, lang, gleichmäßig und tief».

3. Lächeln

Das Lächeln beginnt damit, daß wir ein leichtes Lächeln entstehen lassen und beobachten, wie es sich im Gesicht ausbreitet; die Mundwinkel weisen nach oben, die Augenwinkel nach unten. Auf diese Weise werden viele Meridiane und Meridian-Punkte im Gesicht entspannt. Es dauert vielleicht eine Weile, vielleicht aber auch nur einen Augenblick, bis die innere Gestimmtheit diesem Lächeln folgt. Es stellt sich ein Gefühl sanfter, freundlicher Heiterkeit ein, warm, ruhig und hell.

Dann richtet sich die Aufmerksamkeit auf den Scheitelpunkt, so daß sich der «Himmelspaß» entspannt und öffnen kann. Die Anweisung lautet:

- Aus den Augen lächeln.
- Aus dem Scheitel lächeln.
- Aus der Brust lächeln.

Das Lächeln, das heißt das dadurch ausgelöste sanfte, warme Gefühl breitet sich schließlich im ganzen Körper aus, bis in die Hände und Füße. Die Bereitschaft, es sich ausbreiten zu lassen, ist die einzige «Aktivität», die dazu nötig ist. Wenn das Lächeln den gesamten Körper ausfüllt, darf es sich noch weiter ausbreiten – es strahlt über die Haut hinaus.

Es mag manchmal ein wenig Überwindung kosten, sich auf dieses Lächeln ganz einzulassen – etwa wenn man Sorgen hat, bedrückt oder ärgerlich ist. Doch fällt es von Mal zu Mal weniger schwer, und nach einiger Zeit kann es zu einer wohltuenden kleinen Gewohnheit werden, in ruhigen Augenblicken ein bißchen «Lächeln» zu üben (mit zunehmender Übung bedarf es nur einer ganz kleinen Andeutung eines Lächelns im Gesicht, um die entsprechende Empfindung auszulösen; dann kann man die entkrampfende Qualität des Inneren Lächelns bei vielen Gelegenheiten einsetzen, ohne Aufsehen zu erregen).

Diese recht einfache, aber Sorgfalt erfordernde Vorbereitung ist das Fundament, auf dem die Qi-Gong-Übung aufgebaut werden kann. Es ist nicht ratsam, hastig darüber hinwegzueilen, um nur schnell zur Sache zu kommen. Mit zunehmender Vertrautheit wird die Vorbereitung natürlich weniger Zeit in Anspruch nehmen, doch sollte ihr immer der ihr angemessene Platz eingeräumt werden.

Die drei vorbereitenden Übungen können auch als Übung für sich allein stehen, wobei das «Innere Lächeln», dem man in diesem Fall etwas mehr Zeit widmet, die Hauptübung bildet. Diese Übung dient der «Klarheit des Herzens» («Ohne die Klarheit des Herzens ist der Weg nicht zu erreichen», sagt Meister Zhi-Chang Li). Die Erfahrung hat gezeigt, daß diese Übung ein wirkungsvolles Mittel gegen depressive Neigungen darstellt. Man kann sie zum Beispiel regelmäßig morgens nach dem Aufwachen und abends vor dem Einschlafen praktizieren.

Die Übung des Inneren Lächelns läßt sich auch mit der folgenden Entspannungsübung kombinieren, indem man die Qualität des «Lächelns» in die entspannten Bereiche leitet.

Entspannen auf vier Bahnen

Diese grundlegende Form der Entspannung des ganzen Körpers verläuft in vier Bahnen von oben nach unten: vorn, hinten, seitlich und in der Mitte.

Bei dieser Übung werden die Qi-Gong-Punkte Scheitelpunkt, Unteres Dantian, Sprudelnde Quelle (*Yongquan*) und Dammpunkt verwendet. Unter «Punkt» ist dabei stets ein «Bereich» zu verstehen, der als mehr oder weniger groß und als unterschiedlich dicht empfunden wird. Die im Yi Qi Gong verwendeten Punkte sind zwar äußerlich manchmal identisch mit Akupunkturpunkten, sollten jedoch nicht als feststehende Größen betrachtet werden. Sie liegen nicht bei jedem Menschen genau an derselben Stelle. Man sollte sie als Orientierungshilfen betrachten, bis der entsprechende Punkt/Bereich spürbar wird.

Der Scheitelpunkt (*Baihui*) befindet sich auf dem Kopf, wo zwei gedachte Linien – die von vorn nach hinten verlaufende Mittellinie und die Linie, die, über den Schädel laufend, die beiden Ohren verbindet – einander kreuzen.
Das Untere Dantian ist der Qi-Speicher im Unterbauch. Wenn man den Abstand zwischen Nabel und Schambein in fünf gleich lange Abschnitte aufteilt, liegt das Untere Dantian auf der Trennlinie zwischen dem untersten (fünften) und dem darüberliegenden (vierten) Segment (s. Abb. 17, S. 189).
Der Punkt «Sprudelnde Quelle» (*Yongquan*), der in Verbindung mit den Nieren steht, liegt auf der Fußsohle in der Mitte des vorderen Quergewölbes, am Übergang vom ersten zum zweiten Drittel der Länge des Fußes.
Der Dammpunkt befindt sich in der Mitte des Damms zwischen After und äußeren Sexualorganen.

Die beste Körperhaltung ist ein entspanntes Sitzen mit aufgerichteter Wirbelsäule. Auch der Kopf ist gerade aufgerichtet.

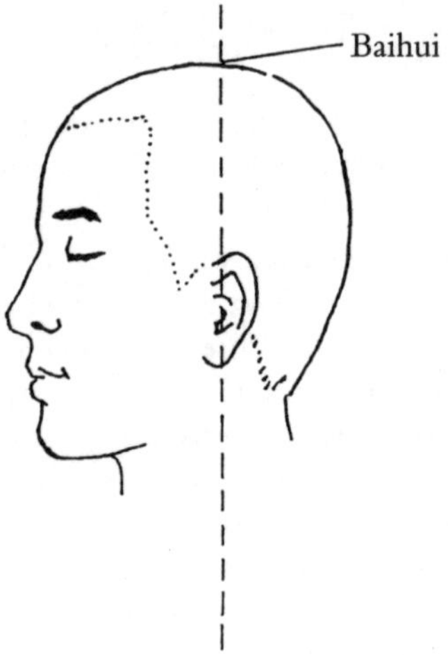

Abb. 6: Baihui, der «Scheitelpunkt».

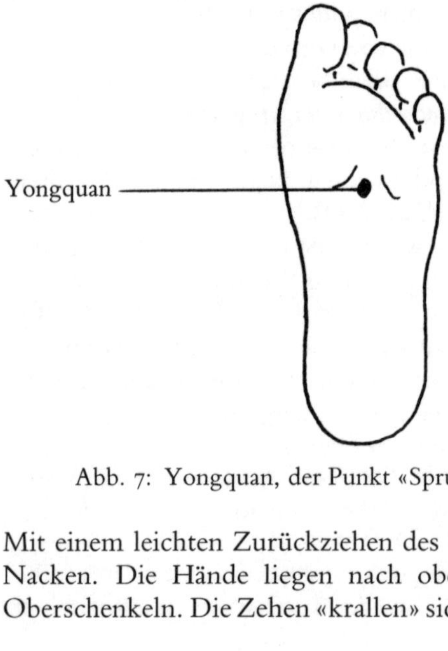

Abb. 7: Yongquan, der Punkt «Sprudelnde Quelle».

Mit einem leichten Zurückziehen des Kinns dehnt sich der Nacken. Die Hände liegen nach oben geöffnet auf den Oberschenkeln. Die Zehen «krallen» sich kurz in den Boden.

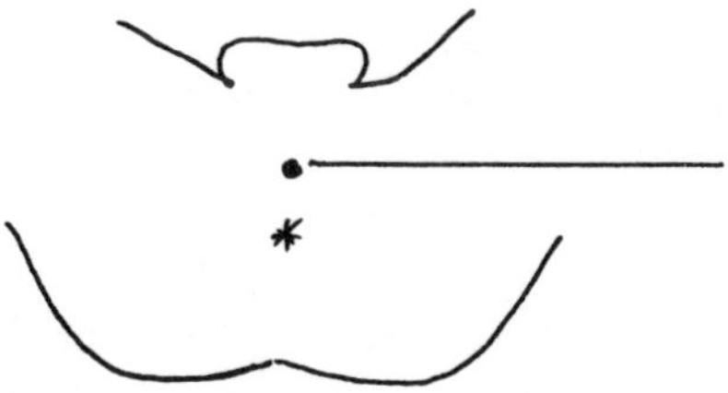

Abb. 8: Huiyin, der «Dammpunkt»,
auch «Das Tor von Leben und Tod» genannt.

Die vier Bahnen der Entspannung

1. Die Aufmerksamkeit richtet sich auf den Scheitelpunkt. Von hier aus wird zuerst das Gesicht entspannt – die Stirn, die Augenbrauen, der Bereich um die Nase, der Mund. Es ist ein Gefühl, als würden sich die Gesichtszüge auflösen, bis das Gesicht gar keinen Ausdruck mehr zu tragen scheint.

Die Brust entspannt sich und wird weit und frei, ebenso der Bereich des Magens und der Bauch, sanft bewegt vom ruhigen Rhythmus des Atems. Das Entspannen vermittelt ein Gefühl, als würde enge Kleidung geöffnet (natürlich sollte man nie mit beengender Kleidung üben).

Die Entspannung lockert die Vorderseite und Außenseite der Oberschenkel und Unterschenkel, bis der entspannende Impuls schließlich beim großen Zeh angekommen ist. Bei normalem und erhöhtem Blutdruck wird die Vorstellung hier abgebrochen, und die zweite Phase der Entspannung beginnt wieder beim Scheitelpunkt. Bei niedrigem Blutdruck wandert die Aufmerksamkeit denselben Weg wieder aufwärts bis zum Scheitelpunkt, wo die zweite Phase der Übung beginnt.

2. Vom Scheitelpunkt ausgehend verläuft die Entspannung nun am Hinterkopf abwärts. All die kleinen Verspannungen am Hinterkopf werden gelöst. Die sanfte Dehnung im Nakken erleichtert das Entspannen von Hals und oberem Rükken. Die Entspannung breitet sich über den ganzen Rücken aus, so daß der sanfte Rhythmus des Atems auch im Rücken spürbar wird. Der Rücken ist ebenso am Atmen beteiligt wie Brust und Bauch.

Im unteren Rücken wirkt die Entspannung wie ein weiches Kissen. Das Gesäß und die Rückseite der Beine werden entspannt, bis die Aufmerksamkeit im kleinen Zeh angekommen ist. Bei normalem und erhöhtem Blutdruck wird die Vorstellung hier wieder abgebrochen, bei niedrigem Blutdruck der Weg zum Scheitelpunkt zurückverfolgt.

3. Vom Scheitelpunkt ausgehend werden die Seiten entspannt – Ohren, Kiefergelenke, Hals, Schultern und Arme bis zur Spitze des Mittelfingers. Dort verharrt die Aufmerksamkeit drei Atemzüge lang.

Mit einem leichten Heben der Schultern werden die Achselhöhlen entspannt, dann die Seiten des Brustkorbs und die Hüften. Es wird deutlich, daß auch die Körperseiten am Atmen beteiligt sind. Die sanfte Atembewegung ist gleichmäßig verteilt; kein Bereich bewegt sich mehr oder weniger als der andere.

Von den Hüften aus geht die Aufmerksamkeit in den Unteren Dantian im Unterbauch, und die Entspannung bewegt sich an der Außenseite der Beine abwärts bis in den vierten Zeh (neben dem kleinen Zeh). Bei normalem, hohem oder niedrigem Blutdruck geht man vor wie bei den beiden vorhergehenden Phasen.

4. Vom Scheitelpunkt ausgehend wird das Körperinnere entspannt: der Kopf, das Innere des Halses, der Brustraum mit seinen Organen, der Bauchraum mit seinen Organen, bis zum Dammpunkt, dann das Innere der Beine bis zu den Punkten «Sprudelnde Quelle» an den Fußsohlen. Dort verweilt die Aufmerksamkeit ein paar Atemzüge lang.

Diese 700 Jahre alte grundlegende Entspannungsübung regt die natürliche Atemweise an und ist vor allem am Anfang der

Qi-Gong-Praxis eine große Hilfe. Gleichzeitig können dabei auch verzerrte Atemmuster deutlich werden, die bis dahin nicht bewußt wahrgenommen wurden.

Die medizinisch-therapeutische Wirkung dieser Übung besteht vor allem in einem Ausgleich des Blutdrucks.

Anfänger sollten diese Übung zur Basis ihrer Qi-Gong-Praxis machen und sie jeder Energieübung vorangehen lassen.

Stehübung

Diese Übung ist angeblich zweitausend Jahre alt. Sie ist eine Grundübung des Wushu (Kampfkünste). Die Haltung muß sehr sorgfältig aufgebaut werden:

- Verwurzelt stehen. Die Füße sind schulterbreit auseinandergestellt und stehen parallel oder mit leicht einwärts gerichteten Zehen.

In der Vorstellung liegt um Knöchel, Knie und Hüften je ein Gummiband, das sich beim Einatmen dehnt und beim Ausatmen zusammenzieht.

- Das Kinn ein wenig anziehen und dabei den Nacken dehnen. In der Vorstellung hängt der Kopf an einem Faden, der am Scheitelpunkt befestigt ist und ihn mit dem Himmel verbindet.
- Die Brust weiten.
- Die Schultern lockern.
- Den Kreuzbereich leicht nach hinten drücken (das Gegenteil von «Hohlkreuz»).
- Das Steißbein ein wenig nach innen ziehen und dabei den Dammpunkt leicht anziehen.
- In die Knie gehen und wie auf einem imaginären Holzstamm (oder Barhocker) «sitzen». Das Gesäß ist dabei entspannt.
- Die Arme bis Brusthöhe in einer Geste des Umarmens

heben. Die Handflächen sind 20 bis 30 cm voneinander entfernt. Die Hände sind locker geöffnet, die zehn Finger zeigen zueinander. In der Vorstellung werden die Ellbogen und die Handgelenke an Fäden gehalten.

Durch ein leichtes Schwanken nach vorn und nach hinten wird die Haltung ausbalanciert, bis die stabilste Position erreicht ist.
Die Armhöhe kann entsprechend dem Blutdruck variiert werden:

- Bei normalem Blutdruck werden die Hände in Brusthöhe gehalten, und die Handflächen weisen nach innen.
- Bei erhöhtem Blutdruck ist die Position der Hände etwas tiefer, und die Handflächen weisen leicht nach unten.
- Bei niedrigem Blutdruck ist die Position der Hände höher, und die Handflächen weisen leicht nach oben.

Mit der Zeit entsteht ein Gefühl, als hielten die Arme einen Ballon.

Man beginnt mit ein paar Minuten des Übens. Mit täglichem Üben kann die Stehübung immer länger ausgedehnt werden, bis zu einer halben Stunde und länger, ohne daß es zu Ermüdung kommt. Diese Übung dient zur Stärkung des Qi.

Übungen zum Trainieren der Bauchatmung

Froschübung

- Beim Üben im Sitzen wie auch im Liegen werden die Hände so auf den Unterbauch gelegt, daß die Handkanten entlang der Leisten aufliegen; auf diese Weise wird das Untere Dantian von den Handflächen bedeckt und damit geschützt.
- Zuerst werden alle Bereiche des Körpers entspannt, bis der Atem langsam und sanft geworden ist. Erst dann kann mit der Übung begonnen werden.
- Beim Einatmen durch die Nase richtet sich die Aufmerksamkeit auf die Dehnung im Bauch. Wenn das Einatemvolumen etwa 70 % erreicht hat, wird der Atem zwei bis drei Sekunden lang angehalten und dann vollständig eingeatmet. Das Ausatmen wird mit einem sanften Blasen durch den Mund entlassen. So übt man neun Atemzyklen oder auch bis zu zehn Minuten lang.
- Zum Abschluß wird das Qi im Unteren Dantian eingesammelt.

Es ist wichtig, daß die Bauchdecke nicht durch muskuläre Anspannung gedehnt wird, sondern durch den Impuls, den die Übung selbst gibt. Wie immer soll das Atmen sanft und weich und ohne jede Anstrengung sein.

Diese Übung dient zur Stärkung der Vitalität und der Reinigung des Qi. Sie aktiviert den Blutkreislauf und damit auch die Versorgung des Gehirns.

Wer das Gefühl hat, grundsätzlich zu flach zu atmen und «nicht genug Luft zu bekommen», sollte die Froschübung über einen längeren Zeitraum (mindestens ein paar Monate lang) regelmäßig praktizieren, am besten vor der Entspannungsübung.

Das Ausatmen kann auch mit einem Laut verbunden werden:

- Im Frühling atmet man aus mit dem Laut *Hshüüüüü*.
- Im Sommer atmet man aus mit dem Laut *Khhhh*.
- Im Herbst atmet man aus mit dem Laut *Sssss*.
- Im Winter atmet man aus mit dem Laut *Tüiiii*.

Übung der Neun Abschnitte

In dieser «Übung der neun Abschnitte nach der Art des Buddha» wird mit den drei mittleren Kanälen gearbeitet. Der Zentralkanal («mit dem Durchmesser eines Schilfrohrs») verbindet den Scheitelpunkt mit dem Unteren Dantian. Die beiden Seitenkanäle («mit dem Durchmesser eines Weizenhalms»[8]) führen vom linken und rechten Nasenloch aufwärts bis zur Höhe der Nasenwurzel und dann rechts und links vom Zentralkanal abwärts zum Unteren Dantian, wo sie sich mit dem Zentralkanal vereinigen.

Anfänger verbinden diese Übung mit dem Atemrhythmus. Fortgeschrittene orientieren sich nicht mehr an der Atmung, sondern an der Vorstellung vom Fluß des Qi (Qi-Gong-Atmung).

Nach den vorbereitenden Übungen – «Zwischen den Augenbrauen entspannen», «Lauschen» und «Lächeln» (s. S. 150ff.) – wird in neun Schritten geübt:

1. Zunächst wird in der Vorstellung das linke Nasenloch geschlossen und durch das rechte Nasenloch Qi eingeatmet (wenn das Vorstellungsvermögen noch untrainiert ist, kann auch das jeweilige Nasenloch mit dem Mittelfinger oder Zeigefinger zugehalten werden). In der Vorstellung ist das Qi ein weißes Licht, das eingeatmet wird und sich auf seinem Weg im linken Kanal abwärts rot färbt.

Das rote Qi erreicht den Treffpunkt der drei Kanäle im Unteren Dantian, und beim Ausatmen steigt es durch den linken Kanal wieder nach oben und strömt durch das linke Nasenloch aus. Beim Austreten aus dem Nasenloch färbt es sich schwarz – das heißt, es nimmt auf seinem Weg durch den Körper das verbrauchte Qi mit sich und befördert es hinaus. Der Wechsel vom Einatmen zum Ausatmen findet beim Durchqueren des Unteren Dantian statt.

2. Nun wird durch das linke Nasenloch wieder weißes Qi eingeatmet. In derselben Weise wie zuvor färbt sich das Qi im Körper rot, und nachdem es mit dem Ausatmen im rechten Kanal hochgestiegen ist, strömt es schwarz aus dem rechten Nasenloch.

3. Nun wird durch beide Nasenlöcher zugleich weißes Qi eingeatmet. Im Körper färbt es sich rot und wird mit dem Einatmen in beiden Kanälen bis zum Treffpunkt der Kanäle gelenkt. Während des Ausatmens steigt das rote Qi im Zentralkanal nach oben, bis es am Scheitelpunkt anstößt. Mit dem nächsten Einatmen bewegt es sich wieder hinunter zum Unteren Dantian. Beim Ausatmen steigt das Qi in beiden seitlichen Kanälen hoch und wird als schwarzes Qi durch beide Nasenlöcher ausgeatmet.

4. Nun wird durch das linke Nasenloch weißes Qi eingeatmet. Es fließt als rotes Qi im linken Kanal zum Unteren Dantian. Dann wird das Qi durch den rechten Kanal aufwärts gelenkt und durch das rechte Nasenloch als schwarzes Qi hinausbefördert.

5. Durch das rechte Nasenloch und den rechten Kanal wird weißes Qi eingeatmet, färbt sich rot, wird beim Ausatmen im linken Kanal nach oben gelenkt und als schwarzes Qi durch das linke Nasenloch ausgeatmet.

6. Wiederholung von Phase 3.
7. Wiederholung von Phase 3.
8. Wie Phase 1.
9. Wie Phase 2.

Zusammenfassung der Übungsphasen

1. Rechts einatmen, links ausatmen
2. Links einatmen, rechts ausatmen
3. Durch beide Seiten einatmen
   im Mittelkanal nach oben ausatmen
   im Mittelkanal nach unten einatmen
   durch beide Seiten ausatmen
4. Links einatmen, rechts ausatmen
5. Rechts einatmen, links ausatmen
6. Durch beide Seiten einatmen
   im Mittelkanal nach oben ausatmen
   im Mittelkanal nach unten einatmen
   durch beide Seiten ausatmen
7. Durch beide Seiten einatmen
   im Mittelkanal nach oben ausatmen
   im Mittelkanal nach unten einatmen
   durch beide Seiten ausatmen
8. Rechts einatmen, links ausatmen
9. Links einatmen, rechts ausatmen

Diese Übung gilt als **grundlegende Reinigungsübung** und regt die natürliche Bauchatmung an. Man kann sie mehrere Male wiederholen.

Der Hinweis, daß der Atem «zu Hilfe genommen» wird, beinhaltet auch, daß der Hauptakzent auf der Vorstellung liegt und der Atem nur eine unterstützende Funktion hat. Es sollte auf keinen Fall umgekehrt sein.

In einem Abschnitt des taoistischen Klassikers *Das Geheimnis der Goldenen Blüte* wird erklärt, warum und wie der Atem als Hilfsmittel geeignet ist (ich ergänze den von Richard Wilhelm übersetzten Text *in Kursivschrift*, um ihn praktisch nachvollziehbarer zu machen):

Meister Lü Dsu sprach: Den Entschluß muß man mit gesammeltem Herzen [*das Schriftzeichen für Herz hat unter anderem auch die Bedeutung «Bewußtsein»*] ausführen, nicht Erfolg suchen, dann kommt der Erfolg von selbst. In der ersten Auslösungsperiode gibt es hauptsächlich zwei Fehler: die Trägheit und die Zerstreutheit. Dem läßt sich aber abhelfen: Man darf das Herz [*Bewußtsein, hier mit dem Schwergewicht auf dem Aspekt Wille*] nicht allzusehr in den Atem legen. Der Atem kommt vom Herzen [*Bewußtsein*]. Was aus dem Herzen [*Bewußtsein, in diesem Fall mit dem Schwergewicht auf dem wertenden Aspekt: Emotion*] hervorkommt ist Atem. Sowie das Herz [*Emotion*] sich regt, entsteht Atemkraft. Die Atemkraft ist ursprünglich verwandelte Herztätigkeit. Wenn unsere Vorstellungen [*geistige Aktivitäten*] sehr schnell gehen, so kommt es unversehens zu Phantasievorstellungen [*Gedanken/Projektionen*]. Täglich tun wir zahllose Atemzüge und haben ebenso zahllose Phantasievorstellungen, die immer von einem Atemzug begleitet sind, denn dieser innere [*Qi*] und äußere Atem hängen miteinander zusammen wie Ton und Echo...

Sollte man also keine Vorstellungen [*Gedanken, Emotionen*] haben? Man kann nicht ohne Vorstellungen sein. Soll man nicht atmen? Man kann nicht ohne Atem sein. Das beste Mittel ist, aus der Krankheit eine Arznei zu machen. Da nun Herz und Atem voneinander abhängen, muß man den Kreislauf des Lichts vereinigen mit der Rhythmisierung des Atems.[9]

Übungen für die Wirbelsäule

Wirbelsäulenübungen sind vom Standpunkt der chinesischen Medizin von größter Wichtigkeit. Die Wirbelsäule heißt auch «Himmelssäule» und ist «die Brücke zum Paradies».

Durch die sanften Bewegungen der Wirbelsäule wird das Nervensystem angeregt, und sämtliche Organe des Körpers werden stimuliert. Doch was am wichtigsten ist: Der Fluß des Qi durch das Rückenmark ins Gehirn wird unterstützt. Es heißt, daß diese Übungen den Alterungsprozeß des Körpers wesentlich verzögern.

Die Wirbelsäule

Die Wirbelsäule, Hauptstütze des Körpers, besteht aus einzelnen Knochen, den Wirbeln, die durch knorpelige Scheiben (Bandscheiben) voneinander getrennt sind und durch Bänder zusammengehalten werden. Was wir beim Ertasten eines Wirbels spüren, ist der Dornfortsatz, der mittlere von drei Knochenarmen (die seitlichen nennt man Querfortsätze), die zusammen mit dem zum Körperinneren zeigenden scheibenförmigen Wirbelkörper den gesamten Wirbel bilden. Der Verband der Wirbel bildet eine leicht geschwungene (Doppel-S-Form), sich nach oben verjüngende hohle Säule, in deren Innerem sich das weiche Rückenmark befindet.

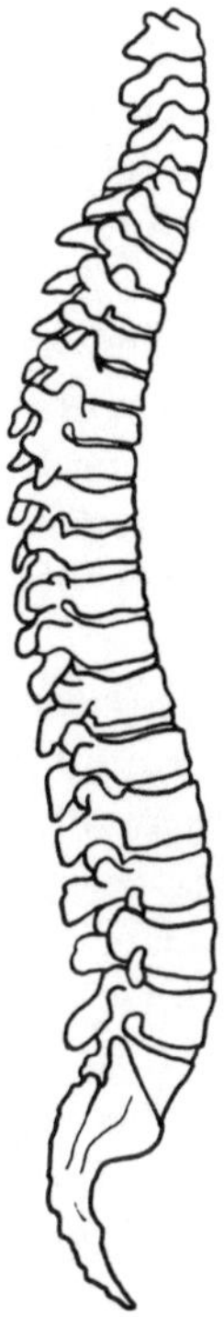

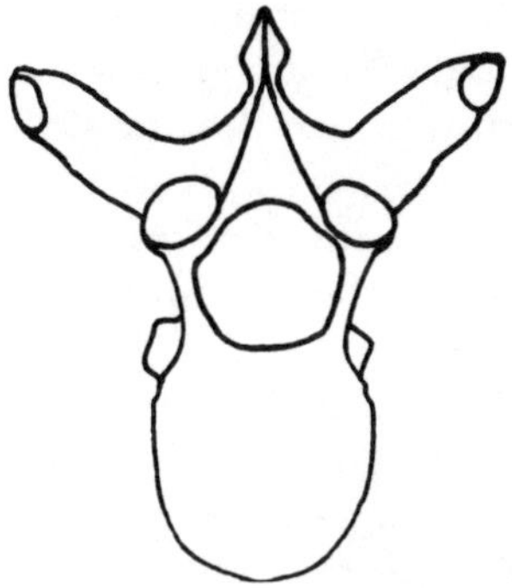

Abb. 9: Die Wirbelsäule.

Abb. 10: Ein Wirbelkörper.

Die Beweglichkeit der Wirbelsäule ist unterschiedlich verteilt. Am größten ist sie in der aus sieben Wirbeln bestehenden Halswirbelsäule. In den seitlichen Querfortsätzen der Halswirbel verlaufen zwei wichtige Blutgefäße, die das Kleinhirn versorgen. Eine Deformierung der Halswirbelsäule kann die Ursache für eine Unterversorgung sein.

Der oberste, ringförmige Halswirbel («Atlas») hat zwei kleine Auflageflächen (Gelenkpfannen), auf denen das beträchtliche Gewicht des Kopfes – bei einem Erwachsenen vier bis fünf Kilogramm – ruht. Die Gelenkhöcker des Hinterhauptbeines greifen in die Gelenkpfannen und ermöglichen so eine nickende Bewegung.

Vom zweitobersten Halswirbel («Axis» oder «Dreher»), der ebenfalls ringförmig ist, erhebt sich vorn ein Knochenzapfen, der in den Hohlraum des Atlas hineinragt. Um den Zapfen kann der Kopf samt dem Atlas im Halbkreis gedreht werden.

Der unterste («prominente») Halswirbel ragt am weitesten vor und bildet den Übergang zu den zwölf Brustwirbeln, die größer sind. Dieser Teil der Wirbelsäule ist wenig beweglich, vor allem im oberen Teil, wo die Rippenbogen ansetzen. Er gestattet nur das Neigen und Drehen des Oberkörpers bis zu einem gewissen Grad.

Beweglicher sind die fünf massiven Lendenwirbel. Sie ermöglichen das Beugen und Strecken des Rumpfes. Das Kreuzbein, auf dem sie sich erheben, bildet eine Platte aus fünf miteinander verwachsenen Wirbeln und ist fest mit dem Becken verbunden. Am Übergang vom Kreuzbein zu den Lendenwirbeln kommt es leicht zu schmerzhaften Verschiebungen.

Den letzten Abschnitt der Wirbelsäule bildet bei den Wirbeltieren der meist lange und bewegliche Schwanz. Beim Menschen dagegen sind die letzten vier Wirbel verkümmert und zu einem kurzen Fortsatz, dem Steißbein, verschmolzen.

Durch gelenkartige Verbindungen wird die Wirbelsäule zwischen den beiden großen Beckenknochen gehalten. Beim Sitzen wird sie vor allem von den beiden Sitzhöckern oder Sitzbeinen, dem untersten Knochenpaar des Beckens, gestützt.

Wirbelsäulenübungen

Diese Wirbelsäulenübungen aus der buddhistischen Tradition unterlagen früher strengster Geheimhaltung. Im modernen China gehören sie neben den Kranichübungen zu den wichtigsten Übungen des Qi Gong.

Man kann vier grundlegende Bewegungen unterscheiden: «Wellen», «Pendeln», «Drehen» und «Dehnen». Diese Bewegungen sind Bestandteile diverser komplexer Qi-Gong-Übungen, doch müssen sie zunächst einzeln eingeübt werden.

Wellen

Diese Übungen werden am besten im Stehen ausgeführt; aber es ist auch möglich, sie im Sitzen auf einem Hocker auszuführen:

- Die Füße sind etwa schulterbreit auseinandergestellt, die Füße stehen parallel oder zeigen mit den Zehen ein wenig nach außen. Es ist ein sehr natürliches, entspanntes Stehen, fest und locker zugleich.
- Das «Wellen» besteht aus sanften, wellenförmigen Bewegungen des Rückens nach vorn und hinten. Die Wellenbewegung beginnt mit dem Steißbein und setzt sich am Rücken aufwärts fort. Die Schultern sollen locker hängen, und der Kopf bewegt sich weich mit und unterstützt die Empfindung, daß die Wirbelsäule sich in Schlangenlinienform nach vorn und hinten windet. Die Hände schwingen leicht mit.
- Die Aufmerksamkeit richtet sich nacheinander auf die einzelnen Wirbel und deren Bewegung, erst aufwärts bis zum Schädel, dann wieder abwärts bis zum Steißbein. Man übt dies drei-, sechs- oder neunmal.

Im Verlauf des Übens geschieht es ganz von selbst, daß sich die Aufmerksamkeit weniger auf die einzelnen Wirbel und mehr auf das Fließen des Qi richtet. Bei fortgeschrittenem Üben wird der Eindruck entstehen, daß die Bewegung nicht mehr absichtlich ausgeführt wird, sondern vom Fluß des Qi ausgeht.

Der Meridian entlang der Wirbelsäule reicht tief in den Körper hinein. Wird das Qi darin aktiviert, bewirkt dies ein Gefühl von Ausdehnung und Stärke.

Pendeln

- Diese Bewegung hat ebenfalls die Form einer Schlangenlinie, doch bewegt sich die Wirbelsäule in diesem Fall nach beiden Seiten. Das Pendeln beginnt mit einer Bewegung des Steißbeins nach links. Der Körperschwerpunkt liegt nicht genau über der Fußmitte, sondern ist ein wenig weiter nach hinten verlagert.
- Bei der Pendelbewegung richtet sich die Aufmerksamkeit zunächst ebenfalls auf die einzelnen Wirbel, von unten nach oben, dann von oben nach unten, drei-, sechs- oder neunmal. Die Hände gehen leicht mit der Bewegung mit – wie Wasserpflanzen, die von der Strömung des Wassers bewegt werden. Die Ellbogen hängen schwer herab. Nach einiger Zeit des Übens übernimmt ebenfalls das Qi die Regie.

Drehen

- Hierbei wird der ganze Körper bei festem Stand um seine Achse gedreht, abwechselnd nach beiden Seiten. Die stärkste Drehung beschreibt der Kopf, die geringste das Becken. Wieder folgt die Aufmerksamkeit zunächst jedem einzelnen Wirbel, erst nach oben, dann nach unten, drei-, sechs- oder neunmal. Die Arme schwingen sanft mit.

Auch hier wird die Bewegung nach einiger Vertrautheit mit der Übung vom Qi gesteuert.

Dehnen

Eine weitere grundlegende Übung für die Wirbelsäule, bei der die Bewegung kaum sichtbar ist, ist das Dehnen nach oben und unten.

- Stehend wie zuvor, mit leicht gebeugten Knien, wird das Kinn ein wenig angezogen und dadurch der Nacken gestreckt. Der Steißbeinpunkt senkt sich spürbar ab, begleitet von einem weiteren Beugen der Knie. Die Anweisung lautet: «Den Steißbeinpunkt in die Erde gießen». Dabei wird in der Vorstellung ein Wirbel nach dem anderen nach unten gezogen.

- Nun wird ein Wirbel nach dem anderen hochgezogen, als ließe man eine zusammengedrückte Spiralfeder los. Die Wirbel «schießen» wieder nach oben – «als habe der Tiger Flügel bekommen».

Diese Wirbelsäulenübungen werden zu einer formalen Übung zusammengefaßt, indem man die drei vorbereitenden Übungen (s. S. 150ff.) vorangehen läßt und zum Abschluß das Qi im Unteren Dantian einsammelt. Diese Übungsfolge unterstützt die geistige Klarheit und füllt den Qi-Speicher.

Raupenbewegung

Diese Wirbelsäulenübung basiert auf drei imaginierten Kreisläufen des Qi im Bauch, deren Ausgangs- und Mittelpunkt jeweils das Untere Dantian bildet (s. Abb. 11). Mit einer sanften Bewegung des Beckens und der Wirbelsäule, die den jeweiligen Kreis «nachzeichnet», wird die Bewegung des Qi unterstützt.

- Die erste Kreisbewegung (a) verläuft horizontal. Sie beginnt im Unteren Dantian und verläuft in einer Spirale nach außen: nach links, hinten, rechts, vorn usw. (gegen den Uhrzeigersinn). Die imaginierte Kreisbahn des Qi geht nicht über die Körpergrenzen hinaus.
- Nach etwa einer Minute des Kreisens wird die Kreisrichtung in einer Taiji-Schleife (s. Abb. 12) umgekehrt. Eine Minute umgekehrt (mit dem Uhrzeigersinn) kreisen und in einer Spirale zum Unteren Dantian zurückkehren.

- Die zweite Kreisbewegung (b) setzt ebenfalls im Unteren Dantian an und verläuft vertikal in einer Spirale gegen den Uhrzeigersinn (links, unten, rechts usw.). Der obere Kreisrand reicht nicht weiter als bis zum Zwerchfell, die

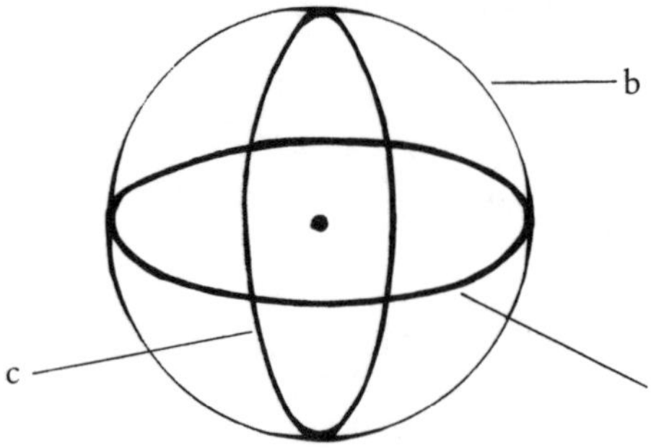

Abb. 11: Drei Kreisbahnen bei der Raupenbewegung.
a = horizontal, b = vertikal (seitwärts)
c = vertikal/rückwärts-vorwärts

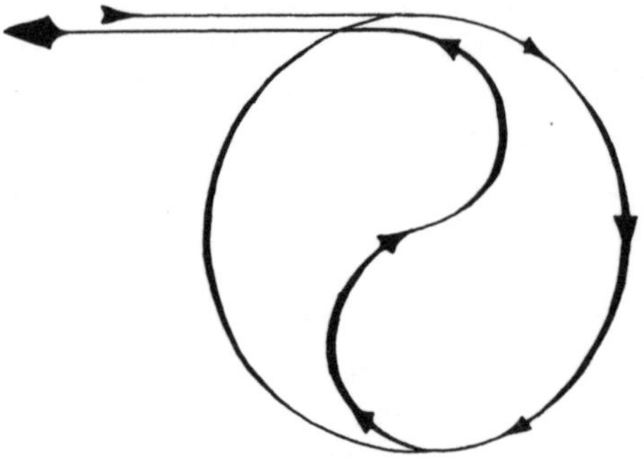

Abb. 12: Taiji-Schleife.

seitlichen Kreisränder verlaufen durch die Hüften, und der untere Kreisrand berührt den «geheimen Punkt» (Bezeichnung der Genital- und Analregion in der buddhistischen Tradition).

- Nach einer Minute in einer Taiji-Schleife den Kreis umkehren und in einer Spiralbewegung mit dem Uhrzeigersinn zum Unteren Dantian zurückkehren.

- Die dritte Kreisbewegung (c) verläuft ebenfalls vertikal, in diesem Fall jedoch durch Vorder- und Rückseite des Körpers. Wenn man sich alle Kreise zusammen vorstellt, ergeben sie etwa das grafische Bild eines Balls.
- Diese Kreisbewegung verläuft vom Unteren Dantian nach hinten/oben, vorn/unten usw. Sie weitet sich ebenfalls in einer Spirale aus, bis sie das Zwerchfell und den «geheimen Punkt» berührt. Die seitlichen Ränder des Kreises (oder Ovals) berühren die Bauchdecke und das Gesäß.
- In einer Taiji-Schleife umkehren und in einer Spirale in Gegenrichtung zum Unteren Dantian zurückkehren.

Die begleitenden kreisenden Bewegungen sind sehr sanft. Das Hauptgewicht der Übung liegt auf der Imagination. Die Arme und Hände sind wie zum Ansatz einer umarmenden Geste geöffnet und gehen leicht – «wie Tang im Wasser» – mit den Raupenbewegungen mit.

Formale Übungen

Eine formale Übung beinhaltet immer Anfang, Mitte und Ende. Sie wird stets mit den drei vorbereitenden Übungen «Entspannen zwischen den Augenbrauen», «Lauschen» und «Lächeln» (s. S. 150ff.) eingeleitet und mit dem Einsammeln des Qi im Unteren Dantian (s. «Abschlußübung», S. 185) beendet.

Schüttelübung

Dies ist eine der «sieben grundlegenden Übungen» der taoistischen Schule.

Bei dieser Übung im Stehen richtet sich die Vorstellung darauf, die Meridiane «auszuschütteln» und zu begradigen und schlechtes Qi auszuscheiden. «Schlechtes» Qi bedeutet, daß ein Teil des Qi im Körper mit negativen (krankmachenden) Informationen geladen ist. Dieses «schlechte» oder «verbrauchte» Qi wird normalerweise bis zu einem gewissen Grad bei den üblichen Ausscheidungsprozessen mittransportiert. Eine weit bessere Ausscheidung erreicht man jedoch durch spezielle Qi-Gong-Übungen.

- Die Füße stehen parallel in Schulterbreite auseinander, die Zehen ergreifen kurz den Boden. Die Arme hängen locker an beiden Seiten. Die Augen sind leicht geschlossen oder einen Spalt geöffnet.
- Nach den drei vorbereitenden Übungen stellt man sich das

Innere des Körpers mit seinem Meridiansystem vor (siehe Abb. 18 bis 24, S. 191 bis 197). Es ist nicht unbedingt nötig, den genauen Verlauf der Meridiane zu erkennen; eine allgemeine Vorstellung genügt.

- Mit einem leichten Wippen in den Knien werden die Meridiane in der Vorstellung geradegeschüttelt. Zu Beginn kann man ein paarmal die Fersen anheben und fallen lassen und dabei mit ein wenig Kraft aufstampfen, so daß eine leichte Erschütterung durch den Körper geht. Danach bleiben die Fußsohlen am Boden.

Die Bewegung sollte immer natürlicher werden und aus dem Inneren kommen, so daß die äußere Bewegung eher die Folge der inneren Bewegung ist als eine «gemachte» Bewegung. Im Verlauf wird die äußerlich sichtbare Bewegung geringer, während sich die innere Bewegung vertieft und alle Bereiche des Körpers erfaßt.

- Das Hüftgelenk bildet die Achse der Bewegung, die zuerst auf und ab und dann auch sanft nach vorn und nach hinten schwingt. In der Vorstellung nehmen wir eine Verbindung mit den Meridianen auf; von oben nach unten werden sie «ausgeschüttelt» und als gerade und durchlässig visualisiert. Das verbrauchte Qi sinkt in den Meridianen nach unten.
- Nach etwa sechs Minuten dieses sanften Schüttelns nimmt der Körper wieder eine ruhige, entspannte Haltung ein. Das reine Qi ist nun in Bewegung gekommen und treibt das verbrauchte Qi nach unten, so daß es durch die Yongquan-Punkte an den Fußsohlen (siehe Abb. S. 154) abfließen kann (reines Qi ist in der Vorstellung hell und beschaffen wie ein sehr feines «Fluidum»; das verbrauchte Qi ist wie eine trübe bis schwarze, mehr oder minder dickflüssige Substanz).

Man kann das Abfließen des verbrauchten Qi mit dem

Ausatmen verbinden; mit dem Einatmen verbindet sich in diesem Fall keine bestimmte Vorstellung. Der Einatem ist kürzer, der Ausatem länger.

- Das verbrauchte Qi fließt durch die «Sprudelnde Quelle» (*Yongquan*) an den Fußsohlen in die Erde ab, und der freie Qi-Fluß in den Meridianen wird von einem Gefühl zunehmender Leichtigkeit und Transparenz begleitet. Diese zweite Phase dauert ebenfalls sechs Minuten.
- Die dritte Phase, die drei Minuten dauert, beinhaltet das Sammeln des Qi im Unteren Dantian (im Unterbauch), bis eine deutliche Empfindung (und/oder ein inneres Bild) des Qi-Speichers und ein Gefühl der «Aufladung» entsteht. Die Körperhaltung ist dabei ruhig und entspannt, das diskursive Denken möglichst reduziert.

Die einzelnen Schritte der Schüttelübung

a) Stehen mit gutem Kontakt zum Boden. Mit den Zehen kurz den Boden ergreifen.
b) Die drei vorbereitenden Übungen.
c) Imaginieren des Meridiansystems.
1. Schütteln mit der Vorstellung, daß alle Meridiane begradigt werden. Sechs Minuten.
2. Stehen; das verbrauchte Qi sinkt in den Meridianen nach unten und fließt durch die Yongquan-Punkte ab. Verbindung mit dem Atem: Der Einatem ist kürzer und nicht mit einer Vorstellung verbunden; der Ausatem ist länger und wird mit der Vorstellung des Abfließens von verbrauchtem Qi verbunden. Sechs Minuten.
3. Verbindung mit dem Unteren Dantian; Qi einsammeln, «aufladen». Drei Minuten.

Die Schüttelübung hat eine besonders ableitende Qualität. Sie ist eine große Hilfe für Menschen mit einem sitzenden Beruf, die oft unter temporären Stauungen leiden. Die häufige Praxis der Schüttelübung vermeidet, daß sich solche

Stauungen verfestigen und zu chronischen Mustern ausbilden.

Der Kleine Kreislauf

Dies ist eine der grundlegenden taoistischen Übungen des Stillen Qi Gong. Sie aktiviert den natürlichen Fluß des Qi auf einer Kreisbahn, die an der Rückseite des Körpers aufwärts und an der Vorderseite abwärts führt. Diese Kreisbahn verbindet zwei Kanäle, die im Qi Gong eine zentrale Rolle spielen (sie gehören nicht zu den zwölf Meridianen des Akupunktursystems, die unmittelbar mit den Organen in Verbindung stehen): den in der vorderen Körpermitte verlaufenden *Ren Mai* («Dienergefäß»), einen Yin-Meridian, und den entlang der Wirbelsäule verlaufenden *Du Mai* («Lenkergefäß»), einen Yang-Meridian. Bestimmte Punkte sind als hauptsächliche Stationen des Kreislaufs lokalisiert (wenn von «Punkten» die Rede ist, darf man das nicht wörtlich nehmen – es sind eher «Bereiche», mit der größten Dichte in der Mitte).

Der natürliche Qi-Fluß verläuft in beiden Meridianen nach oben. Im Kleinen Kreislauf wird jedoch im vorderen Kanal, Ren Mai, das Yin-Qi nach unten gedrückt und zurückgedrängt, während im rückwärtigen Kanal, Du Mai, das «feurige» Yang-Qi hochgetrieben wird (der Rücken entspricht dem Berg, und der Berg ist dem Osten zugeordnet; im Osten steigt die Sonne (Yang-Feuer) auf). Auf diese Weise wird der Strom des Qi spürbar.

Die neun Stationen des Kleinen Kreislaufs

1. Unteres Dantian (*Xia Dantian*): Dies ist der Yang-Qi-Speicher im Unterbauch. Wenn man die Strecke zwischen Nabel und Schambein in fünf gleich große Abschnitte aufteilt, liegt das Untere Dantian auf der Trennlinie zwischen

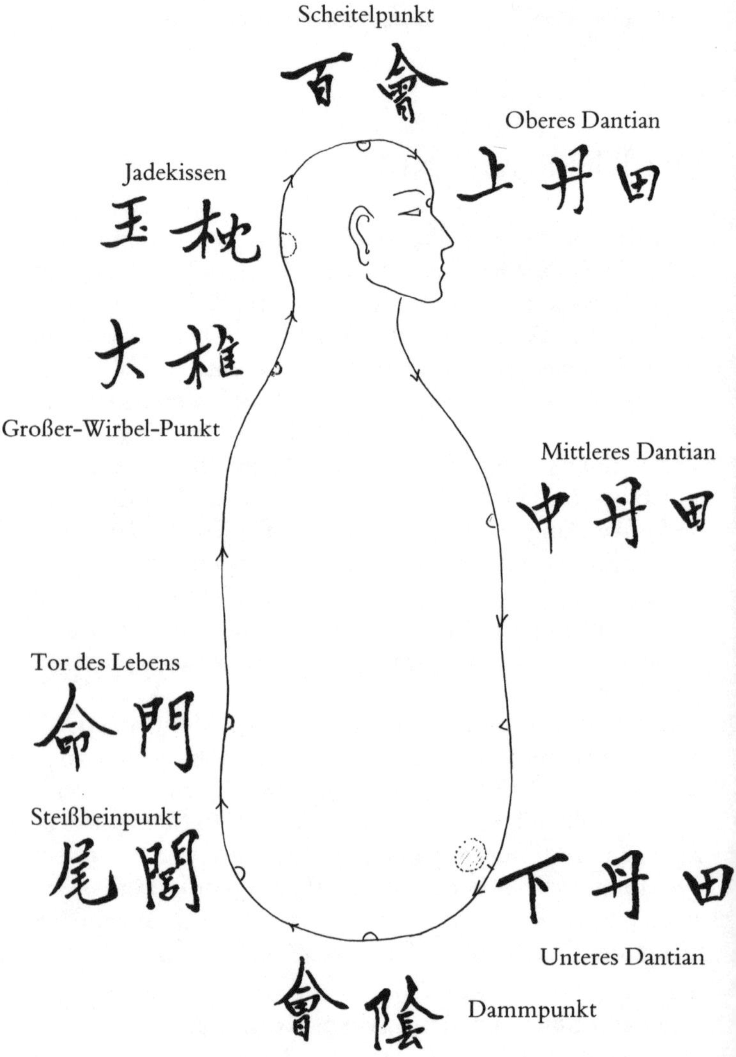

Abb. 13: Der Kleine Kreislauf.

dem untersten (fünften) und dem darüberliegenden (vierten) Segment.[10] Hier beginnt und endet der Kleine Kreislauf.

2. Dammpunkt (*Huiyin*): der mittlere «Punkt» auf dem Damm zwischen den äußeren Genitalorganen und dem After. Es ist sehr wichtig für den allgemeinen Gesundheitszustand, daß dieser Bereich offen ist und das Qi ungehindert hindurchfließen kann. Eine Blockade des Dammpunktes kann eine Ursache für sexuelle Störungen sein.

Es ist hilfreich, den Dammbereich zuerst bewußt zu entspannen. Ein leichtes Lockern der genitalen und analen Muskulaturen macht den Damm deutlicher spürbar, und ein Gefühl von Wärme, manchmal auch ein leichtes Prickeln oder eine sanfte sexuelle Erregung zeigen die Entspannung an.

3. Steißbeinpunkt (*Weilü*): liegt unter der äußersten Spitze des Steißbeins. Wenn der Steißbeinpunkt, der den Namen «Wachstum und Stärke» trägt, nicht offen ist, bedeutet dies, daß das «Feuer» (Yang-Qi) zu schwach ist. Die Folge davon sind bei Frauen oft Unterleibsbeschwerden, bei Männern Impotenz oder vorzeitiger Samenerguß.

4. Lendenwirbelpunkt oder «Tor des Lebens» (*Mingmen*): liegt zwischen dem 2. und 3. Lendenwirbel, genau gegenüber dem Nabel. Wie wichtig die Durchlässigkeit dieses Punktes ist, sagt schon sein Name «Tor des Lebens».

5. Großer-Wirbel-Punkt oder «Großer Hammer» (*Dazhui*): liegt zwischen dem 7. Halswirbel («prominenter Wirbel») und dem 1. Brustwirbel. Auch dieser Punkt hat eine ganz besondere Bedeutung: In ihm kreuzen sich zwei Yang-Bahnen, ein horizontaler Kanal und der vertikale Du Mai. Hier kommt es leicht zu einer «Verkehrsstauung» des Qi. Ganz allgemein ist der Große-Wirbel-Punkt von Bedeutung für die Yang-Qualität des Qi.

6. Jadekissen: Dies ist eine Fläche in der Mitte des unteren Hinterhaupts, etwas über dem Rand des Schädelbeins im Umkreis der *Yuzhen*-Punkte gelegen. Es heißt, daß das Altern im Hinterkopf und Nacken beginnt. Deshalb ist es von großer Wichtigkeit, diesen Bereich durchlässig zu halten.

7. Scheitelpunkt oder «Himmelstor» (*Baihui*): Vom Jadekissen zum Himmelstor führt ein Engpaß, der das «eiserne Tor» genannt wird. Mit zunehmendem Alter wird dieses Tor immer schwerer passierbar. Das Himmelstor selbst liegt auf der Kopfmitte, auf dem Kreuzungspunkt des mittleren Kanals und einer gedachten Verbindungslinie von Ohr zu Ohr.

8. Oberes Dantian (*Shang Dantian*): liegt an der Nasenwurzel zwischen den Augenbrauen (an der Stelle des Akupunkturpunktes *Yintang*, «Himmelsauge»). An dieser Stelle befindet sich im Vorderkopf ein verkümmertes Organ, das sogenannte «dritte Auge» (*Hui Zhong*). Nach Meister Li hatte dieses Organ ursprünglich die Funktion einer subtilen visuellen Wahrnehmung, wie etwa Sehen des Qi-Feldes, das lebende Organismen umgibt. Durch mangelnde Anregung schrumpft es frühzeitig, kann aber, vor allem in jüngeren Jahren, wieder aktiviert werden. Ganz allgemein steht dieser Punkt mit geistigen und intuitiven Fähigkeiten in Verbindung. Er ist der oberste Qi-Speicher.

Die Entspannung des Oberen Dantian korrespondiert mit einer Entspannung des Dammpunktes.

9. Mittleres Dantian (*Zhong Dantian*): liegt in Herzhöhe auf dem Brustbein und ist, ebenso wie das Untere und Obere Dantian, ein Qi-Speicher, der im buddhistischen System von Anfang an, im taoistischen System erst nach Stabilisierung des Unteren Dantian als zentrale Qi-Sammelstelle verwendet wird. Medizinisch ist dieser Bereich von besonderer Bedeutung für die Funktionskreise von Herz, Lungen und Leber.

Im Unteren Dantian, das mit dem Urogenitalsystem in Verbindung steht, schließt sich der Kreis. Durch die Praxis des Kleinen Kreislaufs wird der Qi-Fluß stark beschleunigt, und verengte oder verstopfte Punkte und Bahnen werden gereinigt. Es dauert natürlich einige Zeit, bis eine bleibende Wirkung erreicht wird, und deshalb ist Kontinuität – am besten tägliches Üben – sehr wichtig. Man kann sich «ungepflegte» Qi-Kanäle wie ein verwahrlostes Bewässerungssystem vorstellen, in dem Teile der Wasserläufe verschüttet sind und ausgehoben werden müssen. Und natürlich ist ständige Überwachung und Pflege nötig.

Da es sehr wichtig ist, bei der Übung jeden der Punkte zu berücksichtigen, ist es hilfreich, mit jedem einzelnen erst einmal Kontakt aufzunehmen und seine besondere Qualität kennenzulernen. Jeder Punkt (Bereich) hat einen eigenen Charakter, und während der eine Punkt leicht zu spüren ist, mag ein anderer weniger deutlich oder gar ganz «taub» sein. Man kann die Beziehung zu den Punkten aufnehmen mit Fragen wie: Welche Farbassoziation löst der Punkt aus? Welche Gefühlsempfindung verbindet sich damit? Welche Qualitäten fallen mir dazu ein?

Die Kreisbahn, die durch Du Mai und Ren Mai gebildet wird, ist mit den Körperorganen verbunden. Die Anregung des Qi auf dieser Bahn bewirkt einen Ausgleich in der Verteilung des Qi in den Organen und Körpersystemen – entlastet überfüllte Bereiche, in denen sich Qi gestaut hat, und führt Qi zu, wo es nicht in genügender Menge vorhanden ist. Normalerweise braucht das Qi etwa eine halbe Stunde für einen Umlauf. Durch die Übung wird die Geschwindigkeit wesentlich erhöht.

• **Das Bewegen des Qi** geschieht allein durch die Vorstellung. Man imaginiert die Kreisbahn innerhalb des eigenen Körpers (nicht abstrakt, sondern als tatsächliche Bahn unter der Haut) und stellt sich vor, den Fluß des Qi von Punkt zu Punkt zu lenken. In der Vorstellung ist das Qi wie eine helle

Strömung unter der Körperoberfläche. Offensichtlich besteht ein Zusammenhang zwischen dem inneren Bild, das sich einstellt, und der realen Situation des Qi; denn mit zunehmender Übung verändert sich dieses Bild – das helle Band kann breiter werden und sich tiefer ins Körperinnere ausdehnen, und es entsteht ein deutlicher Eindruck, an welchen Stellen das Vehikel der Vorstellung ungehindert vorankommt beziehungsweise sich mühevoll voranarbeiten muß. Früher oder später überlappen sich Vorstellung und tatsächliche Empfindung des Qi-Flusses, bis sie sich schließlich ganz miteinander verbinden.

• Am Anfang ist es schwierig, die **Aufmerksamkeit** auf den Kreislauf gerichtet zu halten, vor allem dann, wenn die vorausgehende Entspannung unzureichend war. Die Gedanken wollen immer wieder eigene Wege gehen, verlieren sich in irgendwelche Geschichten, oder Müdigkeit kann sich einstellen, so daß man in einen Dämmerzustand verfällt. Die Notwendigkeit, sich an die einzelnen Stationen des Kreislaufs zu halten, wird sehr betont. Der Kreislauf sollte nicht unterbrochen werden. Ein halbherziges, ungenaues Trudeln über die Kreisbahn ist eher schädlich als förderlich, und ein geistesabwesender, automatischer «Leerlauf» kann den Erfolg einer Übung völlig zunichte machen. Wenn die Aufmerksamkeit nachläßt, ist es hilfreich, zum Unteren Dantian zurückzukehren und kurz die drei vorbereitenden Übungen wieder aufzunehmen, um dann von neuem zu beginnen.

• Mit längerer Übung werden unterschiedliche **Qualitäten der einzelnen Punkte** immer deutlicher, und man kann sich die Zeit nehmen, diese Qualitäten genau «anzuschauen».

Es kann geschehen, daß während des Übens irgendwo ein heftiges Kribbeln oder Jucken auftritt. Das bedeutet, daß sich Meridianpunkte öffnen, und man sollte dies nicht durch Kratzen beeinträchtigen.

• Nach etwa zwanzig bis dreißig Minuten des Übens verharrt die Aufmerksamkeit ein paar Atemzüge lang im Unteren Dantian, und das Qi wird in der Vorstellung dort eingesammelt.

Zum Abschluß des Kleinen Kreislaufs

Diese Übungen des sogenannten Hand-Gong sind besonders wirksam nach dem Üben des Kleinen Kreislaufs:

1. Hände reiben. In den Handinnenflächen befindet sich ein Punkt namens «Menschenpforte» (*Laogong*). Durch langsames, aufmerksames Reiben der Hände kann diese Pforte nach der Aktivierung des Qi-Kreislaufs geöffnet werden.

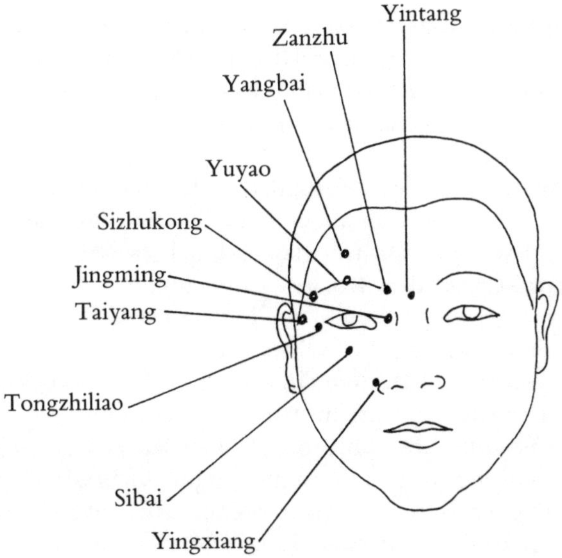

Abb. 14: Wichtige Meridian-Punkte im Gesicht.

2. Gesicht reiben. Im Gesicht befinden sich Anfangs- und Endpunkte wichtiger Meridiane. Der Blasen-Meridian beginnt an einem Punkt am inneren Augenwinkel (*Jingming*), der Gallenblasen-Meridian nimmt seinen Anfang etwas seitlich des Augenwinkels (*Tongzhiliao*) und der Magen-Meridian hat seinen Ausgangspunkt neben dem Nasenflügel (*Yingxiang*), wo zugleich der Dickdarm-Meridian endet. Der Dünndarm-Meridian endet in einem Punkt in einer Vertiefung direkt vor der Ohröffnung (*Tinggong*), und der Dreifacher-Erwärmer-Meridian endet an der Schläfe, am Ende der Augenbrauen (*Sizhukong*). Eine sanfte Gesichtsmassage aktiviert – vor allem bei geöffneten Laogong-Punkten in den Handflächen – diese wichtigen Meridian-Punkte und unterstützt den Qi-Fluß in den entsprechenden Meridianen. Beim Einatmen streicht man nach oben, beim Ausatmen nach unten.

3. Kopfhaut massieren. Mit sämtlichen Fingerkuppen wird kräftig von der Stirn und den Schläfen nach hinten über die Kopfhaut gestrichen. Dabei werden alle Meridiane, die über den Schädel verlaufen, aktiviert.

4. Kopf klopfen. Mit gerundeten Handflächen wird der gesamte Schädel kräftig abgeklopft. Die Erschütterung bewirkt ein weiteres Öffnen, das Himmelstor wird aktiviert und kann «Qi aus dem Kosmos» aufnehmen.

5. Ohren massieren. Die Ohren werden in der traditionellen chinesischen Medizin mit der Form des Fötus verglichen; das Ohrläppchen entspricht dem Kopf, der Rand des Ohrs der Wirbelsäule, die Ohrmuschel dem Körper mit seinen Organen. Das gesamte Ohr ist übersät mit wichtigen Organpunkten (die z. B. bei der Auricolodiagnose verwendet werden). Ein kräftiges Massieren der Ohren – von oben nach unten – aktiviert alle wichtigen Organpunkte.

6. Halswirbel reiben. Der Alterungsprozeß macht sich oft recht früh schon als zunehmende Steifheit im Nacken bemerkbar, vor allem bei «Kopfarbeitern». Das Massieren des Prominenten Wirbels und seiner Umgebung, bei Beschwerden auch des gesamten Nackens, unterstützt den Qi-Fluß. Dabei werden abwechselnd beide Hände benutzt, erst die eine, dann die andere. Der Ellbogen wird dabei so weit wie möglich nach hinten genommen – damit wird auch Blockaden in der Schulter entgegengewirkt. Eine Ergänzung zu dieser Übung ist das Abklopfen der Arme von oben nach unten.

Diese sechs Übungen werden auch «Hand-Gong» genannt.

7. Der Kranich nimmt Wasser auf. Diesem Bild entsprechend stellt die Kinnspitze den Kopf des Kranichs dar. Zuerst wird das Kinn fest zum Hals herangezogen, so daß sich ein Gefühl starker Dehnung in der Halswirbelsäule und in weiteren Bereichen der Wirbelsäule einstellt. Dann bewegt sich das Kinn in einer Kreisbahn nach oben, vorn und wieder nach unten, bis es die Brust berührt. Dann wird es wieder nach oben gezogen und so weiter. Dieses Kreisen ist wie eine verkleinerte Wiederholung des Kleinen Energiekreislaufs. Anfängliche Schmerzen in den Schultern und Armen sind möglich. Sie vergehen mit längerem Üben.

Zum Abschluß der gesamten Übung läßt man die Hände mit den Handflächen übereinander auf dem Unteren Dantian ruhen (Frauen mit der linken über der rechten Hand, Männer umgekehrt) und richtet die Aufmerksamkeit ein paar Minuten lang auf das Einsammeln des Qi.

Der Kleine Kreislauf ist eine Basisübung des Stillen Qi Gong, und es ist wichtig, immer wieder auf ihn zurückzukommen. Frauen sollten allerdings **während der Menstruation** vorsichtig mit dieser Übung umgehen und den Qi-Sammelpunkt eventuell in das Mittlere Dantian verlagern, falls die

Blutung durch die Übung verstärkt wird. Der Kreislauf setzt dann im Mittleren Dantian an, verläuft zum Nabel, von dort direkt nach hinten zum «Lebenstor» und entsprechend weiter. Der Untere Dantian, der Dammpunkt und der Steißbeinpunkt werden bei diesem Kreislauf ausgelassen. Im Falle starker Blutungen sollten Frauen davon absehen, den Kleinen Kreislauf zu üben und statt dessen die «Pflege des Qi» (siehe unten) praktizieren.

Während der Schwangerschaft sollte der Kleine Kreislauf gar nicht praktiziert werden. Mit dem Beginn eines Qi-Gong-Unterrichts sollte erst nach Beendigung einer Schwangerschaft begonnen werden.

Der Kleine Kreislauf kann zu jeder Tages- und Nachtzeit geübt werden. Als **die besten Übungszeiten** gelten die Stunde vor und die Stunde nach Mitternacht, also von dreiundzwanzig Uhr bis ein Uhr, und die entsprechende Zeit am Tag, elf Uhr bis dreizehn Uhr. Nachts sollte man den Kleinen Kreislauf jedoch nicht üben, wenn er als zu stark anregend empfunden wird und das Einschlafen danach beeinträchtigt.

Eine **sanfte Übungsvariante** ist die folgende Form des Kleinen Kreislaufs: Vom Unteren Dantian führt die Bahn quer durch den Unterbauch direkt zum Steißbeinpunkt. Der Dammpunkt wird ausgelassen. Diese Form ist zu empfehlen, wenn durch die Aktivierung des Dammpunkts eine allzu starke sexuelle Erregung hervorgerufen wird.

In der Tradition mußten Anfänger den Kleinen Kreislauf mindestens 100 Tage lang üben, bevor eine weitere Übung eingeführt wurde. Das weist darauf hin, daß es wichtig ist, mit dem Kleinen Kreislauf gründlich vertraut zu werden, bis sich eine deutliche Wahrnehmung des Qi-Flusses einstellt. Auf dieser Grundlage ist mit allen späteren Übungen leichter umzugehen.

Wird der Kleine Kreislauf regelmäßig geübt, rückt er nach und nach mehr ins Körperinnere; traditionell spricht man von sechs Schichten von außen nach innen. Zuerst fließt das

Qi in einer Bahn direkt unter der Haut; nach etwa drei Monaten berührt es die Wirbelsäule; nach etwa einem Jahr verläuft ein Teil des Qi-Stroms in der Wirbelsäule; nach ein paar Jahren fließt das Qi direkt durch das Rückenmark.

Allgemeine Abschlußübung

Das korrekte Abschließen einer Übung ist ebenso wichtig wie das richtige Einstimmen und die genaue, aufmerksame Ausführung. Es heißt: «Wenn man nicht richtig abschließt, ist alles Üben umsonst.»

Das Untere Dantian ist der grundlegende Energiespeicher. Nach jeder Übung muß das gestärkte, genährte und «kultivierte» Qi in diesem Speicher eingesammelt werden. Nach Meister Li läßt sich das mit einem Bankkonto vergleichen, wo man sein Geld hortet, um es im gegebenen Fall zur Verfügung zu haben. Ähnlich wird das Qi im Unteren Dantian gesammelt, damit es der Körper «abheben» kann, wenn er es braucht. Die Qi-Gong-Praxis dient dazu, den Speicher zu füllen und viel Qi bereitzuhalten. Auf diese Weise werden Schwächen in den Organ-Funktionskreisläufen behoben oder verhindert.

Auch das Mittlere und das Obere Dantian sind Qi-Speicher. Sie kommen jedoch erst zum Einsatz, wenn das Untere Dantian stabil geworden ist. Ein verfrühter Einsatz der oberen Speicher kann für die Gesundheit gefährlich werden (Aufladung des Mittleren Dantian – die zentrale Methode in der buddhistischen Energiearbeit – bei Schwäche im Unteren Dantian führt zum Beispiel leicht zu «Hitze im Herzen»).

Schädlich ist auch das plötzliche Abbrechen inmitten einer Übung, etwa, wenn man gerade die Lust am Üben verloren hat oder wenn man durch die Türklingel oder das Telefon unterbrochen wird. Am günstigsten ist es natürlich, jede Möglichkeit einer Unterbrechung auszuschalten. Wenn eine Unterbrechung jedoch unumgänglich ist, sollte zumindest das Qi im Unteren Dantian eingesammelt werden, so gut es in Kürze geht.

Nach der Unterbrechung sollte die Übung mit einer kurzen Vorbereitung wieder aufgenommen und dann ordentlich zu Ende gebracht werden. Um den Abschluß deutlicher zu machen, kann man das Qi in einer kleiner werdenden Spirale im Uhrzeigersinn im Unteren Dantian «einrollen». Zur Unterstützung kann man dabei auch die Hände verwenden. Sie werden mit den Handflächen übereinander (bei Frauen liegt die linke Hand oben, bei Männern die rechte) auf das Untere Dantian gelegt und begleiten die Spirale mit einer sanften kreisenden Bewegung.

Es ist wichtig, ein deutliches Gefühl der Abrundung und Abgeschlossenheit der Übung zu erzeugen. Das gilt für alle formalen Übungen. Bei nichtformalen Übungen genügt eine kurze Kontaktaufnahme mit dem Unteren Dantian.

Massage

An die Übung des Kleinen Kreislaufs kann man sehr wirkungsvoll eine Massage bestimmter Punkte im Gesicht (siehe auch «Augentraining», S. 220ff.) und am Hinterkopf anschließen, vor allem als Vorbeugung gegen oder zur Heilung von Erkältungen, Problemen mit den Augen und Ohren, bei Schlafstörungen und Konzentrationsschwäche.

- *Yintang:* Dieser Punkt liegt in der Mitte zwischen den Augenbrauen, im Bereich des Oberen Dantian. Eine sanfte Massage mit der Kuppe des Mittelfingers hilft bei Kopfschmerzanfälligkeit, Schlafstörungen und müden Augen. Etwa eine Minute genügt.
- *Yingxiang:* Die beiden Endpunkte des Dickdarmmeridians seitlich der Nasenflügel werden kreisend mit der Kuppe des Mittelfingers massiert. Dies unterstützt die Abwehrkraft gegen Erkältungen und lindert Schnupfen, vor allem, wenn er sich chronisch eingenistet hat.
- *Jadekissen:* Das Feld um die Blasen-Punkte *Yuzhen*, die

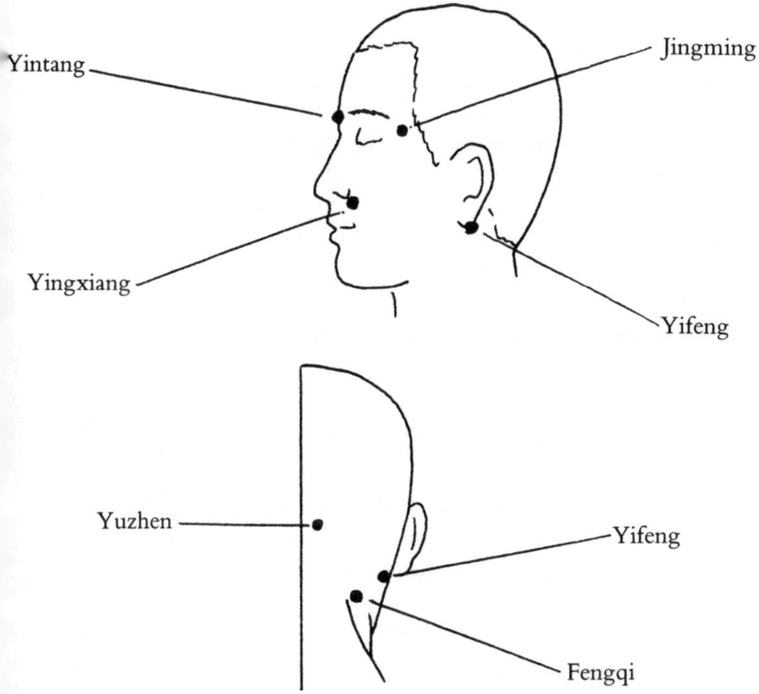

Abb. 15/16: Meridian-Punkte für die Kopfmassage.

sich auf beiden Seiten des Hinterkopfs über dem Schädelansatz befinden, wird mit sämtlichen Fingerkuppen beider Hände zugleich sanft gerieben. Diese Aktivierung wirkt vielseitig: bei Kopfschmerzen, Schlafstörungen, Müdigkeit, angegriffenen Nerven, Antriebslosigkeit und Konzentrationsmangel.

- *Fengqi:* Diese beiden Gallenblasen-Punkte befinden sich am Hinterkopf unterhalb des Schädelknochens und seitlich des 2. Halswirbels in einer muskulären Vertiefung. Hier kann man mit leichtem Druck massieren. Außer den obengenannten Wirkungen verbessert diese Behandlung auch die Sehfunktion.

- *Yifeng:* Diese Punkte in der Vertiefung seitlich unter dem Ohrläppchen sind von besonderer Bedeutung bei Hörschäden und Ohrgeräuschen. Sie werden mit leichtem Druck massiert.

Diese Punkte kann man natürlich auch immer wieder einmal während des Tages massieren. Ohne eine vorausgehende Übung zur Stärkung des Qi ausgeführt, ist die Wirkung dieser Massage jedoch bei weitem schwächer.

Der Mao-You-Kreislauf

Die genaue Übersetzung lautet «Zwei-Tageszeiten-Kreislauf», was sich auf die entsprechenden Übungszeiten, nämlich fünf bis sieben Uhr und siebzehn bis neunzehn Uhr, bezieht.

Dieser «frontale» Kreislauf ist eine hervorragende Ergänzung des Kleinen Kreislaufs, sollte aber erst nach gründlicher Vertrautheit mit diesem geübt werden. Man kann den *Mao-You*-Kreislauf vor oder nach dem Kleinen Kreislauf üben.

Die Übung wird in derselben Haltung ausgeführt wie der Kleine Kreislauf (s. S. 175 ff.). Zu beachten ist, daß die Zähne leicht geöffnet sind (zusammengebissene Zähne verschließen die Nieren) und die Zunge unten liegt.

Der Mao-You-Kreislauf verläuft auf einem «Sonder-Meridian» über vier Hauptpunkte:

- 1. *Daheng* («Große Horizontale»), etwas über eine Handbreit zu beiden Seiten des Nabels.
- 2. Brustwarzen.
- 3. Renyin, zu beiden Seiten des Kehlkopfs.
- 4. Augen.

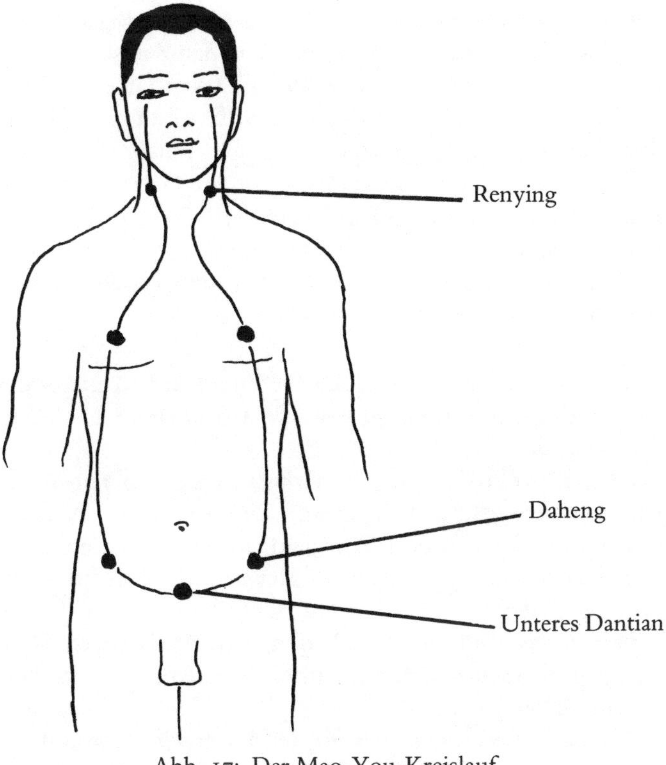

Abb. 17: Der Mao-You-Kreislauf.

Nach den drei vorbereitenden Übungen (s. S. 150ff.) wird die Aufmerksamkeit auf das Untere Dantian gerichtet. Von hier aus wird das Qi nach links über den Daheng-Punkt und an der linken Körperseite aufwärts über die Brustwarzen bis zum Schlüsselbein geführt. Die Bahn führt durch die Grube zwischen den Schlüsselbeinknochen und an der linken Halsseite aufwärts, durch den Renyin-Punkt, an der linken Gesichtsseite aufwärts bis zu einem Punkt hinter dem linken Auge. «Das linke Auge betrachtet das rechte Auge», so daß das Qi zu einem Punkt hinter dem rechten Auge fließen kann. Dann wird es an der rechten Gesichtshälfte abwärts auf der rechten Bahn zum Renyin-Punkt, über die Brustwarzen und zum Unteren Dantian geführt. Um den Kreislauf umzukehren, lenkt man das Qi im Unteren Dantian in einer Taiji-Schleife in die umgekehrte Kreisbahn. Es gibt drei verschieden lange Übungssequenzen:

- dreimal nach links, zweimal nach rechts
- neunmal nach links, sechsmal nach rechts
- sechsunddreißigmal nach links, vierundzwanzigmal nach rechts

Zum Abschluß wird das Qi im Unteren Dantian eingesammelt, und die Aufmerksamkeit verharrt noch einige Atemzüge lang darin.

Der Mao-You-Kreislauf bewirkt einen sanften Yin-Yang-Ausgleich im ganzen Körper und kann die starke Qi-Aktivierung, die der Kleine Kreislauf auslöst, regulieren. Er stärkt vor allem Lungen und Herz und damit auch die Schultern, denn Schmerzen im Schultergelenk haben mit dem Lungen- und Herzkreislauf zu tun. Auch gegen Menstruationsprobleme, Migräne und müde Augen kann diese Übung helfen.

Als die beste Übungszeit für den Frontalen Kreislauf gilt die Zeit von fünf Uhr bis sieben Uhr und von siebzehn Uhr bis neunzehn Uhr.

Der Große Kreislauf

(Grundversion des «Kreislaufs der Meridiane»)

Zur einfachen Version dieser Übung im Sitzen (notfalls auch im Liegen) bedarf es nur einer sehr allgemeinen Vorstellung vom Meridianverlauf im Körper. Fortgeschrittene können sich auch ein präziseres Bild des Meridiansystems einprägen.

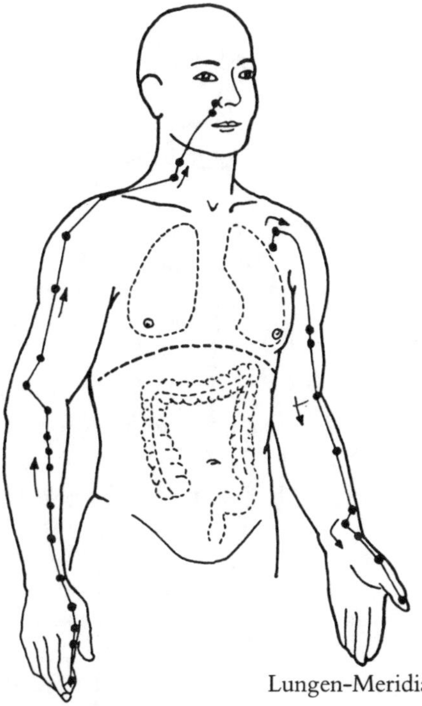

Abb. 18: Dickdarm-/Lungen-Meridian.

Der allgemeine Verlauf des Qi-Kreislaufs ist folgender: Von den Yongquan-Punkten an den Fußsohlen (s. Abb. 27, S. 154) steigt das Qi an der Innenseite der Beine hoch bis zum Dammpunkt, von dort aus an beiden Vorderseiten des Körpers hoch bis zur Brust und zu den Achselhöhlen. An den Innenseiten der Arme fließt es bis in die Fingerspitzen, von dort an den Außenseiten der Arme über die Schultern und die Seiten des Halses zum Kopf, an den Seiten des Kopfes aufwärts bis zum Scheitelpunkt. Von dort aus verteilt es sich und strömt über den Rücken und die Körperseiten abwärts, an der Außenseite, Vorderseite und Rückseite der Beine bis

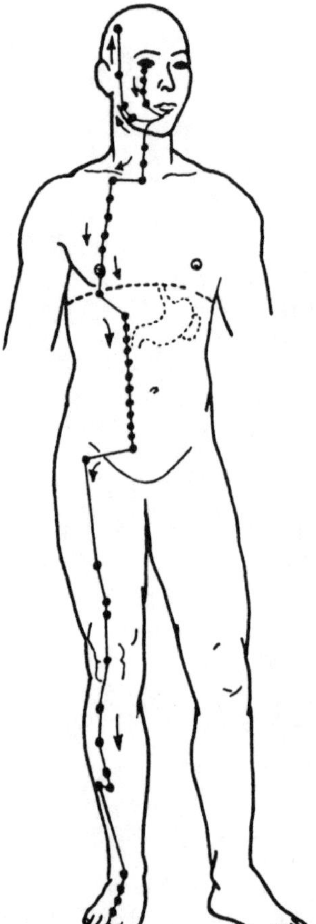

Abb. 19: Magen-Meridian.

in die Yongquan-Punkte an den Fußsohlen. Dort schließt sich der Kreis, und das Qi beginnt erneut an der Innenseite der Beine hochzusteigen.

Allgemeiner Verlauf der Meridiane:

- An den Innenseiten der Beine verlaufen die (Yin-)Meridiane der Niere, der Leber und der Milz.

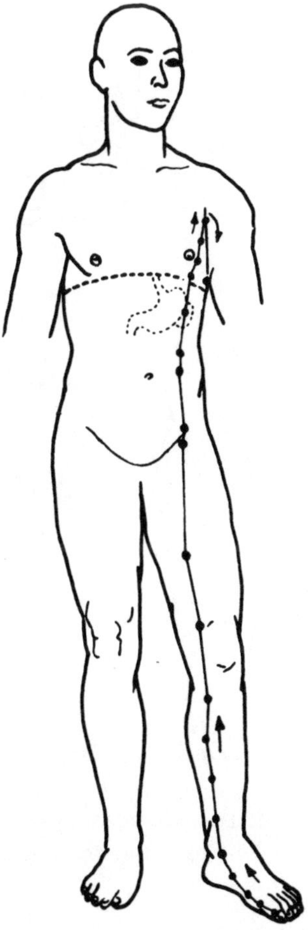

Abb. 20: Milz-Meridian.

- An der Innenseite der Arme und Hände verlaufen die (Yin-)Meridiane der Lungen, des Herzbeutels und des Herzens.
- An den Außenseiten der Arme verlaufen die (Yang-)Meridiane des Dünndarms, des Dickdarms und der Dreifacher-Erwärmer-Meridian.

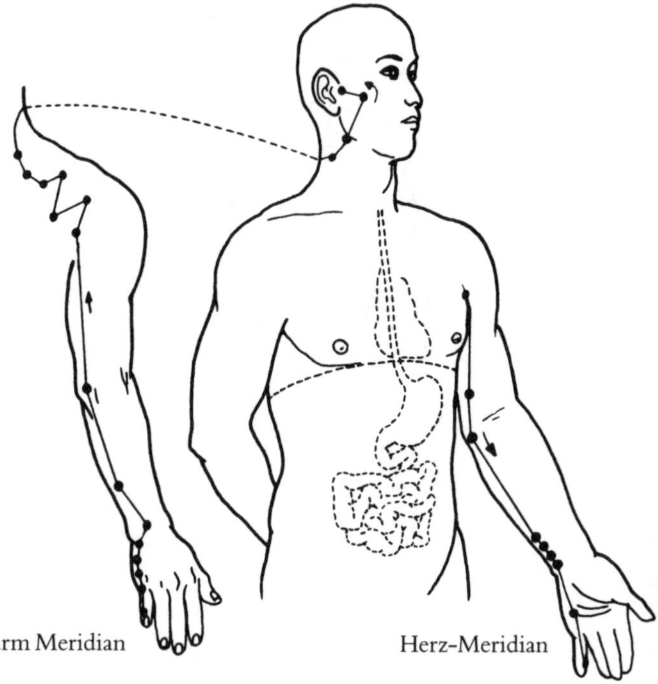

Abb. 21: Dünndarm-/Herz-Meridian.

- An den Außenseiten der Beine verlaufen die (Yang-)Meridiane des Magens, der Blase und der Gallenblase.

Anfänger können diese Übung mit dem Rhythmus des Atmens verbinden. Mit dem Einatmen wird das Qi zur Brust hochgeführt. Mit dem Ausatmen fließt es an die Innenseiten der Arme bis in die Handflächen und Fingerspitzen. Mit dem nächsten Einatem fließt es über die Außenseiten der Arme und des Kopfes zum Scheitelpunkt. Mit dem Ausatem strömt es an den Seiten des Körpers und der Arme abwärts zu den Fußsohlen.

Der Atem sollte dabei sehr sanft sein, nie angestrengt. Bei

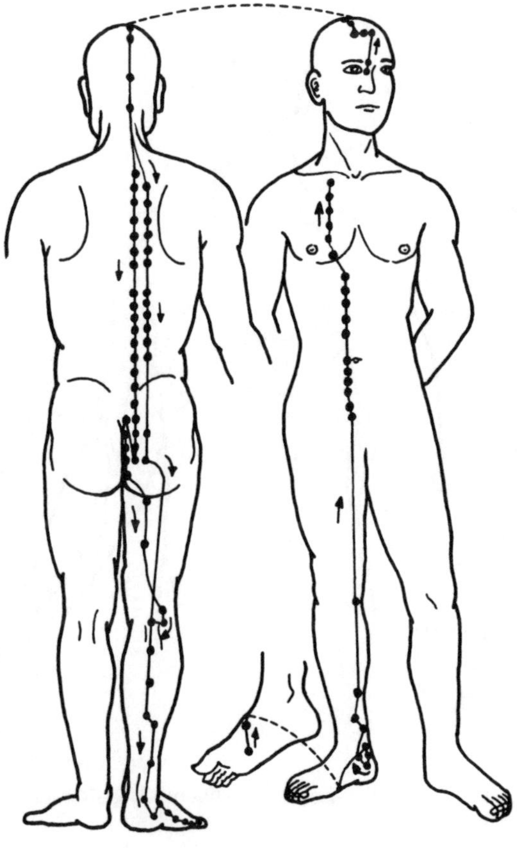

Abb. 22: Blasen-/Nieren-Meridian

fortgeschrittener Übung wird der Atem immer mehr «vergessen».

In der Inneren Alchimie spielt die Idee des Kreislaufs eine zentrale Rolle; so ist die Rede von der «mikrokosmischen Zirkulation» von Jing, Qi und Shen, das «Kleinere Werk»

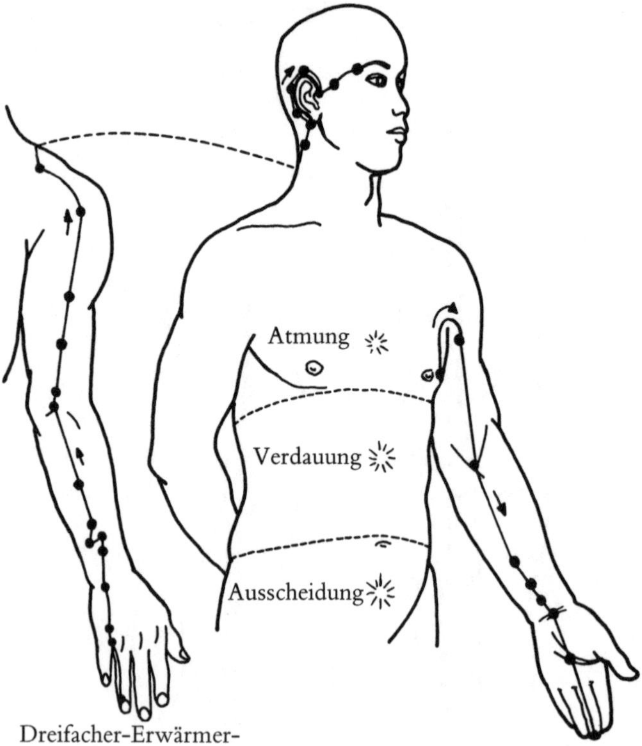

Abb. 23: Dreifacher-Erwärmer-/Herzbeutel-Meridian.

genannt, und von der «makrokosmischen Zirkulation» von Jing, Qi und Shen, dem «Größeren Werk».

Wenn die Blockaden im Du- und im Ren-Meridian aufgelöst sind, bilden die beiden Meridiane einen zusammenhängenden Kanal, und die innere Energie kann in einer kreisenden Bewegung fließen. Das Dantian im Unterbauch wird mit dem Scheitel verbunden. Da der Bereich des Unterbauchs durch das Yin symbolisiert wird und der Scheitel durch das Yang, bedeutet die Verbindung von

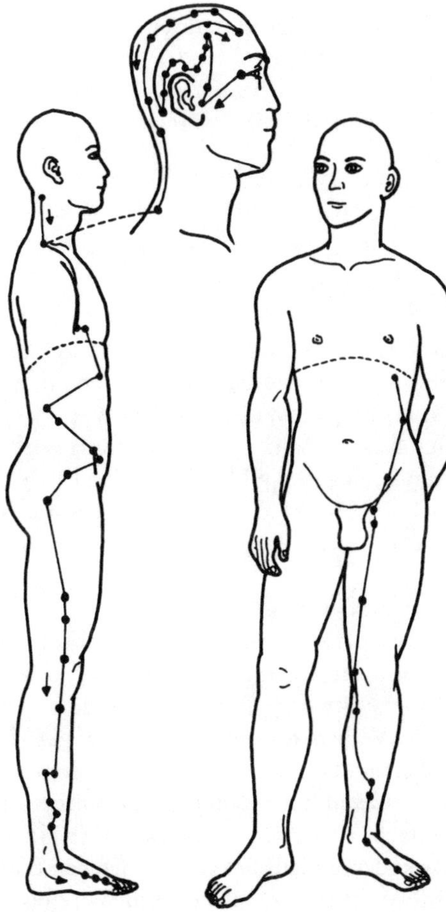

Abb. 24: Gallenblasen-/Leber-Meridian.

Du- und Ren-Meridian die Begegnung von Wasser oder *K'an* im Unterbauch mit dem Feuer oder *Li* im Kopf... Dies nennt man auch «Das Drehen des Wasserrades» und «Die Rückführung des Jing zum Gehirn». Wenn die drei

Energien durch den gesamten Körper zirkulieren, vom Kopf bis zu den Füßen, ist der makrokosmische Kreislauf hergestellt. Dies wird auch «Größeres Werk» genannt, das «Herabsteigen der drei wahren Feuer zur Sprudelnden Quelle».[11]

Pflege des Qi

Diese Übung gehört zu den Grundübungen des Yi Qi Gong; gleichzeitig gehört sie zu allen Stufen, denn bis zu ihrer Vervollkommnung ist es ein weiter Weg.

Wenn die Übung im Sitzen ausgeführt wird (die geeignetste Haltung), liegen die Hände auf den Oberschenkeln oder auf dem Unteren Dantian. Die Augen sind leicht geschlossen. Die drei vorbereitenden Übungen (s. S. 150ff.) gehen voraus.

Dann richtet sich die Aufmerksamkeit auf das Untere Dantian, bis dieser Qi-Speicher im vorderen Unterbauch spürbar wird (im allgemeinen als ein körperliches Gefühl der Wärme oder Schwere). Dann wird diese Vorstellung aufgelöst und die Wahrnehmung allein darauf gerichtet, das Qi im Körper freizugeben, so daß es sich ungehindert ausbreiten kann. Die Gedanken sollten nicht umherschweifen. Das klingt einfach, ist jedoch nur schwer aufrechtzuerhalten. Die Automatik der gedanklichen Aktivitäten (das «innere Geschwätz») ist oft stärker als der Wille zur geistigen Ruhe. Im besten Fall ist es ein wacher, gesammelter Zustand ohne diskursives Denken, in dem das Sichverteilen des Qi von spontanen imaginativen Bildern begleitet werden kann. Diese bildhaften Eindrücke müssen nicht unterdrückt werden, aber man sollte sie auch nicht wichtig nehmen.

Man kann im Sitzen oder – bei Krankheit – auch im Liegen üben.

Die Pflege des Qi kann für sich allein stehen. Sie ist auch

gut als Ergänzung zum Kleinen Kreislauf geeignet. Beide Übungen zusammen – zwanzig Minuten Kleiner Kreislauf (Stärken des Qi) und vierzig Minuten Pflege des Qi (Nähren und Pflegen) bilden zusammen eine abgerundete Einheit von Stärken und Nähren/Pflegen.

Zum Abschluß wird die Aufmerksamkeit wieder auf das Untere Dantian gerichtet und dort bewußt das Qi eingesammelt.

Umarmen des Qi

Dies ist eine weitere einfache Übung im Sitzen, durch die das Verteilen des Qi angeregt wird. Nach den drei vorbereitenden Übungen wird die Aufmerksamkeit auf die «drei Pfeiler» gerichtet: Die beiden Füße haben guten Kontakt zum Boden, der dritte Pfeiler ist die tragende Sitzfläche. Wenn sich das Gefühl der Festigkeit oder «Verankerung» eingestellt hat, werden die Arme mit leicht gerundeten Handflächen ausgebreitet, als drückte man einen großen Wasserball an die Brust. Wenn das Qi fließt, werden die Arme leicht – «der Himmel hält sie».

Den Abschluß bildet wie immer das Sammeln im Unteren Dantian.

Die Übung «Umarmen des Qi» dient zur Stärkung; sie kann bei Krankheit, Schwäche oder Alter die wesentlich anstrengendere Stehübung ersetzen.

Reinigungsübung mit Bäumen

Bei dieser Übung wird ein energetischer Kreislauf mit einem Baum geschlossen. Es sollte ein gesunder Baum mittleren Alters sein, und man stellt ihn sich nicht als kompakte Substanz, sondern eher als ein energetisches Feld in Baumform vor. Der Baum zieht das verbrauchte Qi des Übenden an sich, etwa vergleichbar der Aufnahme des Kohlendioxyds, das wir ausatmen und das der Baum verwerten kann.

Man stellt sich im Abstand von etwa einem halben Meter vor den Baum, in der gelockerten, aufgerichteten Haltung, in der alle Übungen im Stehen ausgeführt werden. Die drei vorbereitenden Übungen werden kurz aufgenommen; dann wird der rechte Fuß nach vorn gestellt und auf der Ferse abgestützt, während die Zehenspitzen zum Baumstamm weisen.

Die Arme seitlich heben, Qi mit einer weiten, umarmenden Geste heranholen, es über dem Kopf mit beiden gerundeten Händen sammeln und in den Scheitelpunkt «eingießen». Dieses frische, klare Qi drückt in der Vorstellung das verbrauchte, trübe Qi des Körpers nach unten, über die Vorder- und Hinterseite des rechten Beins hinab, über den großen und den zweiten Zeh des rechten Fußes nach außen zum Baum hin; dann wird es vom Qi-Kreislauf des Baumes aufgenommen.

Die Hände begleiten diesen Vorgang, indem sie sich vor dem Körper abwärts bewegen, die Handflächen nach unten gerichtet; während das Qi abfließt, kehren sie locker in die Ausgangslage zurück.

Dann wechselt man das Standbein, stellt den linken Fuß vor und wiederholt die Übung.

Die traditionelle Anweisung empfiehlt sechsunddreißig Wiederholungen. Es geschieht oft, daß man im Eifer des Übens das Zählen vergißt. Dann kann man nach dem Gefühl gehen und die Übungszeit abschätzen.

Zum Abschluß der Übung wird das Qi im Unteren Dantian eingesammelt, bis eine Wahrnehmung von Fülle entsteht.

Die Baumübung dient vor allem zur Stärkung organischer Funktionskreise und wird mit entsprechenden Bäumen vorgenommen:

- Die Kiefer stärkt die Leber.
- Die Zypresse stärkt die Nieren.
- Die Pappel stärkt die Lungen.
- Die Weide stärkt die Milz.
- Die Platane stärkt das Herz.

Es versteht sich von selbst, daß man sich nach der Übung bei dem Baum bedanken sollte.

Zwei Drachen spielen mit einer Perle

Diese Übung trägt auch den Titel «Schildkröten- und Schlangenkreisen» und ist besonders geeignet zur Stärkung des Unteren Dantian und zur Tonisierung der inneren Organe. Man kann sie im Sitzen, Stehen oder Liegen ausführen.

Nach den drei vorbereitenden Übungen (s. S. 150ff.) werden die Hände mit den Handflächen übereinander etwas oberhalb des Unteren Dantian auf den Bauch gelegt, so daß der Daumenrand den Nabel berührt (Frauen legen die linke Hand auf die rechte, Männer die rechte Hand auf die linke).

Nun beginnt ein sanftes Kreisen der Hände gegen den Uhrzeigersinn. Dieses Kreisen findet vor allem in der Vorstellung statt; äußerlich ist es kaum sichtbar. Die Hände sollen lediglich die Haut ein wenig verschieben, den Punkt aber nicht verlassen; sonst besteht die Gefahr, daß Qi verlorengeht.

In der Vorstellung weitet sich das Kreisen spiralförmig aus und dreht dann wieder nach innen. Nach insgesamt vierundzwanzig Kreisen ist die Spiralbewegung wieder sehr klein geworden. Die Qi-Bahn wird nun in einer Taiji-Schleife (s. S. 170) umgekehrt. In sechsunddreißig Kreisen im Uhrzeigersinn wird die Spirale noch einmal ausgeweitet und wieder zusammengezogen. Das nennt man «Qi aneinanderreihen».

Zum Abschluß verwendet man drei Atemzüge lang die

Gegenbauchatmung (s. S. 145), Fortgeschrittene verwenden die «Körperatmung», (s. S. 145), und drückt bei jedem Einatmen mit den Händen gegen das Untere Dantian; beim Ausatmen läßt man los. Das nennt man «Konzentrieren des Dan» (*Dan* bedeutet verdichtetes, konzentriertes Qi; *Dantian* ist das «Feld des konzentrierten Qi»).

Nach einiger Vertrautheit mit dieser Übung kann man in der Vorstellung die inneren Organe mitkreisen lassen. Je konzentrierter das Dan wird, desto deutlicher wird das Gefühl der Hitze in diesem Bereich.

Dieses Spiel mit der Perle kann auch als verstärkte Abschlußübung für andere, größere Übungen verwendet werden. Manchmal geschieht es, daß Übungen einen «Überhänger» haben, so daß das Gefühl entsteht, man bleibe im Qi-Gong-Zustand gefangen. Dann kann es für Anfänger schwierig sein, sich wieder auf die Angelegenheiten des Alltags zu konzentrieren. Deshalb ist ein guter, sauberer Abschluß sehr hilfreich.

Reinigende Dusche

In dieser Übung aus der buddhistischen Tradition sind die Fokuspunkte der Scheitelkreis (Scheitel-Chakra), der Kehlkreis (Kehl-Chakra) und der Herzkreis (Herz-Chakra). Das Qi hat in der Vorstellung die Qualität von Licht.

Nach den drei vorbereitenden Übungen (s. S. 150ff.) werden als erstes die drei Kreise visualisiert:

- Der Scheitelkreis enthält weißes Licht. Während der Visualisierung des Scheitelkreises ruhen die Hände nach oben geöffnet auf den Oberschenkeln.
- Der Kehlkreis enthält rotes Licht. Während der Visualisierung des Kehlkreises werden die Hände zur Gebetshaltung vor dem Kehlkopf gefaltet; die Daumen weisen zum Kehlkopf.

- Der Herzkreis enthält blaues Licht. Während der Visualisation des Herzkreises werden die Hände auf Herzhöhe verschränkt gefaltet, wobei die gestreckten kleinen Finger und die gestreckten Daumen einander berühren; die Daumen zeigen zum Herzkreis, die kleinen Finger zeigen vom Körper weg.

Danach werden die Hände wieder auf die Oberschenkel gelegt. Der Scheitelpunkt wird als Trichter visualisiert.

Die Vorstellung richtet sich nun auf das Bild des blauen Himmels. Er ist unendlich weit und klar, erfüllt von einem unbegrenzten Reichtum an reinem, universalem Qi.

Das reine, weiße, kühle Himmels-Qi tritt als weißes Licht oder Fluidum durch den Scheitel in den Kopf ein. Es fließt an den Innenseiten des Kopfes abwärts, erfüllt den Kopf, kreist, löst Stauungen und nimmt alle Verunreinigungen auf.

Das Qi fließt weiter in den Kehlbereich, kreist dort, löst Stauungen und nimmt ebenfalls alle Verunreinigungen auf. Währenddessen strömt ständig frisches Qi durch den Scheiteltrichter nach.

Das Qi fließt in den Herzbereich, kreist im Brustraum, löst Stauungen und nimmt alle Verunreinigungen auf.

Das Qi fließt in den Bauchraum und «spült» alle Organe. Hier wird das Qi als warm empfunden, im Gegensatz zu den oberen Bereichen, wo es eher kühlend ist.

Das Qi fließt in die Knie, kreist, entstaut und reinigt.

Schließlich fließt alles trübe Qi durch die Yongquan-Punkte (s. S. 154) ab. Nun ist der ganze Körper mit reinem, weißem Qi erfüllt.

Zum Abschluß wird das Qi im Unteren Dantian eingesammelt.

Eine weitere Abschlußversion ist das Sammeln des Qi in den «Drachenquellen». Dazu richtet sich die Aufmerksamkeit auf die Drachenquellen-Punkte am Rist des Fußes. Die Drachenquellen sind Speicher des Yang-Qi, im Gegensatz zu den Punkten «Sprudelnde Quelle» am vorderen Teil der Fußsohle, die Yin-Qi speichern.

Nähren des Gehirns

Diese Übung für fortgeschrittene Qi-Gong-Praktizierende gehört zum Komplex der «direkten Übungen». Voraussetzung für diese Übung ist die Fähigkeit, den Atem in einer sehr sanften Weise unterstützend einzusetzen oder, noch besser, ihn ganz zu «vergessen» und statt dessen «geistig zu atmen».

Das Untere Dantian sollte gut gefüllt sein. Deshalb wird empfohlen, dieser Übung den Kleinen Kreislauf vorangehen zu lassen.

Beim Sitzen auf einem Stuhl werden die Füße so nebeneinandergestellt, daß die Beine einander berühren. Noch geeigneter ist das Sitzen auf einem Sitzkissen mit überkreuzten Beinen.

Die drei vorbereitenden Übungen (s. S. 150ff.) gehen voran.

Erste Version
Zum Einüben werden die Hände unterstützend eingesetzt. Die linke Handfläche wird in einer Entfernung von etwa zehn Zentimetern vor das Untere Dantian gehalten; die rechte Handfläche wird in gleicher Entfernung vor das Mittlere Dantian gehalten. Die Laogong-Punkte in den Handmitten strahlen das Untere beziehungsweise das Mittlere Dantian an. Während der ersten und zweiten Phase der Übung wird diese Handhaltung beibehalten.

Erste Phase

- Das Einatmen wird mit der Vorstellung verbunden, durch den Dammpunkt und im mittleren Kanal hinauf bis zum Scheitelpunkt einzuatmen und das Qi in den Kopf zu leiten.

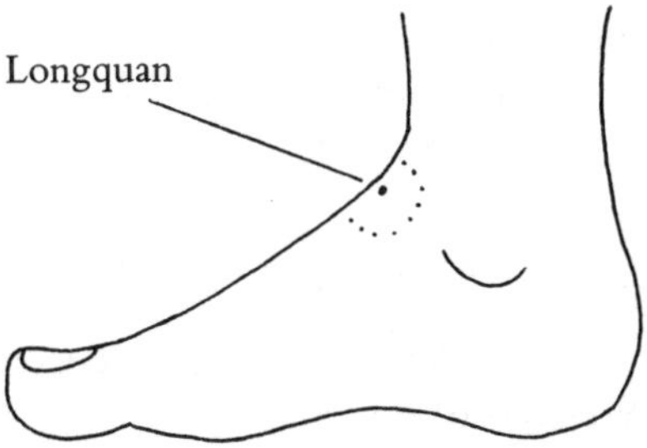

Abb. 25: Longquan, der Punkt «Drachenquelle».

- Beim Ausatmen wird jede Vorstellung losgelassen («nicht denken»).

So atmet man 108mal.

Zweite Phase

- Das Einatmen geschieht ohne jede Vorstellung («nicht denken»).
- Der Ausatem wird mit der Vorstellung verbunden, das Qi durch das Jadekissen auszuatmen.

So atmet man 108mal.

Abschluß

- Die linke Hand verläßt das Untere Dantian und wird zum Scheitelpunkt geführt. Die Hand kreist gegen den Uhrzeigersinn (d. h. nach rechts, vorn, links, hinten usw.) über dem Scheitelpunkt und sammelt Qi ein. Dann wird die linke Hand mit der Handfläche nach unten vor dem Gesicht abwärts geführt mit der Vorstellung, das Qi im mittleren Kanal abwärts zu führen. Vor dem Mittleren Dantian schließt sich die rechte Hand an. Beide Hände begleiten nun das Qi in das Untere Dantian. Hier werden die Hände so ineinandergelegt, daß die linke Hand über der rechten liegt, der linke Daumen den Laogong-Punkt der rechten Hand bedeckt und der rechte Daumen auf dem Nagel des rechten Ringfingers liegt. Diese Haltung wird während der drei Minuten des Einsammelns beibehalten.

Für diese Übung werden vor allem folgende Zeiten empfohlen: An jedem 4. bis 8. und 21. bis 22. Tag des Monats, am besten zwischen dreiundzwanzig Uhr und ein Uhr.

In der **zweiten Version** dieser Übung kann man die Hände ruhen lassen und nur geistig üben. Nach guter Einübung kann man sie auch bei jeder geeigneten Gelegenheit in einer nichtformalen Weise praktizieren.

Das «Nähren des Gehirns» stärkt die Gedächtnisleistung und kräftigt das Gehirn für längere geistige Beanspruchung. Außerdem wird bei regelmäßigem Üben das Schlafbedürfnis verringert.

Zusammengesetzte Übungen

Diese Übungen beinhalten grundlegende leichte Bewegungen oder bestimmte Körperhaltungen in Verbindung mit dem imaginativen Lenken des Qi. Es ist dabei sehr wichtig, die Bewegung nicht als den primären Faktor zu sehen. Das Hauptgewicht der Aufmerksamkeit sollte auf dem Lenken des Qi liegen; dann folgen die Bewegungen in einer natürlichen und mühelosen Weise.

Seidenraupenübung

Diese Übung heißt auch «Qi pflücken»; sie kommt aus der chinesisch-buddhistischen Tradition Chinas und stärkt, wie alle buddhistischen Übungen, den zentralen Mittelkanal. Diese Übung wird im Stehen mit geschlossenen Augen ausgeführt und ist mit den Bewegungen des «Wellens» (s. S. 167) verbunden.

Die Füße stehen schulterbreit auseinander, die Zehen zeigen nach vorn. Die Augen sind geschlossen. Nach den drei Vorbereitenden Übungen (s. S. 150ff.) wird das Qi in sechs Stationen von unten nach oben «gepflückt».

Dazu breitet man beim Einatmen die Arme aus wie beim «Umarmen des Qi» (s. S. 199) und holt es in der Vorstellung aus den Fernen des Universums zu sich heran («pflücken»). Dabei rundet sich der Rücken, wie wenn man die Arme ausbreitet, um jemanden zu umarmen. Wenn die Hände das Qi zum Körper herangeholt haben, machen sie eine Bewegung, als öffneten sie einen Vorhang vor dem Körper; dabei öffnet man in der Vorstellung den entsprechenden Körperabschnitt («aufreißen») und läßt das frische, kühle Qi beim Einatmen ins Körperinnere und bis zur Wirbelsäule in den Du Mai fließen («eingießen»). Dabei richtet sich der Rücken von selbst wieder auf. Dann werden die Arme zum erneuten «Pflücken» geöffnet.

Die sechs Stationen des «Eingießens»

- Steißbein (Unterbauch)
- Lendenwirbelsäule (Oberbauch)
- Brustwirbelsäule (Brustmitte)
- Halswirbelsäule (Kehle)
- Unterer Hinterkopf (Mund/Nase)
- Oberer Hinterkopf (Stirn)

Das «Pflücken» (Rücken runden) und «Eingießen» (Rücken aufrichten), erneute Pflücken und so weiter ergibt eine sechsmalige Wellenbewegung der Wirbelsäule, bei der alle Muskulaturen sanft beteiligt sind. Doch sollte man sich am Anfang immer wieder nachdrücklich an den Grundsatz erinnern: Die Bewegung ist sekundär, die Vorstellung vom Heranholen und Eingießen ist primär.

Diesen Durchgang durch die sechs Stationen kann man sechsmal wiederholen und dabei die «Eingießpunkte» jeweils ein wenig verschieben, so daß die Wirbel einzeln angesprochen werden.

Nach dem letzten Eingießen werden die Arme mit einer einholenden Bewegung und nach oben gerichteten Handflächen seitlich hoch – «himmelwärts» – über den Kopf geführt. Ein kurzes Anheben der Fersen und das kräftige Ausstrecken der Arme unterstützen die Vorstellung, sich dem Himmel zuzuwenden und «himmlisches Qi» zu empfangen. Während sich die Fersen wieder senken, wird das Qi eingeholt.

Die Hände fassen das Qi zusammen (bis die Handkanten einander berühren), als wollten sie verhindern, daß es wieder

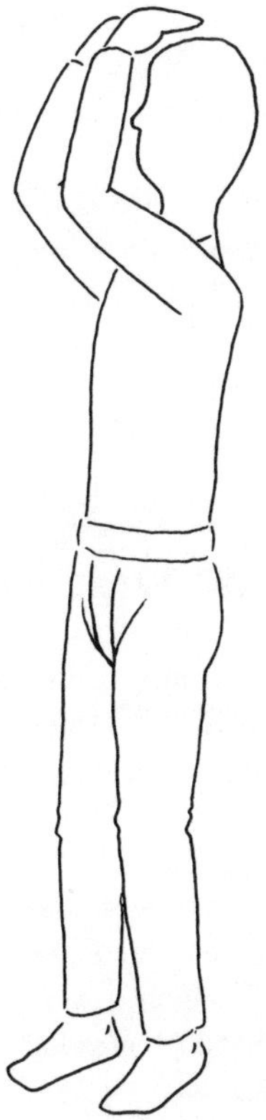

Abb. 26: Haltung beim «Eingießen des Qi» durch den Scheitelpunkt.

zum Himmel zurückfliegt. Die weich gerundeten Hände bilden eine Art Dach für das eingesammelte Qi, die Unterarme befinden sich vor dem Gesicht (s. Abb. 26). So wird das Qi zum Scheitelpunkt geführt und dort «eingegossen». Die Hände senken sich weiter und begleiten vor dem Gesicht das Qi, das im Innern des Kopfes nach unten fließt, mit dieser zusammenfassenden, bewahrenden Geste; dabei öffnen sich die Unterarme.

In Kinnhöhe werden die Hände zusammengelegt («Gebetshaltung»), und so gefaltet begleiten sie das Absinken des Qi bis zum Mittleren Dantian. Die Schultern werden bewußt gelockert, wenn sich die Hände in Brusthöhe befinden.

Hier öffnen sich die Hände und führen mit nach unten gerichteten Handflächen (die Fingerspitzen weisen zueinander, und die Hände sind weich und locker) das Qi bis zum Unteren Dantian, wo die Hände übereinandergelegt werden und ein paar Atemzüge lang verharren.

Die Übung ist beendet, wenn sich das Qi im Unteren Dantian gesammelt hat.

Kranichkopf und Drachenhaupt

In dieser Übung sind mehrere Grundelemente miteinander vereinigt, und man sollte mit diesen Grundübungen bereits ein wenig vertraut sein, bevor man sich auf diese kompliziertere Übung einläßt.

• Die Füße stehen dicht nebeneinander, die Knie sind locker, der Kopf ist aufgerichtet, der Blick gesenkt (man kann auch die Augen schließen). Nach den drei vorbereitenden Übungen folgt eine neunmalige Wiederholung der 7. Abschlußübung des Kleinen Kreislaufs, «Der Kranich nimmt Wasser auf» (s. S. 183). Bei jeder Kreisbewegung des Kinns geht man etwas mehr in die Knie. Dabei wird die Vorstellung zu Hilfe genommen, daß der Kopf die Wirbel nach oben auseinanderzieht, während der Steiß – wie mit einem Senkblei versehen – nach unten absinkt und die Wirbel nach unten auseinanderzieht («Dehnen», s. S. 168).

Danach drei Atemzüge lang verharren mit der Vorstellung, das Qi durch die Knie in die Punkte «Sprudelnde Quelle» (s. S. 154) an den Fußsohlen fließen zu lassen.

• Nun folgt die «Drachenhaupt»-Bewegung. Zu beiden Seiten des Scheitelpunkts befinden sich die beiden «Drachenhörner» (*Qinglung-qiao*) genannten Qi-Gong-Punkte. In einer Schlangenbewegung wird der Körper nun abwechselnd an den «Drachenhörnern» hochgezogen («Pendeln», s. S. 168): Einmal zieht die rechte Kopfseite hoch, dann die linke, dann wieder die rechte und so weiter, in insgesamt acht Pendelbewegungen. Dabei entsteht das Gefühl, daß das obere Ende der Qi-Säule, die normalerweise im Scheitelpunkt endet, von einer Seite des Kopfes zur anderen hin- und herwandert.

Nachdem der Körper wieder aufgerichtet ist, breitet man die Arme aus, um das Himmels-Qi wie einen über dem Kopf schwebenden Ballon zu umfassen; es wird eingesammelt und – wie in der Seidenraupenübung – mit den Händen, die sich an den Handkanten berühren und ein kleines Dach bilden, zum Kopf geführt und in den Scheitelpunkt «eingegossen».

Die Hände trennen sich, die Fingerspitzen sind einander zugewandt, die Handflächen weisen nach unten. Sie begleiten das hinabströmende Qi zum Oberen, Mittleren und Unteren Dantian. Die Schultern werden bewußt gelockert, sobald die Hände sich bis Schulterhöhe gesenkt haben.

- In der abschließenden Übungsfolge streichen die Hände, nach einem kurzen Sammeln im Unteren Dantian, über den seitlichen Dai-Meridian: vom Unteren Dantian ausgehend seitlich aufwärts über den Beckenkamm und hinten abwärts zum Kreuzbein. Beim Übergang zur hinteren Körperseite drehen sich die Hände so, daß nun die Handrücken über den hinteren Beckenbereich abwärts zum Kreuzbein streichen.

Mit den Handrücken auf dem hinteren Becken läßt man die Hüften kreisen, siebenmal im Uhrzeigersinn, siebenmal gegen den Uhrzeigersinn.

Die Daumen werden nun in die Handflächen gelegt und die Hände nach unten und vorn zu den Leisten gezogen. Man geht in die Knie und stützt die Hände auf die Knie, wobei der Mittelfinger jeweils über der Kniescheibe liegt. In der Vorstellung wird sämtliches Qi in die Knie geleitet.

In dieser Haltung kreisen die Knie miteinander siebenmal gegen den und siebenmal im Uhrzeigersinn, dann je siebenmal in gegenläufiger Bewegung nach innen und nach außen. Die Füße stehen unverändert parallel nebeneinander. Während des Kreisens werden die Knie in der Vorstellung ununterbrochen mit Qi versorgt.

Nun werden die Hände so auf den Kniescheiben gedreht, daß die Finger auf die Innenseite der Knie zu liegen kommen und die Ellbogen nach außen zeigen.

Dreimal geht man mit dem Einatmen in die Hocke (je nach Fähigkeit mehr oder weniger tief), und mit dem Ausatmen richtet man sich wieder auf. Diese Bewegung wird von der Vorstellung begleitet, daß das Qi nach unten in die Fußsohlen «sprudelt».

Ist der Körper nach dem dritten Mal wieder aufgerichtet, nehmen die ausgebreiteten Hände mit einer ausholenden Bewegung von unten nach oben Qi von der Erde, aus dem Universum und vom Himmel auf. Über dem Kopf nähern sich die Hände einander, leiten das Qi mit der Geste des «Eingießens» in den Scheitelpunkt und führen es wie zuvor im mittleren Kanal abwärts bis zum Unteren Dantian.

Nun wird mit nach unten/außen gedrehten Handflächen das Qi hinaus «zum Rand des Universums» geschoben.

Wiederum ein Wenden der Hände nach unten/innen, und sie nehmen mit einer ausholenden Bewegung reines Qi auf und führen es zum Unteren Dantian, wo es gespeichert wird. Auf diese Weise wird «Qi zwischen Mensch und Kosmos ausgetauscht».

Das Kreisen der Knie und das Lenken des Qi in die Knie in der abschließenden Übungsfolge gilt als überaus wirkungsvolle Maßnahme, um den Alterungsprozeß aufzuhalten. Es heißt: «Das Altern des Körpers beginnt in den Knien.» Die Knie zugleich zu stärken (Bewegung) und zu nähren (mit Qi) ist ein wertvolles Mittel der Vorbeugung.

Schwerthand-Yangshen

Bei dieser Übung wird die Körperatmung einbezogen und das Abgeben von Qi geübt:

- Die Füße stehen schulterbreit auseinander, die Zehen zeigen nach vorn, die Knie sind mehr oder weniger gebeugt. Junge und kräftige Menschen können recht tief in die Knie gehen, bei Älteren und Schwächeren genügt eine leichte Beugung. Die Augen sind leicht geschlossen oder einen Spalt geöffnet.

  In der Vorstellung sind die Beine neun Meter tief in der Erde verwurzelt. Himmel, Erde und Menschen bilden eine Einheit.
- Nach den drei vorbereitenden Übungen werden die locker ausgestreckten Arme parallel bis etwa in Brusthöhe angehoben (wie in der Pantomime eines Westernhelden, der in jeder Hand eine Pistole im Anschlag hält) und die Hände zur «Schwerthand»-Haltung geformt: Die Hände zeigen mit einander zugewandten Handflächen nach vorn; Zeige- und Mittelfinger sind ausgestreckt, Ringfinger und kleiner Finger sind nach innen gebogen, und der Daumen ruht auf dem Nagel des Ringfingers.

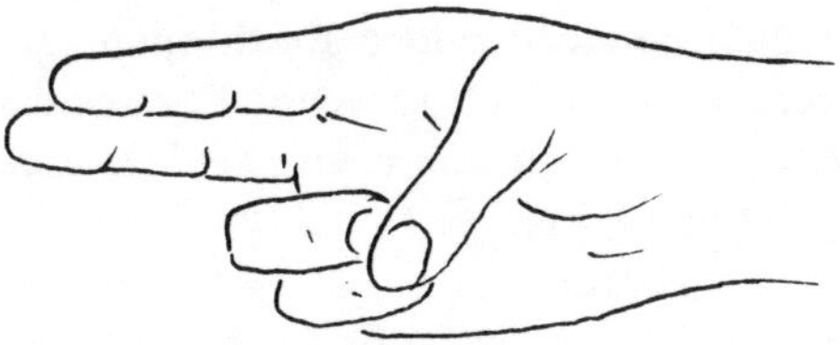

Abb. 27: Die Schwerthand.

- Nun richtet sich die Wahrnehmung auf die gesamte Körperoberfläche. Beim Einatmen wird der Dammpunkt ein wenig hochgezogen, und in der Vorstellung saugen alle Poren Qi aus dem Universum an («Körperatmung», s. S.

145). Das Qi sammelt sich im Unteren Dantian. Mit dem Ausatmen wird Qi durch Zeige- und Mittelfinger der Schwerthand nach außen abgegeben (die Haltung der Schwerthand ist geeignet, um Qi mit großer Genauigkeit auszustrahlen – etwa auf Akupunkturpunkte eines Kranken).

- Nachdem man so zehn bis dreißig Minuten lang geübt hat, kann man fünf der Abschlußübungen hinzufügen, die auch den Kleinen Kreislauf abschließen («Hand-Gong»): Hände reiben, über das Gesicht streichen, den Kopf massieren, den Kopf klopfen, die Ohren massieren und den Großen-Wirbel-Punkt und den Nacken reiben.

Abklopfen

Eine weitere ergänzende Übung ist das belebende Abklopfen des Körpers. Zuerst werden die Arme an allen Seiten von oben nach unten abgeklopft – erst der linke Arm, dann der rechte Arm.

Dann läßt man die Arme bei der Bewegung des «Drehens» (s. S. 168) leicht schwingen und klopft dabei mit lockeren Fäusten Schultern, Brust und Rücken, Kreuzbereich und Bauch. Beim Abklopfen des Bauches wird der Unterbauch ein wenig vorgewölbt. In der Vorstellung läßt man dabei Qi in das Untere Dantian fließen.

Nun werden mit beiden Händen die Seiten und alle noch nicht bearbeiteten Bereiche kräftig abgeklopft.

Danach werden die Beine ein wenig auseinandergestellt, der Oberkörper wird vorgebeugt, und beide Hände klopfen den Bereich der Nieren ab. Jetzt richtet man sich langsam wieder auf und verharrt einige Augenblicke entspannt.

Dann beugt man sich wieder nach vorn und klopft beide Beine an allen Seiten von oben nach unten ab.

Danach werden die Hände auf die Kniescheiben gestützt, und die Aufmerksamkeit ist ganz in den Knien. Die Knie kreisen in gegenläufiger Bewegung langsam neunmal nach innen und neunmal nach außen. Dann den linken Fuß zum rechten heranziehen und mit parallel stehenden Beinen neunmal gegen den und neunmal im Uhrzeigersinn kreisen. Auch die Fußknöchel kreisen mit.

Den Oberkörper langsam aus dem Becken heraus aufrichten und die Übung etwa drei Minuten lang mit der Sammlung der Aufmerksamkeit im Unteren Dantian ausklingen lassen.

Diese Übung ist besonders geeignet zur Unterstützung der Verdauung, verhindert beziehungsweise heilt Hämorrhoiden und fördert die Gewichtsabnahme. Gleichzeitig baut sie die Fähigkeit auf, gezielt Qi abzugeben.

Man kann das Aussenden des Qi mit der Vorstellung verbinden, es einem Menschen zu schicken, der es braucht. Die mitfühlende Intention ist ein starkes Vehikel für das Qi und überwindet auch weite Entfernungen.

Nichtformale Übungen

Nach einiger Vertrautheit mit den formalen Übungen läßt sich eine offene Qi-Gong-Praxis in den Alltag ausdehnen. Die Voraussetzung dafür ist allerdings eine grundlegende Verbindung mit dem Qi-Fluß im Körper. Diese Verbindung kann sich zunächst so äußern, daß die bildhafte Vorstellung des fließenden Qi keinerlei Mühe macht. In anderen Fällen steht eine körperliche Empfindung im Vordergrund; das ist eine sinnliche Erfahrung, und in einer sinnlichen Weise ist auch der Begriff «Vorstellung» zu verstehen. Die Vorstellung sollte natürlich von Anfang an kein zweidimensionales Bild sein. Der Fluß des Qi ist etwas ganz Lebendiges, und erst, wenn diese lebendige Eigenschaft empfunden wird, entsteht eine tatsächliche Beziehung zum Qi.

Das nichtformale Üben läßt sich in alle möglichen Situationen des Alltags einflechten – man kann beim Ausruhen, beim Spazierengehen, in der U-Bahn, beim Sitzen am Schreibtisch, sogar beim Fernsehen üben.

Qi-Gong-Übung beim Fernsehen

Häufiges Fernsehen ist nach Meister Li ein ausgesprochener Qi-Raubbau. Um den Qi-Verlust zu verringern, empfiehlt er folgende Maßnahmen:

- Vor Beginn der Sendung richtet sich die Aufmerksamkeit auf das Untere Dantian, bis es spürbar wird. Dann wird diese Vorstellung losgelassen.

• Während des Fernsehens sollte eine gewisse geistige Distanz aufrechterhalten werden, so daß der Geist von den Inhalten der Sendung nicht völlig überflutet wird.
• Nach dem Ende der Sendung richtet sich die Aufmerksamkeit wieder auf das Untere Dantian und nimmt noch einmal ein paar Atemzüge lang die Beziehung auf. Erst dann sollte man aufstehen.

Die Pflege des Qi, die dieser kleinen Übung zugrunde liegt, kann man bei vielen Gelegenheiten üben, bei denen man Zeit hat, wie bei längeren Flügen, Zugfahrten oder beim Warten in einem Vorzimmer. Ist die Zeit, die zur Verfügung steht, überschaubar, kann man sich auch auf eine größere Übung einlassen (z. B. «Entspannen auf vier Bahnen», s. S. 153).

Vor allem, wenn man nicht zu Hause übt, kann es geschehen, daß man beim Üben unterbrochen wird (etwa vom Fahrkartenkontrolleur in der Bahn oder von der Stewardeß im Flugzeug). Nach solch einer Unterbrechung sollte man, wenn es sich um eine größere Übung handelt, den Faden der Übung wieder aufnehmen und sie zu einem geordneten Abschluß bringen.

Ableiten am Schreibtisch

Beim Arbeiten am Schreibtisch kommt es leicht zu einer Qi-Stauung im Kopf. Darum ist es gut, sich gelegentlich zurückzulehnen und das gestaute Qi abzuleiten. Die Füße sollten guten Kontakt zum Boden haben und die Wirbelsäule gerade aufgerichtet sein.
• Der Ausatem wird mit der Vorstellung verbunden, daß das Qi aus dem Kopf nach unten fließt bis in die Punkte «Sprudelnde Quelle» an den Fußsohlen. Der Einatem wird nicht besonders berücksichtigt; er sollte sanft und «geräumig» sein, so daß sich der Körper auf natürliche Weise nach hinten und nach vorn ausdehnen kann. Das Schwergewicht

liegt auf der Vorstellung des Fließens nach unten, neun Atemzüge lang (oder öfter). Wenn ein Gefühl von Leichtigkeit und Helligkeit im Kopf entsteht, hat die Übung guten Erfolg gehabt.

- Zum Abschluß kann man den Nacken reiben und neunmal die Übung «Kranich nimmt Wasser auf» (s. S. 183) wiederholen.

Das Ableiten ist auch hilfreich bei Lampenfieber, Prüfungsangst, heftigem Ärger und anderen Gelegenheiten, bei denen das Qi dazu neigt, unliebsam hochzuschießen.

Das Gedächtnis stärken

Die chinesische Anweisung zu dieser Übung lautet:

«Die Augen bis auf einen kleinen Spalt schließen und auf die Nasenspitze sehen, mit der Nasenspitze zum Mund sehen, mit dem Mund zum Herzen sehen. Von dort zu den Ohren gehen und zwei Minuten verweilen.»

Übung vor dem Einschlafen

Im Liegen werden alle Körperbereiche entspannt. Der Atem ist langsam, gleichmäßig und sanft:

- Die Aufmerksamkeit richtet sich auf das «Himmelsauge» zwischen den Augenbrauen. In der Vorstellung wird dieser Bereich nach oben und nach allen Seiten ausgedehnt, bis sich das Gefühl von einem weiten, hellen Raum einstellt.
- Nach zwei bis drei Minuten wird dieser Raum wieder «eingesammelt»; die Vorstellung zieht sich in das Untere Dantian zurück.
- Mit Körperatmung (zwanzigmal) wird Qi angereichert.
- Zum Abschluß Sammeln des Qi im Unteren Dantian.

Daraufhin wird sich ein wohltuendes Gefühl einstellen; möglicherweise erscheint der Körper als sehr leicht, wie schwebend.

Diese Übung dient vor allem für einen besseren, erholsameren Schlaf.

Körperatmung beim Spazierengehen

Die Art des Gehens ist ganz normal, nicht besonders langsam, nicht besonders schnell. Hierbei sollte die Vorstellung die Regie übernehmen, während der Atemrhythmus nebensächlich ist.

Vier Schritte lang wird Qi aus dem Kosmos mit Körperatmung (s. S. 145) aufgenommen, dann wird das verbrauchte Qi vier Schritte lang ausgestoßen – «bis an das Ende des Universums». Die Aufmerksamkeit ist leicht und schwebend. Diese Übung kann man so lange wiederholen, bis die Konzentrationsfähigkeit erlahmt.

Augentraining

Meister Zhi-Chang Li hat ein spezielles Augentraining entwickelt, das dem Qi-Gong-Praktizierenden die Möglichkeit gibt, gezielt Sehschwächen und Ermüdung der Augen – zum Beispiel durch die Arbeit am Bildschirm – zu lindern oder möglicherweise zu beseitigen. Auch als Prophylaxe sind solche Übungen geeignet.

«Gezielt» ist hier natürlich im Sinne der chinesischen Medizin zu verstehen. Sehschwächen sind ein Mangel an grundlegendem Qi, und da die fünf Funktionskreise vom Qi-Haushalt abhängig sind, muß auch die Arbeit für die Augen an dieser Basis ansetzen.

Die Beziehung der Augen zu den Funktionskreisen ist folgende:

- Die Augenwinkel stehen in Verbindung mit dem Herzen.
- Das Augenweiß steht in Verbindung mit den Lungen.
- Die Iris steht in Verbindung mit der Leber.
- Die Pupillen stehen in Verbindung mit den Nieren.
- Die Gesamtheit des Auges steht in Verbindung mit der Leber (deshalb ist der Zustand des Leber-Funktionskreises für die Augen von besonders großer Bedeutung).

Spezielle Augenübungen werden immer in Grundübungen eingebettet. So kann man eine **Übungsfolge** etwa in dieser Weise gestalten:

1. **Schüttelübung** (s. S. 172)
2. **Kleiner Kreislauf** (s. S. 175)

3. Augenübungen
4. Pflege des Qi (s. S. 198)

Zur grundlegenden Entspannung der Augen legt man die gerundeten Hände über die geschlossenen Augen, so daß sich die Augen und Augenlider in dieser dunklen, schützenden Höhle entspannen können.

In der Umgebung des Auges liegen wichtige Punkte, über die man auf die Augenfunktion einwirken kann. Bevor man diese Punkte massiert, sollte man das Gesicht und die Hände waschen. Die Massage der Augenpunkte ohne vorhergehende Übung ist nicht völlig wirkungslos. Doch wird die Wirkung viel größer sein, wenn der Massage eine intensive Aktivierung des Qi vorangegangen ist.

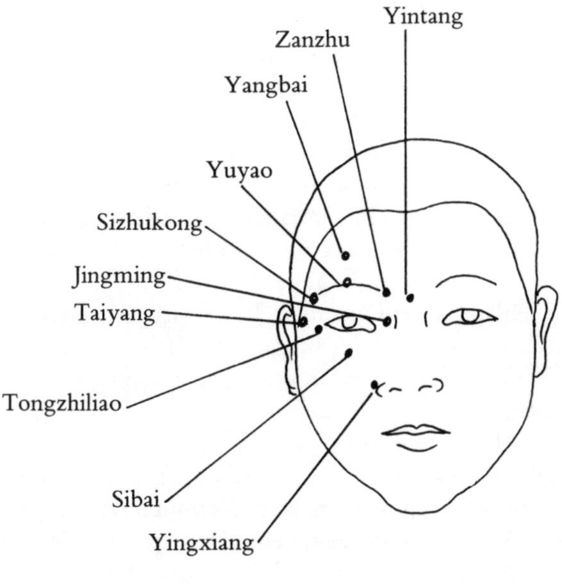

Abb. 28: Meridianpunkte um das Auge.

Der Punkt *Jingming* liegt am inneren Augenwinkel am Rand des Nasenbeins.
Der Punkt *Zanzhu* liegt am Beginn der Augenbrauen in einer spürbaren kleinen Vertiefung.
Der Punkt *Yuyao* befindet sich in der Mitte der Augenbrauen. Auch hier kann man eine kleine Vertiefung im Knochen erspüren.
Der Punkt *Sizhukong* liegt in der deutlichen Vertiefung am Ende der Augenbrauen.
Der Punkt *Taiyang* liegt in der großflächigen Vertiefung der Schläfen.
Der Punkt *Tongzhiliao* liegt etwa einen Finger breit vom äußeren Augenwinkel entfernt am Knochenrand.
Der Punkt *Sibai* befindet sich unter der Augenmitte in einer kleinen Vertiefung am oberen Rand des Wangenbeins.

Mit einem sanften Reiben des Bereichs um die Augen mit den Fingerspitzen kann man alle diese Punkte aktivieren. Bei Kurzsichtigkeit sollte man von außen nach innen reiben, bei Weitsichtigkeit von innen nach außen. Dasselbe gilt auch, wenn man die einzelnen Punkte nacheinander massiert. Danach kann man die Punkte aufladen, indem mit der Schwerthand (s. S. 213) aus einer Entfernung von etwa fünf Zentimetern Qi in jeden Punkt gesendet wird.

Ebenfalls wirkungsvoll ist das «Bestrahlen» der Augen mit den Laogong-Punkten in den Handflächen, nachdem man die Hände langsam und intensiv aneinander gerieben hat. Die leicht gerundeten Hände werden in einer Entfernung von etwa zehn Zentimetern vor die sanft geschlossenen Augen gehalten, und heilendes Qi wird auf sie abgestrahlt.

Außerdem kann man die «Reinigungsübung mit Bäumen» (s. S. 199) hinzuziehen. Das Qi der Kiefer hat eine besondere Beziehung zum Leber-Qi und wirkt deshalb heilend für die Augen.

Körperliche Empfindungen beim Üben

Eines der häufigsten Phänomene in der ersten Zeit des Übens ist ein Gefühl der Hitze in den Extremitäten oder in bestimmten Bereichen des Körpers und ein Anschwellen der Hände und Füße. Ebenfalls häufig ist ein Prickeln oder Jucken.

Solche Phänomene bedeuten, daß das Qi noch verunreinigt ist. Grundsätzlich sind es positiv zu bewertende Erfahrungen – man spürt etwas! Nach längerer Praxis wird das Qi immer reiner und bewirkt ein Gefühl sanfter, angenehmer Kühle, und die Phänomene bleiben aus.

Wann immer durch Übungen ausgelöste Sensationen als zu heftig empfunden werden, lassen sie sich durch Entspannungsübungen beruhigen. Ebenso wie man Straßen anlegt und ihnen eine möglichst glatte Oberfläche gibt, um den Verkehr zu erleichtern, ebnet Entspannung dem Qi den Weg durch den Körper. Fahren über ungeebnetes Gelände braucht viel Energie, und langfristig ist der Bau von Straßen lohnender – wie auch eine gute Entspannungsgrundlage letztlich mehr bringt als eine forcierte Energiepraxis mit spektakulären Sensationen.

Qi Gong und Sexualität

Willst du männlich und weiblich paaren,
bedarf es der gelben Frau;
die Vermittlerin im Zentrum
stellt das Gefäß der Schöpfung dar.
Willst du Verläßliches wissen
über diese gelbe Frau? –
Aufrichtigkeit allein vermag
die Harmonie zwischen den Fünf Elementen herzustellen.[12]

Sexualität ist eine gewaltige biologische Kraft, die den Geist in ihren Bann zu ziehen pflegt. Wird sie unterdrückt, stört sie die Gesundheit von Körper-und-Geist ebenso, wie wenn sie ungehemmt freigegeben wird. Das ist eine Tatsache, die man nicht besonders betonen muß. Um beide Extreme zu vermeiden, wurde im Taoismus die Innere Kunst der Verwandlung von sexueller Energie, die einen wichtigen Aspekt des Jing darstellt, in reine «Lebensenergie», Qi, eingesetzt. Übungen dieser Art für Paare nennt man «wechselseitige Kultivierung».

Im allgemeinen beziehen sich die Ausführungen über die sexuellen Aspekte der Inneren Alchimie auf die männliche Physiologie. Die weibliche Seite wird gesondert behandelt (siehe «Der weibliche Weg», S. 240).

Eine taoistische Geschichte macht die freundliche und verständnisvolle Haltung deutlich, die innerhalb der alten chinesischen Kultur der ebenso heftigen wie natürlichen geschlechtlichen Anziehung entgegengebracht wurde:

Ein taoistischer Einsiedler nahm ein Waisenkind als Schüler an. Sie lebten in den Bergen in tiefer Einsamkeit, fernab der Welt, und der Einsiedler lehrte den Jungen, den Weg des Tao zu beschreiten. Eines Tages nahm der alte Meister seinen herangewachsenen Schüler mit in die Stadt, und der junge Mann war überaus beeindruckt von all dem Neuen, das sie bot. Als er eine junge Frau sah, fragte er seinen Meister: «Was ist das?» Der Meister, der nicht wollte, daß die Gedanken seines Schülers beunruhigende Wege gingen, antwortete: «Das ist ein Tiger.»

Sie gingen schweigend den langen Weg zur Einsiedelei zurück. Dort angekommen, fragte der Meister: «Nun, was gefiel dir am besten in der Stadt?» Sein Schüler antwortete, ohne nachzudenken: «Der Tiger.»

In der Geschichte der Inneren Alchimie spielte die «wechselseitige Kultivierung» – sexuelle Praktiken zur Unterstützung der Transformation – stets eine große Rolle, nicht zuletzt als Zankapfel, denn die Urteile der Weisen und Gelehrten über Vor- und Nachteile dieser Praktiken gingen gewaltig auseinander. Auch heute noch vertreten Qi-Gong-Meister sehr unterschiedliche Meinungen; sie reichen von der Ablehnung sexueller Methoden bis zu höchster Lobpreisung des sexuellen taoistischen Yoga oder «Tao-Tantra».

Beide Haltungen haben ihre traditionellen Wurzeln. Der Standpunkt der eher puristischen Richtung kommt in einem der «Fünfzig Verse zum Zerstreuen der Zweifel» aus der Schule der «Vollkommenen Wirklichkeit» zum Ausdruck:

> Wer die abwegigen Techniken
> der sexuellen Alchimie praktiziert,
> zerstört seine natürliche Unschuld
> in den Freudenhäusern.[13]

Das klassische Werk «Das Buch des einfachen Mädchens» aus dem 3. Jahrhundert behandelt das Thema Sexualität ausführlich in Gesprächen zwischen dem legendären Gelben

Kaiser (Huang Di) und seinen Beraterinnen, vornehmlich dem Mädchen Su Nü (er hatte der Legende nach vier weibliche und nur einen männlichen Berater). Darin heißt es über «das Hüten des Jing» (die Praxis des Zurückhaltens der Ejakulation, eine einfache Grundübung, die den Samen und somit das Jing bewahren hilft), die populärste Form des sexuellen Yoga:

> Wenn ein Mann einmal liebt, ohne seinen Samen preiszugeben, wird das seinen Körper kräftigen. Wenn er zweimal liebt, ohne ihn preiszugeben, werden seine Augen und Ohren besser arbeiten. Beim dritten Mal verschwinden alle Krankheiten. Beim vierten Mal wird er den Frieden der Seele finden. Beim fünften Mal werden Herz- und Blutkreislauf neu belebt. Beim sechsten Mal werden seine Lenden gestärkt. Beim siebten Mal werden Gesäß und Schenkel gekräftigt. Beim achtenmal wird seine Haut zart. Beim neunten Mal wird er ein langes Leben erreichen. Beim zehnten Mal wird er sein wie ein Unsterblicher.[14]

Eine mittlere Position vertrat jener berühmte Weise des 3. Jahrhunderts, Ge Hong, der in den 116 Bänden seines Werks alle nur erdenklichen Aspekte des Taoismus behandelte. Die «wechselseitige Kultivierung» (Paarübungen, zu denen die körperliche Technik des «Emporziehens», Visualisierung der Energie und oft auch ein rituelles Zeremoniell gehören) ist nach Meister Ge Hong zwar mit Vorsicht zu genießen, jedoch keinesfalls völlig abzulehnen. Als unbedingt nötige Voraussetzung für eine erfolgreiche Praxis nennt er «volle Einsicht in die Tiefe des Tao». Wie viele andere Taoisten vertrat er die Ansicht, ein ganz normales, mäßiges Sexualleben sei für junge Menschen auf jeden Fall besser als strikte Enthaltsamkeit, aber auch besser als mißverstandene esoterische Sexpraktiken. Ohne die nötige tiefe Einsicht bestehe die große Gefahr, daß Paare durch die falsche Anwendung esoterischer Methoden «ihr Jing und ihr Shen erschöpfen, ohne zum Erfolg zu kommen, obgleich sie sich ein Leben lang bemühen»[15].

Nach John Blofeld hielt Meister Ge Hong...

> ...die wechselseitige Kultivierung für geeignet..., wenn sie mit Aufrichtigkeit praktiziert wurde. Er scheint aber gewissen Zweifel gehegt zu haben, denn an anderer Stelle lesen wir, daß es sich bei den Anhängern dieser Methode manchmal um Menschen handelte, die unter einem schrecklichen Mißverständnis litten, oder um Wüstlinge, die sie für ihre Sinneslust ausnutzten, oder sogar um falsche Adepten, die unter dem Vorwand, hohe spirituelle Ziele zu verfolgen, Frauen zum Ehebruch verführten. In seinen späteren Schriften nahm er eine noch skeptischere Haltung ein und erklärte, daß die wechselseitige Kultivierung einen gewissen therapeutischen Wert besitze und eine gute Methode sein möge, um die Verschwendung des Samens zu vermeiden..., daß man ihr aber als zuverlässige Methode der spirituellen Kultivierung nicht vertrauen sollte. Ich selbst fand, daß diese Ansicht unter Taoisten weit verbreitet ist... Da diese äußere Methode für jene Übenden gefährlich ist, die sich nur schwer von der Herrschaft der Sinne befreien können, muß sie, wenn überhaupt, in Verbindung mit Kontemplation über die wahre Natur des alchimistischen Prozesses praktiziert werden.[16]

Blofeld berichtet von einer gewissen Spannung zwischen Konfuzianern und Taoisten, die in den unterschiedlichen traditionellen Meinungen über das Pro und Contra der wechselseitigen Kultivierung zum Ausdruck kommt. Vom taoistischen Standpunkt aus sind Geist und Materie nicht getrennt, und deshalb kann ein biologischer Vorgang durchaus für den geistigen Weg nutzbar gemacht werden. Das verlangt allerdings eine Einbettung der sexuellen Methoden in die hohe Disziplin dieses Weges. Im anderen Fall besteht die große Gefahr, daß sie zu einer Verstärkung der Abhängigkeit von Sexualität führen und damit eine Entwicklung zur Vergröberung – im unerfreulichsten Fall zu «spirituell» kaschierter sexueller Sucht – anregen, anstatt zu Souveränität und zu Verfeinerung zu führen (das ist möglicherweise mit der Zerstörung der «natürlichen Unschuld in den Freudenhäusern» gemeint, wobei vorauszusetzen ist, daß die Freudenhäuser des alten China ein bißchen mehr mit «Freude» zu tun hatten als ein heutiger westlicher Bordellbetrieb).

Der chinesische Autor Da Liu beschreibt zwei grundlegende taoistische Richtungen im Umgang mit sexueller Energie:

> In der Sung-Dynastie, im 12. Jahrh. n. Chr., gab es sieben erleuchtete Meister … Zwei von ihnen, Ma Tan Yang und seine Frau Sun Pu Erh Niang, meditierten zusammen, hatten drei Söhne und erreichten schließlich Unsterblichkeit. Beide erhielten einen Titel vom Kaiser, durch den ihr geistig erreichtes Ziel bestätigt wurde.
> Li Ch'ing Yuen antwortete einmal auf die Frage eines Schülers, daß das Sperma im Körper eine gewisse Qualität haben sollte: Wenn Sie diese Grenze überschreiten, wird es herausfließen, wenn es fehlt, werden Sie krank sein. Beim sexuellen Verkehr werden alte Spermien freigelassen und neue bilden sich. Dies vergrößert die Harmonie von Yin und Yang und ist sehr gut für den Körper.
> Die andere Schule glaubt in bezug auf Sexualität an extreme Zurückhaltung. Sperma im Körper ist wie Benzin im Wagen: ohne Benzin bewegt sich der Wagen nicht. Einige Meister sind sehr weit mit ihrer Meditation gekommen, aber wenn sie ihr Sperma verlieren, ist es so, als hätten sie überhaupt niemals meditiert …
>
> Ein Schüler fragt Chiao [Chiao Pi Chen, Autor von *Tao Yoga: Alchemy and Immortality*], wie man den nächtlichen Samenerguß vermeiden kann. Chiao antwortet, durch

> Lehren der richtigen Atmung, und betont, wie wichtig das Zurückhalten der Samenflüssigkeit für das Fortdauern der Gesundheit ist. Wenn der Körper nicht genug Samenflüssigkeit besitzt, so sagt er, gäbe es nichts, was ihn im Falle von schlechtem Wetter oder durch schlechte Nahrung bedingter Krankheit unterstützen könnte. Vorzeitiger Tod kann die Folge sein.[17]

Solch unterschiedliche Einstellungen findet man auch auf der buddhistischen Seite. In der tantrischen Richtung wird – anders als im übrigen Buddhismus – die sexuelle Energie als mögliches Hilfsmittel auf dem spirituellen Weg akzeptiert, wie folgende tibetische Geschichte über den Siddha Babhaha («der freie Liebhaber») zeigt:

> Der Prinz Babhaha, «der berauscht war von den Schaudern sinnlicher Lust», bat einen Yogi um «Anweisungen, die ihm in seinem sexuellen Verhalten von Nutzen sein könnten». Der Yogi lehrte ihn folgende Übung:
> Vermische im Lotos-Mandala deiner Partnerin,
> einer vorzüglichen, einer fähigen Gefährtin,
> deinen weißen Samen
> mit dem Meere ihres roten Samens.
> Dann absorbiere das Elixier,
> laß es aufsteigen und verteile es,
> so wird deine Ekstase nie enden.
> Danach, damit die Lust die Lust übersteige,
> stelle sie dir vor als nicht unterschieden von der Leerheit.[18]

Im Kommentar heißt es dazu:

> Babhaha wird unterwiesen in einer Technik der Vollendungsphase, die in «Naropas Sechs Yogas» Ewiges Entzücken genannt wird. Dabei kann das gleiche Ergebnis mit oder ohne Partner erreicht werden, je nachdem, ob der Körper eines anderen benutzt wird oder der eigene... Was den Yoga selber betrifft, so transportieren die psychischen

Kanäle die Lebensenergien, diese bestehen aus Samen-Essenz; und die Essenz des Yogas besteht in der Kunstfertigkeit, diese feinen Energien zu beherrschen. Zuerst wird die Energie hinab in das Geschlechtszentrum geschickt, als nächstes werden mit vollkommener Beherrschung männliche und weibliche Energie unter der Macht des Zurückhaltens vermischt; dann wird dieses Elixier von Lust und Leerheit vereinigt zum Aufsteigen gebracht, den zentralen Kanal hinauf, wie eine Gans es tut, wenn sie das Wasser aus der Milch zieht; der vierte Schritt ist die Verteilung des Elixiers im gesamten Psycho-Organismus durch die ständig sich gabelnden «Kapillar»-Kanäle. Mit dem Zurückziehen von «Lust und Leerheit untrennbar», den zentralen Kanal hinauf, werden in den vier Haupt-Chakras die vier Stufen der Seligkeit erfahren, und durch die Durchdringung und Sättigung von Körper-Geist wird Ewiges Entzücken erlangt, als letztes Ziel der Regenbogen-Körper.
Die Beschreibung dieser Methode mit solch technischen Ausdrücken sollte das *sine qua non* einer «spirituellen Beziehung» zwischen dem Yogin und seiner Gefährtin nicht verdunkeln. Zwar wird der weibliche Körper benutzt als die Quelle des «Nektars», doch ohne eine völlig offene, einfühlende und verständnisvolle Beziehung wird dieses Yoga ohne Erfolg bleiben. Des weiteren ist es Begierdelosigkeit, die der Schlüssel zum Erfolg ist, und ein solcher Zustand wird nicht erreicht, indem man danach strebt und sich dafür anstrengt... Schließlich auch, wie Babhahas Guru am Anfang sagt, birgt diese Übung physische und geistige Gefahren, und ein erfahrener Führer ist vonnöten.[19]

In einer anderen Geschichte, der Legende vom Siddha Nalinpa, wird eine ähnliche Übung für den zölibatären Yogin beschrieben, und der Übersetzer kommentiert: «Einen solchen Gebrauch sexueller Energien erachtet die tibetische Tradition als wünschenswerter.»[20]

Die innere Praxis ohne Partner beruht auf dem östlichen Verständnis, daß das weibliche und das männliche Prinzip in jedem Menschen vorhanden sind. Und wie C. G. Jung ein Bewußtmachen des jeweils anderen Prinzips und seiner Manifestationen als notwendig für die «Individuation» oder Ganzwerdung des Menschen betrachtete (Aktivitäten der unbewußten inneren «Anima» oder des «Animus» hingegen können sehr unerfreuliche Auswirkungen haben), so ist auch vom Standpunkt der östlichen Systeme eine Synchronisierung der beiden Prinzipien nötig. Deshalb ist die Praxis ohne Partner der Praxis mit einem Partner überlegen.

Die Betonung der «Begierdelosigkeit» ist in vielen taoistischen Texten zu finden:

> Die Menschen sind begierig nach Sex, um dem Körper gefällig zu sein, und wissen nicht um den Schaden, den sexuelle Aktivität verursachen kann. Im menschlichen Körper wird die Zeugungskraft dazu verwendet, um vitale Energie zu kultivieren, und die vitale Energie wird verwendet, um Geist zu kultivieren. Nur wenn man diese Drei Schätze besitzt, wird man ein langes Leben haben. Wenn man begierig nach Sex ist, wird die Zeugungsenergie zerstreut. Demzufolge kann die vitale Energie nicht kultiviert werden, und der Geist kann sich nicht entwikkeln.[21]

Der Arzt Stephen T. Chang formuliert eine moderne Einstellung, die die vielfältige Hinterlassenschaft der taoistischen Tradition eher pragmatisch auszuwerten versucht:

> Der Taoismus war die erste Philosophie, die sich grundlegend mit der menschlichen Sexualität auseinandersetzte und die Menschen lehrte, ihre sexuelle Energie für die innere Wandlung zu nutzen. Das Tao der sexuellen Liebe lehrt uns, wie wir sexuelle Befriedigung finden können, ohne unsere Kräfte zu erschöpfen; es erklärt, wie man die

> Geschlechtsorgane kräftigt und die sexuelle Energie nutzt, um spezielle Beschwerden zu heilen, und wie man das Band der Liebe stärkt; es beschreibt verschiedene Positionen des therapeutischen Geschlechtsverkehrs, gibt Auskunft über natürliche Methoden der Familienplanung und Eugenik und sogar über die Möglichkeit, weiblichen oder männlichen Nachwuchs zu zeugen.[22]

Eine traditionelle Methode zur Stärkung des Jing sind die «Hirsch-Übungen», die hauptsächlich aus der Kontraktion der analen und genitalen Muskulatur und dem «Hochziehen» der vitalen Energie bestehen. Chang betrachtet die Steigerung des sexuellen Verlangens, das durch diese Übungen hervorgerufen werden kann, jedoch nur als ein Randprodukt:

> Wer die Zunahme der sexuellen Energie am eigenen Leib erfährt, neigt häufig dazu, verstärkt sexuell aktiv zu werden. Der Taoismus gestattet dies durchaus, betrachtet allerdings Promiskuität als eine Verletzung der natürlichen Gesetze des Heilens. Alles, was im Exzeß betrieben wird, führt zu Schwäche und Energieverlusten. Wer allerdings ein normales, aktives Sexualleben hat und nichts unternimmt, um die während der sexuellen Aktivitäten verlorene Energie wiederaufzubauen, gleicht einer Kerze, die von beiden Enden abbrennt.[23]

Ein Lehrer des «Tao-Yoga» hingegen lehrt gezielt Übungen, die während des Geschlechtsaktes angewandt werden, und ergänzende Übungen zur Steigerung der sexuellen Erregung und Aktivität und verspricht: «Sobald Sie die eigene Kraft fühlen und steuern können, werden Sie neue Freuden erleben, die nahezu unbeschreiblich sind.»[24]

Das Thema ist heikel, insbesondere in einer Kultur mit einer extrem körper-, erotik- und sexfeindlichen Vergangenheit, die sich rühmt, vor noch nicht allzu langer Zeit zu einer großartigen sexuellen Befreiung gefunden zu haben. Im Taoismus heißt es: Wenn Yin sich erfüllt hat, wandelt es sich zu Yang; wenn Yang sich erfüllt hat, wandelt es sich zu Yin. Es liegt eine Gesetzmäßigkeit darin, daß ein Extrem, das seinen Höhepunkt erreicht hat, seinen Ausgleich blindlings im entgegengesetzten Extrem sucht, der Bewegung eines Pendels vergleichbar. Deshalb erscheinen alle Angebote, die Steigerung der sexuellen Aktivität und Lust verheißen, im Westen als ungemein verlockend. Vor allem, wenn sich diese Angebote östlich gewürzt und in entsprechender «esoterischer» oder «spiritueller» Gewandung andienen – als «Tantra», «Tao der Ekstase» oder ähnlich Klangvolles – und damit als etwas «Höheres» erscheinen, sind sie besonders verführerisch.

Tief verwurzelt ist das geheime Schuldgefühl der abendländischen Menschen gegenüber allem Sexuellen, groß auch das Gefühl des Mangels, und alles, was sexuelle Lust aufzuwerten und ihr Raum zu geben scheint, ist verständlicherweise sehr willkommen. Es ist allerdings ein Trugschluß zu glauben, man könne einer tief in eine Kultur eingewobenen Grundhaltung sexueller Negativität und Barbarei mit vordergründigen Methoden beikommen. Die «wechselseitige Kultivierung» der taoistischen Inneren Alchimie war Teil eines umfassenden geistigen Systems, dessen Ziel ja nicht «besserer Sex», schuldfreie Lust und ekstatisch gesteigertes Vergnügen war, sondern die unter Einsatz aller Kräfte und mit großer Disziplin angestrebte Verwandlung des menschlichen Potentials zum verwirklichten Menschen (im tantrischen Buddhismus wird dieses Ziel als «die Vereinigung von Seligkeit und Leere» beschrieben – womit eine nichtbedingte Seligkeit gemeint ist).

Für die originale taoistische Haltung gilt, was Herbert V. Guenther über den buddhistischen Tantrismus sagt, den man in dieser Hinsicht mit dem Taoismus vergleichen kann:

> Sicherlich steht der Tantrismus nicht auf seiten der Askese,

> aber es wäre falsch, daraus zu schließen, daß er unbedingt die Zügellosigkeit verteidigt und daß sein Reiz auf den abendländischen Menschen, der in einer frauenfeindlichen, der Freude und dem Leben abgeneigten Atmosphäre erzogen ist, auf der Anerkennung der Frau und des Sexus beruht, folglich auch als moralische Rechtfertigung für den Zwang des Sexus dienen kann. Der Tantrismus hält tatsächlich Freude für wertvoll und lebensbejahend, aber hierin liegt viel mehr als Vergnügen... Erleuchtung ist der Name für eine veränderte Sicht, und der Tantrismus ist der praktische Weg, auf dem sich die Wandlung vollzieht. Das bedeutet nicht, daß in der veränderten Sicht etwas erblickt wird, was andere nicht sehen können, sondern daß Dinge, vor allem Menschen, in einem anderen Licht gesehen werden.[25]

Shui Ch'ing Tzu zitiert die «sieben Emotionen und die sieben Schädigungen» (eine Erweiterung der klassischen medizinischen Zuordnungen) sowie die «zehn Schwächungen»[26], die auch auf Liebe und Sexualität eingehen:

Die sieben Emotionen sind folgende: Glück, Wut, Traurigkeit, Angst, Liebe, Begierde, Grausamkeit:

- Zuviel Glück schädigt das Herz.
- Zuviel Wut schädigt die Leber.
- Zuviel Traurigkeit schädigt die Lungen.
- Zuviel Angst schädigt die Gallenblase.
- Zuviel Liebe schädigt den Verstand.
- Zuviel Begierde schädigt den Geist.
- Grausamkeit schädigt die Empfindsamkeit.

Es gibt auch die zehn Schwächungen:

- Wenn man zuviel läuft, werden die Sehnen geschwächt.
- Wenn man zuviel steht, werden die Knochen geschwächt.
- Wenn man zuviel sitzt, wird das Blut geschwächt.

- Wenn man zuviel schläft, werden die Meridiane geschwächt.
- Wenn man zuviel hört, wird die Zeugungskraft geschwächt.
- Wenn man zuviel sieht, wird der Geist geschwächt.
- Wenn man zuviel spricht, wird die vitale Energie geschwächt.
- Wenn man zuviel ißt, wird das Herz geschwächt.
- Wenn man zuviel denkt, wird die Milz geschwächt.
- Wenn man zuviel Sex betreibt, wird die Zeugungskraft zerstreut.

Methoden der sexuellen Energiearbeit werden im Westen gern als ekstasesteigernd proklamiert («Dort treten Sie in einen neuen Bereich der Ekstase ein»[27], «Tantra oder die Kunst der sexuellen Ekstase»[28]) und kommen damit dem Mangelgefühl vieler westlicher Menschen entgegen. Das Mißverständnis liegt darin zu glauben, Mangelmentalität (im Buddhismus spricht man vom psychischen Bereich der «Hungergeister») ließe sich durch ein «Mehr» beseitigen. Doch verhindert dies die Verwandlung eher, als daß es sie unterstützt. Deshalb setzt Meister Ge Hong «die volle Einsicht in die Tiefe des Tao» und «Wahrhaftigkeit» voraus. Ge Hong, der die «wechselseitige Kultivierung» als einen Aspekt des großen Ganzen verstand, äußerte seine Warnungen zudem innerhalb einer Gesellschaft, die weit weniger von kollektiven sexualneurotischen Mustern der Vergangenheit (und Gegenwart) belastet war, als wir es sind, was uns zu doppelter Vorsicht gemahnen sollte.

Die einfache Methode des Zurückhaltens der Ejakulation (in Verbindung mit der Methode des «Emporziehens») wird von manchen Autoren nicht nur als förderlich für die sexuelle Aktivität und Kraft betrachtet, sondern auch als Heilmittel gegen den Wahn, die Erfüllung der sexuellen Begegnung im genitalen Orgasmus zu sehen. Dieser Wahn verstellt den Blick dafür, daß Sexualität ein Teil der umfassenden Erotik und ein Mittel der Kommunikation ist; reduziert auf Triebbefriedigung, bleibt wenig Menschliches mehr übrig. Eine genaue Untersuchung der eigenen grundlegenden Haltung der Sexualität gegenüber sollte die Basis jeglicher Beschäftigung mit sexueller Energiearbeit sein. Die Schwere, Dumpfheit, tierhafte Getriebenheit und unkreative Plumpheit, mit der viele westliche Menschen – vor allem Männer – ihre Sexualität leben, läßt sich nicht allein mit «Techniken» auflösen.

Wer sich mit dem «Hüten des Jing» (siehe S. 239) versuchen möchte, sollte auf jeden Fall den inneren Frieden (im «Buch des einfachen Mädchens» als Produkt des «vierten Zurückhaltens» genannt) an erste Stelle setzen, denn nur daraus erwächst liebevolle Zuwendung.

Die meisten modernen Autoren von Büchern über Qi Gong beziehungsweise taoistische Energiearbeit warnen mehr oder weniger nachdrücklich vor komplizierteren sexuellen Energieübungen, sei es im Hinblick auf die Gefahr, daß die Lust zum Endzweck wird, oder auf mögliche Folgen für die Gesundheit. Letztere betrachtet der Arzt Chang als besonders bedenklich: «Der bewußte Eingriff in den natürlichen Energiefluß kann zu Schizophrenie, Hirnschäden und anderen Krankheiten führen. Derartige Katastrophen bezeichnen die Taoisten als Zerfall durch böses Qi. Ich selbst habe im Osten wie im Westen viele solche Fälle beobachtet.»[29]

All dem ist zu entnehmen, daß die Übungen der «wechselseitigen Kultivierung» (die hier nicht ausgeführt werden), wenn überhaupt, nur im Rahmen der Einbettung in eine authentische, umfassende spirituelle Disziplin und nur unter der Anleitung eines autorisierten Lehrmeisters vorgenommen werden sollten.

Ist die Sexualität negativ besetzt, spielt sie eine allzu wichtige Rolle zur Kompensation von Frustration, oder manifestiert sie sich in Mustern von Fehlverhalten (wie zwanghaftes sexuelles Bedürfnis, Neigung zu Pornographie, sexueller Sadismus oder Masochismus, Fetischismus o. ä.), so ist Energiearbeit nicht das richtige Heilmittel; hier ist eine erfolgreiche Therapie[30] die Vorbedingung für weitere Entwicklungsmöglichkeiten.

Unproblematischer sind die körperlichen Übungen zur Pflege des Jing, die medizinisch-therapeutisch ausgerichtet sind und als Ergänzung zu den grundlegenden Übungen des Yi Qi Gong dienen können. Dazu gehören vor allem die «Hirschübungen».

Die Hirschübung für die Frau berücksichtigt im besonderen den weiblichen Organismus – eine Rarität in der taoistischen Überlieferung. In der Inneren Kunst spielten Übungen zur Beendigung oder Unterbrechung des Menstruationszyklus eine große Rolle, denn die Menstruation galt als Qi-Räuber.[31] Da sie selten erwähnt werden, sei die Version für die Frau anschließend angeführt.

Hirschübung für die Frau

Durch die weibliche Hirschübung wird die Östrogenproduktion angeregt und damit – so lange die Übung täglich wiederholt wird – die Menstruation möglicherweise verhindert («Zurückdrängen des Blutes»). Wird die Übung abgesetzt, stellt sich der Zyklus wieder ein.

Nach taoistischer Erfahrung stärkt und harmonisiert diese Übung das gesamte Urogenitalsystem und gilt als besonders wirkungsvolle Schönheitspflege für die Haut und die Figur. Sie war in der Vergangenheit wohl ein natürliches Mittel zur Geburtenregelung, und angeblich verlaufen Schwangerschaften nach einer längeren Zeit der vorangegangenen Hirsch-Praxis besonders unkompliziert (während der Schwangerschaft darf diese Übung jedoch nicht praktiziert werden).

Erster Übungsteil

- Mit beiden Händen werden die Brüste von oben nach außen und unter Kreisen massiert (mindestens sechsunddreißigmal, maximal dreihundertsechzigmal). Die Hände liegen dabei so auf den Brüsten, daß die Brustwarzen nicht bedeckt sind. Diese Übung sollte zweimal täglich vorgenommen werden.
- Setzt die Menstruation aus, wird die Übung mit etwa 100 kreisenden Bewegungen zweimal täglich fortgesetzt. Wird die Übung ausgesetzt, stellt sich die Menstruation wieder ein. Diese Übung soll auch vorbeugend gegen Knotenbildung in den Brüsten und gegen Brustkrebs wirken.
- Das Kreisen in umgekehrter Richtung stimuliert das Wachstum der Brüste.

Zweiter Übungsteil

- Die Muskulatur von Vagina und After wird angespannt und der Dammpunkt «hochgezogen». Die Kontraktion wird so lange beibehalten, wie es ohne große Anstrengung möglich ist, und dies beliebig oft wiederholt (mindestens neunmal).

Eine **andere Version** verbindet diesen zweiten Übungsteil mit dem Atmen (die Übung löst den Reflex zur Gegenbauchatmung aus): mit dem Einatem kontrahieren, mit dem Ausatem loslassen.

Allgemein dient der zweite Teil der Hirschübung auch zur Vorbeugung gegen Hämorrhoiden und verhindert das Erschlaffen der Schließmuskeln.[32]

Vom Standpunkt des Stillen Qi Gong können solche körperlichen Übungen die Innere Kunst ergänzen. Sie betonen eher das Außen (die Spannung) und weniger das Innen (das Pflegen und Nähren). Grundsätzlich haben der Kleine und der Große Kreislauf eine zentrale Bedeutung sowohl für den Körper als auch für den Geist. Werden bestimmte körperliche Übungen mit einer speziellen heilenden Zielsetzung hinzugefügt, sind die Impulse, die diese Übungen geben, entsprechend wirkungsvoller.

Übung zum «Hüten des Jing»

Die Voraussetzung für diese Übung ist eine gute Vertrautheit mit den Hirschübungen. Sie wird **beim Geschlechtsverkehr** eingesetzt:

- Die Kontraktion der Beckenbodenmuskulatur und das «Emporziehen» des Jing wird in dem Augenblick eingesetzt, in dem die Erregung fast ihren Höhepunkt erreicht hat und der Orgasmus ausgelöst wird (bzw. beim Mann sehr kurz vor der Ejakulation – die nicht identisch mit dem Orgasmus sein muß). Das in diesem Moment freigesetzte Jing wird vom Dammpunkt aus in das Untere Dantian hochgezogen und dort eingesammelt.

Es gibt kompliziertere Formen dieser Übung, die nur für fortgeschrittene Praktizierende geeignet sind. Natürlich gilt auch für die einfache Übung, daß man sich nicht einfach ohne Unterweisung durch einen authentischen Lehrer darauf einlassen sollte.

Praktizierenden des Stillen Qi Gong, die keinen Zugang zu Unterweisungen in der «wechselseitigen Kultivierung» haben, wird empfohlen, ihre sexuellen Aktivitäten einzuschränken, wenn sie einigermaßen schnelle Erfolge erzielen wollen (die Empfehlung lautet, höchstens einmal im Monat Geschlechtsverkehr zu haben, im übrigen aufflammende sexuelle Energie aus dem Dammpunkt in das Untere Dantian hochzuziehen). Diese Einschränkung gilt vor allem für die ersten Monate der Praxis. Es sei, so heißt es, im anderen Fall ein sehr schwieriges und langwieriges Unterfangen, den Kleinen Kreislauf zu öffnen.

Der weibliche Weg

Der Legende nach reichen die Überlieferungen von der weiblichen Seite der Inneren Kunst in fernste Vorzeit zurück. Thomas Cleary vermutet, daß die Lehre von den Fünf Manifestationen auf eine prähistorische Schamanin zurückgeht[33]; ein erster geschichtlicher Hinweis findet sich in Erzählungen über die «Königinmutter des Westens», die 110 v. Chr. den kriegerischen Kaiser Wu in die Schranken gewiesen haben soll. Viele Geschichten erzählen von weiblichen «Unsterblichen» (Erleuchteten), die in Zeiten der Not erschienen und das Prinzip des Mitgefühls manifestierten. «Das Tor des geheimnisvollen Weiblichen ist die Wurzel von Himmel und Erde», sagt Laotse, und das Weibliche hat im Taoismus stets einen hohen Stellenwert behalten. Cleary schreibt:

> Bekannt ist, daß Symbole wie das Geheimnisvolle Weibliche und Mutter Erde als wesentliche pragmatische Aspekte grundlegend für den Taoismus sind. Weiterhin heißt es, daß die praktische Umsetzung des im Geheimnisvollen Weiblichen und in Mutter Erde Symbolisierten zwar für alle Praktizierenden beiderlei Geschlechts eine unabdingbare Voraussetzung sei, die Frauen aber eine besondere Begabung dafür besäßen. Deshalb sagt man, Frauen falle es – auch unter den harten Bedingungen einer patriarchalen Gesellschaftsform – besonders leicht, die Essenz des Taoismus zu verwirklichen.[34]

Eine Besonderheit in der Lehre der Inneren Alchimie für Frauen ist die Methode «Den Drachen unterbrechen», das heißt die Menstruation unterbinden. Diese Möglichkeit, so heißt es, gäbe den Frauen den Vorteil, das alchimistische Werk schneller vollbringen zu können als Männer. Deshalb besagt auch die klassische Empfehlung für junge Frauen, in jungen Jahren Kinder zu bekommen, damit sie sich danach dem Energie-Yoga ohne Einschränkung hingeben können: «Es ist am besten, den üblichen Ansprüchen frühzeitig zu genügen; zögere nicht zu lange mit der Weitergabe des Lebens.»[35]

Zu den weiblichen taoistischen Klassikern gehören die berühmten «vierzehn Verse» von Sun Bu-er, der «Unvergleichlichen», einer taoistischen Meisterin des zwölften Jahrhunderts. Sun Bu-er war die Ehefrau eines taoistischen Adepten und Mutter dreier Kinder, als sie im Alter von einundfünfzig Jahren Schülerin des großen Meisters Wang Zhe, einem der Gründer der Nördlichen Schule der Vollkommenen Wirklichkeit, wurde. Sie erhielt den taoistischen Titel «Klarer und Stiller Freier Mensch» – ein Hinweis auch auf die Relativität gesellschaftlicher Vorstellungen, die im Fall des alten China in Frauen ja alles andere als «freie Menschen» sahen.

Sun Bu-ers Gedichte, die sie ausdrücklich als Anleitungen «für Männer», «für Frauen» oder «für Männer und Frauen» kennzeichnete, geben einigen Aufschluß über unterschiedliche Vorgehensweisen. Da jedoch der Kommentar zu Beginn des zwanzigsten Jahrhunderts von einem Mann, dem taoistischen Adepten Chen Yingning, geschrieben wurde, sind die Interpretationen der von Sun Bu-er verwendeten alchimistischen Symbolik im Hinblick auf spezielle weibliche Übungen nicht gesichert; denn auf persönliche Erfahrungen innerhalb einer weiblichen Traditionslinie (was allein ein präzises Verständnis garantieren würde) konnte er dabei ja wohl nicht zurückgreifen.

Sun Bu-ers Gedicht «Den Drachen unterbrechen» verwendet die Formulierung «Lauf des Folgens und Umkehrens», und der Kommentar sagt:

> Wenn eine Frau ... ihrer Fähigkeit, ein menschliches Wesen hervorzubringen, folgt, wird sie schwanger. Wenn sie diese Fähigkeit umkehrt, kann sie ... das Elixier wiederherstellen. Doch das ist nicht die einzige Bedeutung von

> «Folgen» und «Umkehren». Wenn lebendige Befähigung äußerlich wirksam wird, ist dies «Folgen»; wenn lebendige Befähigung innerlich gespeichert wird, ist dies «Umkehren». Wenn Lebensenergie abwärts strömt, um Monatsfluß zu werden, ist dies «Folgen»; wenn Lebensenergie aufwärts strömt und man nicht zuläßt, daß sie Regel wird, ist dies «Umkehr». Daher sagen taoistische Bücher, daß Männer sich im Nichtvergießen des Samens üben, während Frauen sich im Anhalten des Monatsflusses üben.[36]

Unterschiede zwischen männlichen und weiblichen Methoden werden auch für das Sammeln von Qi beschrieben. In der Abhandlung «Spirituelle Alchimie für Frauen», von der Adeptin Cao Zhenjie 1899 verfaßt, heißt es: «Männer richten am Anfang die Aufmerksamkeit auf den Unterbauch, gleich unterhalb des Nabels. Frauen richten am Anfang die Aufmerksamkeit auf die Stelle zwischen den Brüsten.»[37] Wenig später erklärt sie jedoch: «Wichtig ist aber zu verstehen, daß Ausdrücke wie ‹unterhalb des Nabels› und ‹zwischen den Brüsten› figürlich gemeint sind. Suche sie nicht in körperlicher Gestalt.»[38]

Den Grund für solche Mystifizierung gibt sie auch gleich an: «Ein Alchimist sagte: Wie kann die persönliche Übertragung auf Papier dargelegt werden? Führe dich nicht durch blinde Mutmaßungen selbst in die Irre.»[39]

Die weibliche Methodik im modernen Qi Gong ist ein noch weitgehend unerschlossener Bereich. Es wird Sache der Frauen sein, durch Forschung und eigene Erfahrung vergessenes Wissen zu erneuern.

Die «Vampire» der wechselseitigen Kultivierung

Die Legenden um den Mißbrauch des sexuellen Yoga des Taoismus sind so verbreitet und üben eine solche Faszination aus, daß ihnen zumindest noch ein kurzer Blick gegönnt sein soll.

Viele alte Geschichten erzählen von verblendeten Adepten der «wechselseitigen Kultivierung», die ihre Partnerin beim Geschlechtsverkehr ihres Jing «beraubten», um ihre eigene Kraft damit anzureichern. Sie bemächtigten sich des beim Orgasmus der Frau freiwerdenden Jing (natürlich mußte es sich um junge, gesunde Frauen handeln, die keine Erfahrung mit der Inneren Alchimie hatten) und sogen es in den eigenen Körper ein, um zu einem langen Leben oder gar zur «Unsterblichkeit» zu gelangen. Nach und nach verringerte sich die Lebensessenz der Frau so sehr, daß sie starb. So mancher Adept soll auf diese Weise eine Ehefrau nach der anderen zu Grabe getragen haben.

Obwohl es im allgemeinen so dargestellt wird, daß nur Männer sich dieser Methode bedienen können, ist auch eine Legende von der «Königinmutter des Westens» überliefert, in der ihr nachgesagt wird, sie habe zur Erlangung ihrer Unsterblichkeit eintausend junge Männer verbraucht.

Abgesehen davon, daß sich in der letzteren Geschichte sicherlich eine Auseinandersetzung zwischen dem patriarchalen Konfuzianismus und dem offeneren Taoismus niederschlägt, muß man sich doch fragen, ob diese Geschichten auf eine reale Möglichkeit hinweisen, daß die Essenz des Partners «geraubt» werden kann. Immerhin wissen wir, daß es sehr wohl möglich ist, auf der psychischen Ebene andere Menschen zu schwächen (in den Tiefenpsychologien spricht man ausdrücklich von «psychischer Energie»), sofern der andere nicht stark genug in seiner Identität ist, um sich dem Übergriff zu entziehen. In der Inneren Kunst wird die große Wirksamkeit des Willens und der Vorstellungskraft betont, und die Weisen der Vergangenheit wiesen nachdrücklich genug darauf hin, daß diese Fähigkeiten ohne die entsprechende ethische Grundlage zur Gefahr für den Adepten selbst, aber auch für andere werden könne.

Allein daß solche Geschichten davon sprechen, daß man

auf diese zerstörerische Weise erfolgreich «Unsterblichkeit» verwirklichen könne, weist auf eine Vulgarisierung der taoistischen Ideen hin. Denn unter Unsterblichkeit ist allein eine geistige Verwirklichung zu verstehen, die «Einheit mit dem Tao», die Überwindung des dualistisch fixierten individuellen Geistes, die alle Vorstellungen einer Trennung von «Ich» und «Andere» aufhebt.

Anders als im Taoismus ist der psychische Bezugsrahmen für die Innere Kunst im Buddhismus die Kultivierung des Mitgefühls. Der frühe buddhistische Tantriker Saraha beschreibt dies in einem seiner berühmten «Dohas»:

> Ich bin der Herr, die Anderen Feinde –
> in seinem Haus weiß das jeder gewiß ...
> Dieser bin Ich – jener der Andere –
> wer auch immer sich diese Vorstellung macht,
> der ist auch ohne Fesseln gebunden.
> So binde dich los!
>
> Andere oder Ich, verharr nicht im Irrtum!
> Alles ohne Ausnahme ist Buddha!
>
> Hier ist der fleckenlose höchste Grund,
> das Denken in Eigenwerdung rein.
>
> Das nichtzweiheitliche Denken ist ein vollkommener
> Baum,
> der sich in die dreifache Welt ausbreitet.
> Mitgefühl trägt er als Blüten, als Früchte,
> sein Name ist: sich kümmern um Andere.[40]

Qi Gong für alte und kranke Menschen

Das Herz von Himmel und Erde –
Wo liegt es verborgen?
Yin und Yang veranlassen es,
Einen Lichtschein auszusenden.
Läuterst du es im Tiegel
Der Offenheit und Leere,
Wird es in alle Ewigkeit
Nicht mehr versiegen.[41]

Die Methode des Yi Qi Gong ist eine wunderbare Möglichkeit für ältere und auch für kranke und körperlich behinderte Menschen, mit ihren «Drei Schätzen», Jing, Qi und Shen, zu arbeiten. Da Krankheit und Alter (Zustände der Schwäche) viele gemeinsame Aspekte haben, werden sie hier gemeinsam behandelt.

Die **geeignetsten Übungen** für Situationen, in denen die körperliche Bewegungsfreiheit reduziert, der Geist aber gesund und aktiv ist, wie bei vielen Krankheiten, körperlicher Behinderung oder altersbedingten Beschwerden, sind folgende:

- **Das Innere Lächeln** (s. S. 151)
- **Froschübung** (s. S. 159)
- **Entspannungsübung** (s. S. 153)
- **Pflege des Qi** (s. S. 198)

- **Der Kleine Kreislauf** (s. S. 175)
- **Der Mao-You-Kreislauf** (s. S. 188)
- **Der Große Kreislauf** (s. S. 190)
- **Reinigende Dusche** (s. S. 202)
- **Körperatmung** (s. S. 145)

Dies sind einige der Übungen, die keiner Bewegung bedürfen und sowohl im Sitzen als auch im Liegen praktiziert werden können.

Das Nachlassen der Kräfte im Alter und im Falle der Krankheit löst häufig eine unglückliche, hilflose Stimmung des Ausgeliefertseins aus. Alte Menschen fühlen sich oft aus dem Fluß des Lebens geworfen, ihre zum Teil durchaus noch vorhandenen Energien können nicht mehr zweckvoll (im materialistischen Sinn) eingesetzt werden und stauen sich zusätzlich unter dem Druck der trüben Stimmung. Kranke – vor allem chronisch Kranke – leiden in vielen Fällen nicht nur unter ihrer Krankheit, sondern zudem auch noch unter dem in ihrer Umgebung deutlich oder verblümt ausgesprochenen Vorwurf, ihre Krankheit psychisch selbst verschuldet zu haben – eine traurige Pervertierung der Idee von den psychosomatischen Zusammenhängen.

Für einen Qi-Gong-Praktizierenden sieht das ganz anders aus. Die Qi-Gong-Praxis ersetzt zwar nicht den Arzt, und sie kann auch die natürliche Tatsache des Alterns nicht verhindern, doch sie versetzt den Praktizierenden in die Lage, Alter und Krankheit anders zu erleben (abgesehen davon, daß eine regelmäßige Qi-Gong-Praxis den Alterungsprozeß deutlich verzögert und den Heilungsprozeß beschleunigt). Allein das Gefühl, selbst etwas tun zu können, aus eigener Kraft zur Besserung der Situation beitragen zu können, ist für kranke wie für alte Menschen von überaus großer Bedeutung.

Übung mit Unterstützung durch einen Helfer

Es gibt natürlich Krankheitszustände, die eine umfangreichere Qi-Gong-Praxis nicht zulassen. Schmerzen und Schwäche können jede gute Absicht zunichte machen. Doch zumindest die Entspannungsübung und vor allem die «Pflege des Qi», diese ebenso sanfte und einfache wie wirkungsvolle Übung, ist in vielen Fällen noch möglich. Besonders gut ist es, wenn der Kranke – sofern er schon Qi-Gong-Kenntnisse hat – von einer Person unterstützt wird, die selbst Erfahrung mit Qi Gong hat und die Übung begleiten kann. Selbst auf der Basis von relativ wenig Erfahrung (seien es auch nur ein paar Monate regelmäßigen Übens) kann man anderen helfen, wenn die innere Bereitschaft dazu auf beiden Seiten groß genug ist. Dabei kann man etwa **in folgender Weise vorgehen**:

- Der Helfer sitzt am Bett des Kranken, regt ihn zu den Drei Vorbereitenden Übungen an und führt ihn dann durch die Übung der «Pflege des Qi»: «Denke an dein unteres Dantian. Sammle das Qi darin. Das Qi beginnt aus allen Bereichen des Körpers im Dantian zusammenzuströmen. Du spürst, daß da etwas geschieht. Das Qi sammelt sich. Es fühlt sich irgendwie kompakt an, warm, wie ein kleiner Ofen im Bauch.»
- Nach ein paar Minuten, wenn die kranke Person dieses Gefühl entwickelt hat, wird sie aufgefordert, ihre Aufmerksamkeit auf den gesamten Körper zu richten: «Denke nicht mehr an das Dantian. Entspanne dich. Laß dich tragen. Spüre, wie deine Beine getragen werden, deine Arme, dein Kopf, dein ganzer Körper. Du kannst dich völlig loslassen, dich dem tragenden Untergrund überlassen. Das Bett bricht nicht zusammen, wenn du losläßt – es trägt dich. Die Erde trägt dich. Entspanne dich, so daß dein Qi sich ausbreiten

und in deinem Körper verteilen kann. Lasse deine Wahrnehmung in deinem Körper ruhen und erlaube dem Qi, sich ungehindert auszubreiten. Mehr hast du nicht zu tun. Es weiß genau, wohin es fließen muß.»

- Etwa zwanzig Minuten lang entspannt sich der Kranke und wird vom Helfer immer wieder mit solchen suggestiven Hinweisen unterstützt. Hat der Kranke Schwierigkeiten, die Entspannung aufrechtzuerhalten, ist es hilfreich, zwischendurch auf die vorbereitenden Übungen zurückzugreifen. Wenn die helfende Person die Übung selbst mitvollzieht, ist es noch besser.

Auch das «Innere Lächeln» gehört zu den Übungen, die man ohne viel Mühe immer wieder praktizieren kann.

Alte und kranke Menschen haben im allgemeinen viel Zeit, und wenn sie Qi Gong praktizieren, können sie diese Zeit sinnvoll nutzen, um ihre lebendige Vitalität auf allen Ebenen zu verbessern. Sie regulieren ja auf diese Weise nicht nur die Aktivität der organischen Funktionskreise, sondern wirken auch auf ihre emotionale Verfassung ein. Die körperlich-geistige Ganzheit wird angesprochen, und das bedeutet, daß auch die kreative Energie freier fließt.

Qi Gong und der Reifungsprozeß

Es ist inzwischen sicher deutlich geworden, daß sich Yi Qi Gong nicht allein auf bestimmte Übungen beschränkt. Die Übungen sind das Handwerkszeug, Qi ist das Material, und die geistige Orientierung, die «Vision», bestimmt das «Endprodukt», oder besser, das «Kunstwerk».

Zumal das Altern ist ein «Reifen zum Tode», und die Innere Kunst unterstützt diesen kostbaren Reifungsprozeß insofern, als sie den Zugang zu einem intuitiven, inhärenten Wissen öffnen kann, daß der Tod ein Verwandlungsprozeß ist – ohne Zweifel der gewaltigste Verwandlungsprozeß, den wir kennen, und doch (nach taoistischer und buddhistischer Ansicht – oder Einsicht) seiner Natur nach nicht wesentlich verschieden von den vielen Verwandlungen, die unser Körper und unser individueller Geist während unseres inkarnierten Lebens durchmachen. Unsere Zellen erneuern sich alle sieben Jahre, und unser «Ich» ist in ständiger, wenn auch mit zunehmendem Alter verlangsamter Veränderung begriffen.

Wie immer unsere religiöse Übrzeugung und unser persönlicher Mythos aussehen mögen – diese Idee der allesdurchdringenden stetigen Wandlungsprozesses ist fast allen Religionen zu eigen (eine Ausnahme machen lediglich die eher starren, dualistischen Vorstellungen der heutigen exoterischen theistischen Religionen), und sie entfaltet sowie vertieft sich durch die Praxis des Stillen Qi Gong zu einer grundlegenden Gewißheit. Wie schon festgestellt, manifestiert sich die Wirkung des Stillen Qi Gong auf verschiedenen Ebenen: Es stärkt die körperliche Verfassung, wirkt ausgleichend auf das organisch/emotionale System, fördert die geistige Beruhigung und schafft damit Raum für eine Intensivierung und Bereicherung der Wahrnehmung und aller inneren Erfahrungen. Selbst wer sich nie zuvor mit einer kontemplativen Praxis befaßt hat, wird durch die Übungen dieser Inneren Kunst bald eine Ahnung von einem potentiellen Reichtum an innerem Leben bekommen.

> Du solltest dich in aller Stille
> Der geistigen Betrachtung widmen.
> Ist der Geist des Tao nicht verdunkelt,
> Schwindet der menschliche Geist
> Und sogleich erklimmst du
> Nie gekannte Höhen innerer Erfahrung.[42]

Mit zunehmendem Alter wächst im allgemeinen die Fähigkeit und Bereitschaft zu kontemplativer Praxis. Es ist längst deutlich geworden, daß die äußere Welt weit mehr verspricht, als sie je halten kann, die Ablenkungen haben sich als schal erwiesen, es gibt keine äußeren Ziele mehr anzustreben. Die Vernachlässigung der inneren Welt, der körperlichen, emotionalen und spirituellen Ebene der «Innenwelt», macht sich vielleicht schmerzlich bemerkbar – als Schwäche und Krankheit, als Frustration und Irritation, als Depression oder Aggression, als diffuse Ängste, als ein beklemmendes Gefühl von einem unerfüllten Leben. Vom Standpunkt der Inneren Kunst sind all dies Manifestationen blockierter und geschwächter vitaler Energien. Es ist nie zu spät, mit dem Aktivieren und Nähren dieser Energien zu beginnen.

In vielen Altersheimen wird heute der Versuch unternommen, das Leben alter Menschen durch «Seniorenprogramme» angenehmer zu gestalten. Dabei wird jedoch häufig die besondere Qualität des Alters vergessen – ein Zustand, in dem die Neigung zu äußerer Aktivität geringer ist und eine gute Vorbereitung auf das Sterben – als der «Krönung des Lebens» – im Vordergrund stehen sollte. Die Praxis des Stillen Qi Gong kann diese Vorbereitung unterstützen. Je mehr die inneren Energien im Gleichgewicht sind, desto geringer ist der Widerstand von Körper-und-Geist, sich dem natürlichen Fluß von Werden und Vergehen zu überlassen. In der fortgeschrittenen Qi-Gong-Praxis gibt es Übungen, mit denen das Qi aus dem Körper ausgestoßen werden kann, eine Methode, die in der taoistischen wie in der buddhistischen Tradition dazu diente, das Sterben leichter zu machen.

Qi Gong für Kinder

In der chinesischen Tradition kamen Kinder im allgemeinen dadurch mit der Energiearbeit des Taoismus in Berührung, daß jemand aus ihrer Verwandtschaft ein Praktizierender war, der das Interesse der Kinder weckte und die Grundausbildung vermittelte. Nach Meister Zhi-Chang Li pflegt sich die Fähigkeit des «dritten Auges» bei einem Menschen im allgemeinen nur dann völlig zu entwickeln, wenn die Schulung früh, auf jeden Fall aber vor Beginn der Pubertät begonnen hat.

Grundsätzlich kann man jedem Kind das einfachere Bewegungs-Qi-Gong und ebenso auch das Stille Qi Gong anbieten. Kinder wissen selbst, was sie wollen, und wenn sie keine besondere Neigung zu solch einer Praxis haben, wird niemand sie dazu überreden können, zumal nicht, so lange sie nicht in die Gesellschaft integriert ist. Doch ist es wahrscheinlich möglich, diese Neigung anzuregen, wenn Eltern die Innere Kunst üben und als etwas Selbstverständliches präsentieren und Kinder frühzeitig daran teilnehmen lassen – zum Beispiel, indem sie ein krankes Kind selbst heilend behandeln und ihm vermitteln, was es tun und wie es selbst die Heilung unterstützen kann. Mutter oder Vater können erklären, wie sie mit einer bestimmten unterstützenden Handbewegung «krankes Qi» aus einem kranken Bereich herauszuziehen versuchen und «reines Qi» zuführen und wie das Kind durch ruhiges, vertieftes Atmen und Sammlung im Unteren Dantian den Heilungsprozeß mit eigener Kraft unterstützen kann.

Übungen mit Bewegung sind im allgemeinen für Kinder recht anziehend, und ihre natürliche Fähigkeit und Bereitschaft zur Imagination ist leicht anzusprechen. Den Haltungsschäden, die durch das viele Sitzen auf der Schulbank unvermeidlich sind, könnte man durch die beschriebenen Wirbelsäulenübungen mit Sicherheit wirkungsvoller entgegentreten als durch den üblichen Sportunterricht. Entspannung, grundlegende Atemübungen, die vorbereitenden Übungen und auch die zusammengesetzten Übungen sind für normale (d. h. nicht übermotorische) Kinder ohne Schwierigkeiten erlernbar.

Eine wichtige Voraussetzung für eine gute Lernsituation in der Gruppe ist natürlich eine autorisierte lehrende Person mit einer überzeugenden natürlichen Autorität und viel Einfühlungsvermögen und Erfahrung mit Kindern, eine genügend große, aber nicht zu große Gruppe und eine gute Motivierung der Kinder durch entsprechende Zielsetzungen (wie «ein angenehmes Gefühl», «leichteres Lernen» usw.). Anregungen zu imaginativen Bildern («Stelle dir vor, es ist Hochsommer und du stehst unter einem Wasserfall, und das kühle, prickelnde Wasser läuft überall an dir herunter» usw.) werden von Kindern meistens mit großem Vergnügen akzeptiert und umgesetzt.

Im übrigen geht es Kindern nicht anders als Erwachsenen – manche fühlen sich zu bestimmten Übungen hingezogen, andere nicht. Der Prozentsatz an Kindern, die sich auf die stille innere Praxis einlassen wollen und können, ist vermutlich nicht allzugroß, vor allem nicht in unserer Gesellschaft mit ihrer Überbetonung der aktiven Qualität. Doch kann man kurze Phasen des stillen Übens in eine Folge von Übungen mit Bewegung einbauen.

Eine traurige Entwicklung ist die Brutalisierung der fernöstlichen «Kampfkünste», die Kindern und Jugendlichen als Instrument der Aggression angeboten werden. Es wäre wünschenswert, dem eine Ausbildungsmöglichkeit entgegenzusetzen, die eine ethische Grundlage vermittelt und eher die innere als die äußere Kraft betont – und dennoch attraktiv ist. Bestimmte Methoden des «Eisenhemd-Qi-Gong» sind hierfür gut geeignet.[43]

Meister Zhi-Chang Li empfiehlt, daß Eltern ihren Kindern das Angebot machen, mit ihnen zusammen an einem Qi-Gong-Kurs teilzunehmen und zu Hause mit ihnen zusammen üben. In der Zeit der Pubertät haben Jugendliche das natürliche Bedürfnis, sich von den Eltern abzugrenzen und loszulösen. Wenn sie als Kinder schon mit Qi Gong Beziehung aufgenommen haben, werden sie dann wahrscheinlich eine Ausbildungssituation vorziehen, die sie nicht mit den Eltern teilen.

Auf jeden Fall wird es von Vorteil sein, wenn Kinder in Berührung mit Qi Gong als einer selbstverständlichen körperlichen und geistigen Hygiene aufwachsen, die von den Eltern praktiziert wird, selbst dann, wenn sie zunächst kein unmittelbares Interesse daran haben.

Heilen mit Qi

Qi Gong wurde im Westen zunächst vor allem als sensationelle Methode des geistigen Diagnostizierens und Heilens bekannt und weniger als Methode der Selbstheilung. Qi-Gong-Heiler, die Akupunktur-Punkte mit Wai Qi behandeln konnten, wurden eingeflogen und in westlichen Naturheilkliniken engagiert, nachdem sich die erstaunlichen Erfolge dieser Methode herumgesprochen hatten. Wai Qi macht sogar Akupunktur-Nadeln überflüssig, wie Eisenberg berichtet:

> Direktor Lin beschrieb, wie externes Qi angewendet worden war, um Analgesie (Schmerzbefreiung) bei Operationspatienten herbeizuführen. Qi-Gong-Meister wie Lin Ho-sheng waren gebeten worden, ihr externes Qi auf ausgewählte Akupunktur-Punkte zu richten, wo sonst Nadeln gesteckt worden wären. Man gab mir eine Aufnahme des Genossen Lin, auf der er in OP-Kittel, Handschuhen und Maske an einem OP-Tisch stand und mit den Fingern auf Akupunktur-Punkte am Körper des Patienten zielte. Direktor Lin berichtete, daß an zwölf Patienten schmerzfreie Schilddrüsenoperationen durchgeführt worden waren und an drei weiteren schmerzlose Gastrektomien (operative Magenentfernung), wobei sie lediglich 5 mg Valium und Genosse Lins externes Qi als Analgesie erhalten hätten.[44]

Auch ein Akupunkteur, der nicht über solche Meisterschaft

verfügt, wird wirkungsvoller arbeiten können, wenn er Qi Gong trainiert und durch die Nadeln, mit denen er behandelt, Wai Qi an den Patienten abgeben kann. Akupunkteure, die Erfahrung mit Qi Gong haben, halten nichts davon, Nadeln zu stechen und den Patienten dann allein zu lassen. Sie sagen, daß selbst ohne Absicht und besondere Ausbildung stets eine bestimmte Menge Qi durch die Finger des Akupunkteurs strömt, wenn er die Nadel hält (natürlich sollte der Akupunkteur Übungen zum Aufladen mit Qi praktizieren, um sich nicht zu erschöpfen).

Laut Meister Zhi-Chang Li hat jeder Mensch bis zu einem gewissen Grade die Gabe, heilendes Qi an andere abzugeben. Man kann sogar die Erfahrung machen, daß es leichter ist, andere zu heilen, als sich selbst. Um wirkungsvoll heilen zu können, sollte die heilende Person möglichst über eine reichliche Menge von ursprünglichem Qi verfügen und darüber hinaus trainiert darin sein, das beim Heilen verlorene Qi schnell wieder aufzufüllen. Wer im körperlichen Bereich therapeutisch arbeitet, macht – zumal, wenn der Heilerfolg groß ist – oft die Erfahrung, daß diese Arbeit in unverhältnismäßiger Weise (ohne viel sichtbare äußere Aktivität) erschöpfend wirkt. Der Grund dafür liegt im Verlust des durch die Laogong-Punkte der Hände unwillkürlich austretenden Qi. Deshalb sollte insbesondere jedem Versuch, andere mit Wai Qi zu heilen, eine gründliche Qi-Gong-Praxis vorangehen.

Über das Heilen mit Qi sollte man sich keine falschen Vorstellungen machen. Es kann sehr wirkungsvoll sein, aber Wunder sollte man sich davon nicht erwarten. Nach Meister Li kann zum Beispiel ein begabter und gut trainierter Qi-Gong-Heiler unter Umständen Krebs im Frühstadium zum Stillstand bringen. «Wollte man jedoch eine fortgeschrittene Krebserkrankung auf diese Weise heilen, müßten zehn hochkarätige Qi-Gong-Meister einen einzigen Patienten über einen langen Zeitraum hin täglich mehrere Stunden behandeln.»

Es ist natürlich ein großer Unterschied, ob ein Arzt mit speziellen medizinischen Kenntnissen oder ein Heiler mit der Fähigkeit des «Röntgenblicks» oder ähnlichen geistigen diagnostischen Fähigkeiten mit Wai Qi arbeitet, oder ob ein normaler Qi-Gong-Praktizierender seine gewonnene Energie in Notfällen mit anderen teilen möchte – Eltern mit ihren kranken Kindern, Erwachsene mit ihren alten Eltern, Liebende untereinander und so weiter. In solch einem Fall wird die Hilfe einen allgemeineren Charakter haben. Die hier wiedergegebenen Anweisungen sind jedoch in jedem Fall gültig.

Der chinesische Qi-Gong-Arzt Lu Haixing merkt ausdrücklich an:

> Man braucht lange, bis man die Ebene erreicht hat, auf der man fähig ist, andere ohne Schaden für die eigene Gesundheit von ihren Leiden zu befreien. Ein normaler Mensch benötigt drei bis fünf Jahre harter Übung, um diese Ebene zu erreichen. Manche Qi-Gong-Anfänger sind sehr eifrig bestrebt, Qi abzugeben. Ein Anfänger mag zwar ein Haus bauen können, doch es besteht die Gefahr, daß die Fundamente schwach sind und es deshalb zusammenbricht ... Selbst dann, wenn man gelernt hat, Qi abzugeben, sollte man es nicht übertreiben, und jegliches Gefühl des Unbehagens, Schwindelgefühle, Müdigkeit oder Kältegefühl in den Händen muß man ernst nehmen.[45]

Die folgenden **Anweisungen** stützen sich auf die Ausführungen von Meister Lu Haixing:

- Die körperliche Haltung beim Heilen soll entspannt sein. Eine geeignete **Grundübung** für eine stabile Haltung, in der das Qi frei fließen kann, ist die «Stehübung» (s. S. 157).
- Die behandelte Person kann sitzen, liegen oder stehen; wichtig ist eine entspannte Haltung. Bei bestimmten Erkrankungen werden traditionell bestimmte **Haltungen**

des Patienten empfohlen: bei Problemen mit der Leber, der Milz und dem Magen auf dem Rücken liegen, bei Herzbeschwerden mit dem Gesicht nach unten liegen, bei Lungenerkrankungen sitzen, bei Erkrankung der Nieren auf der Seite liegen. Bei akuten Erkrankungen kann es auch hilfreich sein, wenn der Patient während der Behandlung herumgeht und damit die Zirkulation von Qi und Blut unterstützt.

- Es gibt zwei **grundlegende Handhaltungen**, um Qi abzugeben: durch die «Schwerthand» (Zeige- und Mittelfinger ausgestreckt, während der Daumen die Nägel des gebogenen Ringfingers und des kleinen Fingers bedeckt) oder durch die Laogong-Punkte in den Handmitten, wobei die Finger locker und sanft gebeugt sind. Wird Qi durch die Handflächen abgegeben, kann man damit großflächigere und äußere Bereiche des Körpers behandeln; mit der Schwerthand-Methode läßt sich das Qi gezielter und tiefer ins Körperinnere des Patienten strahlen.
- Derjenige, der das Qi abgibt, steht in einer gewissen Entfernung von demjenigen, er es empfängt. Die Hände halten üblicherweise einen Abstand von zehn bis zwanzig Zentimetern vom Körper des «Empfängers». Als **Grundregel** gilt, daß der Abstand zu alten und schwachen Empfängern etwas größer sein sollte, aber etwas geringer zu Menschen mit chronischen Erkrankungen. Der Abstand zu Empfängern mit großer Qi-Sensitivität sollte größer sein als zu solchen mit weniger ausgeprägter Empfänglichkeit. Hat der Heilende selbst ein starkes Qi, kann der Abstand größer sein; bei schwächerem Qi ist ein geringerer Abstand zu wählen.
- Bei der Behandlung mit Qi geht es immer um **Stärkung oder Minderung**. Energiearme Bereiche müssen gestärkt werden, überfüllte Bereiche müssen gemindert werden. Strömt das Qi in Verlaufsrichtung der Meridiane, ist dies Stärkung, geht es gegen die Meridiane, bedeutet dies Minderung. Wer gezielt mit Wai Qi heilen will, muß

deshalb eine Kenntnis der Grundlagen der traditionellen chinesischen Medizin haben.

- Die **Behandlungsdauer** kann fünf Minuten bis zu einer Stunde betragen. In der klinischen Praxis dauert eine Behandlung durchschnittlich zwanzig bis dreißig Minuten. Zehn Behandlungen, entweder einmal oder zweimal täglich oder in bestimmten Fällen auch in größeren Abständen, sind das übliche.

In der chinesischen Praxis wird das Heilen mit Wai Qi durch Massagen, Akupunktur, Elektroakupunktur und Kräuterheilmitteln ergänzt, außerdem durch das Einnehmen von Wasser, das mit Wai Qi aufgeladen ist und als Informationsträger dient. Grundsätzlich sind laut Meister Li verschiedene **Ebenen des Heilens** zu unterscheiden. Die unterste Ebene ist das Heilen mit (Kräuter-)Medizin; eine höhere Ebene des Heilens ist das Abgeben von Qi durch die Hände, und an höchster Stelle steht das Senden von Qi mit dem Blick oder, bei größeren Entfernungen, allein mit dem Gedanken (durch das obere Dantian). Auf dieser höchsten Ebene wird mit vollkommen reinem Qi gearbeitet; deshalb wird eine stärkere und schnellere Heilwirkung erzielt.

Wenn es sich um eine **Verletzung oder Schmerzen** handelt, empfiehlt Meister Zhi-Chang Li, das «kranke Qi» mit einer pflückenden Bewegung «herauszuholen». In der Vorstellung wird trübes Qi aus dem Körper gezogen. Mit einer entsprechenden Geste wird dieses verunreinigte Qi weggeschleudert; in der Vorstellung wirft man es weit hinaus ins Universum. Danach wird der verletzte oder erkrankte Bereich mit heilendem Qi bestrahlt. Die Erfahrung hat gezeigt, daß auf diese Weise Schmerzen gelindert und der Heilprozeß von Wunden beschleunigt werden kann.

Die behandelnde Person sollte den **Qi-Verlust beim Heilen ausgleichen**, indem sie nicht nur regelmäßig Qi Gong praktiziert, sondern auch während des Heilens Qi durch die Körperatmung ergänzt. Weitere wirkungsvolle

Übungen zur Stärkung des Qi, das «Sammeln des Qi vom Himmel und von der Erde», das «Sammeln von Licht» und das «Sammeln des Qi von Blumen und Bäumen»[46] sind im Folgenden beschrieben.

Sammeln des Himmels-Qi (Yang-Stärkung)

Yang-Schwäche äußert sich in einem allgemein niedrigen Energieniveau des Körpers, in mangelnder Antriebskraft, Müdigkeit und Neigung zu Depression.

Diese Übung, die das Yang stärkt, wird im allgemeinen im Stehen ausgeführt; man kann aber auch sitzen, vorausgesetzt, der Rücken ist gut aufgerichtet:

- Die Beine sind schulterbreit auseinandergestellt, die Zehen ergreifen kurz den Boden.
- Nach den drei vorbereitenden Übungen wird die Aufmerksamkeit auf den Scheitelpunkt gerichtet. In der Vorstellung öffnet sich der Scheitelpunkt wie ein Trichter, um das Qi aus der strahlenden Weite des Himmels aufzunehmen. Das einströmende Qi wird im mittleren Kanal hinab in das Untere Dantian gelenkt.

Man kann zur Unterstützung den Atem einsetzen (wobei der Atem sehr leicht und sehr sanft sein soll): Mit dem Einatmen verbindet sich die Vorstellung, das Qi in den Scheitelpunkt einzusaugen; mit dem Ausatmen sinkt das Qi in das Untere Dantian ab. So kann man fünf oder zehn Minuten lang, oder auch länger üben.

Sammeln des Erd-Qi (Yin-Stärkung)

Yin-Schwäche ist mangelnde «Erdung» – wenig grundlegendes Vertrauen, Neigung zu Ängsten, geistige Unruhe, Unfähigkeit zur Entspannung. Diese Übung stärkt das Yin:

- Die Aufmerksamkeit richtet sich auf die Punkte «Sprudelnde Quelle» (*Yongquan*, s. S. 154) an den Fußsohlen. In der Vorstellung wird das Qi aus den Tiefen der Erde durch die Quellpunkte und das Innere der Beine hoch in das Untere Dantian gezogen.

Wird der Atem zur Unterstützung eingesetzt, verbindet man mit dem Einatmen das Hochziehen des Erd-Qi, und während des Ausatmens wird das Qi im Unteren Dantian eingesammelt.

- Nach Beendigung der Übung läßt sich die Aufmerksamkeit für drei bis neun Atemzüge lang im Unteren Dantian nieder. Dabei kann man die Hände mit den Laogong-Punkten übereinander auf den Unterbauch legen (Frauen legen die linke auf die rechte Hand, Männer die rechte auf die linke Hand).

Sammeln des Lichts

Diese Übung kann man **tags oder nachts praktizieren** und entweder das Licht der Sonne oder das Licht des Mondes und der Sterne aufnehmen. Man kann sie im Stehen, Sitzen oder Liegen ausführen. Wie immer wird die Übung kurz mit den drei vorbereitenden Übungen eingeleitet:

- In der Vorstellung dringt das Licht der Sonne oder des Mondes durch die geschlossenen Augen in den Körper ein und sinkt in das Untere Dantian. Von dort aus verbreitet es sich im ganzen Körper, bis er von Licht erfüllt ist.

- Nach etwa zehn bis fünfzehn Minuten wird mit einer Kontraktion des Dammpunkts das Qi eingesammelt. Es zieht sich zu einer «goldenen Pille» zusammen, die alle inneren Organe und Systeme bestrahlt und erhellt.
- Zum Abschluß wird jede Vorstellung losgelassen und drei Atemzüge lang die Aufmerksamkeit auf das Untere Dantian gerichtet.

Es heißt, daß man nach dieser Übung hundert Tage lang keinen Geschlechtsverkehr haben sollte.

Sammeln des Qi von Blumen und Bäumen

- Vor den entsprechenden (voll erblühten, natürlich nicht abgeschnittenen) Blumen oder dem (gesunden, nicht zu jungen, nicht zu alten) Baum wird mit leicht geöffneten Armen und Händen eine entspannte Haltung im Abstand von etwa 20 cm eingenommen.
- Wenn sich ein Gefühl der Berührung mit dem Qi, das von den Blumen oder dem Baum ausgestrahlt wird, einstellt, wird dieses Qi mit Körperatmung aufgenommen und im Unteren Dantian eingesammelt.

Es ist möglich, daß man den Abstand ein wenig verändern muß, bis sich dieses Gefühl einstellt. Im allgemeinen empfiehlt es sich, den Abstand zunächst gering zu halten.

Vierter Teil

Erläuterungen zum buddhistischen Qi Gong

Indem man den Geist (*Sem*) und die Energien (*Lung*) in den vier Rädern (*Chakra*) der Kanäle vervollkommnet, vervollkommnet man die siebenunddreißig Aspekte der Erleuchtung und erweckt die Tugenden der zehn Stufen.[1]

Longchen Rabjam

Energiearbeit in Indien, Tibet und China

Die Beziehung zwischen Taoismus und Buddhismus reicht in das 4. Jahrhundert zurück, als die Mao-Shan-Schule gegründet wurde, in der sich magische und religiöse Elemente des Taoismus sowie alchimistische Überlieferungen mit Einflüssen aus dem Buddhismus verbanden. Die tibetische und mongolische Nachbarschaft belebte jahrhundertelang die buddhistische Tradition Chinas. Obwohl die beiden Systeme getrennt nebeneinander existierten, war die geistige Verwandtschaft doch so groß, daß sie sich gegenseitig inspirierten, und so war es unvermeidlich, daß Elemente der tibetisch-buddhistischen Lehren in den Taoismus einflossen. Deshalb ist es nicht erstaunlich, daß Qi-Gong-Übungen, die aus der chinesisch-buddhistischen Tradition stammen, große Ähnlichkeit mit Übungen des tibetischen «Energie-Yoga» (*Tsa Lung*) aufweisen.[2]

Obwohl im taoistischen Qi Gong und im tibetisch-buddhistischen Tsa Lung mit unterschiedlichen Energiebahnen gearbeitet wird, ist die tibetische Auffassung von den inneren «Energien» im Rahmen der Energiearbeit kaum unterschieden von der chinesischen Auffassung. Lung, das man hier in Entsprechung zu Qi setzen kann, wird zum Beispiel oft als «Luft/Energie» übersetzt.

> Im tantrischen System des Anu-Yoga heißt es, daß Lung oder der inneren Lüfte durch die inneren Kanäle oder

Meridiane, Tsa, zirkulieren... Lung kann gereinigt und aktiviert werden, so daß es auf bestimmten inneren Wegen zirkuliert.[3]

In mancher Hinsicht kann man auch das tibetische *Tigle* als eine Entsprechung zu Jing auffassen:

> Es gibt verschiedene Definitionen von Tigle. Auf einer Ebene wird es definiert als etwas, das keine Ecken und Kanten hat, ein Kreis oder eine vollkommene Kugel, wie etwa das Bindu (Tropfen) im Sanskrit. Tigle wird auch definiert als die Dimension innerhalb einer Kugel... Tigle bedeutet auch «die Essenz», wie in *nying thik*, «Essenz des Geistes». In einer weiteren Definition ist Tigle der Samen des Mannes und die vaginale Flüssigkeit der Frau, die physische Vehikel für den Transport von Energie darstellen. Im Zusammenhang mit Yantra-Yoga wird Tigle als die essentiellste Form der subtilen Energie des Körpers bezeichnet, analog zur Kundalinī im Sanskrit.[4]

In der Praxis wird auf der tibetischen Seite ebenso nachdrücklich vor dem Verlust von Tigle gewarnt wie auf der chinesischen Seite vor dem Verlust von Jing:

> Wenn man die Prānas und Nādīs gezähmt hat, entsteht ein sehr sanftes und warmes Gefühl im ganzen Körper.. Dies wirkt sich als ein starkes Anwachsen von Tigle aus, und entsprechend wächst die Lust. An diesem entscheidenden Punkt muß man außerordentlich vorsichtig und geschickt sein, um sein Tigle zu bewahren. Wenn man in seinen Bemühungen nachlässig wird oder sie aufgibt, läuft man Gefahr, das Tigle zu verlieren – was auf der Ebene des Traums, der Meditation oder auch im normalen Wachsein geschehen kann.[5]

Die Träger der buddhistischen Tradition der Inneren Kunst

waren die Klöster, und obwohl natürlich ein gewisser Austausch stattfand, wurde offiziell die taoistische Energiearbeit in taoistischen und die buddhistische Energiearbeit in buddhistischen Klöstern gelehrt. Traditionell wurden die beiden Formen getrennt weitergegeben. Wenige Meister beherrschten beide Formen, doch selbst wenn dies der Fall war, lehrten sie stets nur die Form ihrer eigenen Tradition. Diese Trennung hat im chinesischen Kulturraum bis heute Gültigkeit.

Ein taoistischer und ein buddhistischer Meister des 17. Jahrhunderts, Wu und Liu, versuchten dieses ungeschriebene Gesetz zu durchbrechen und schrieben ein Werk mit dem Titel «Die heiligen Spuren der Meister Wu und Liu», in dem sie eine Integration der beiden Systeme anstrebten. Nur knapp entgingen sie der Gefahr, als Verräter angeklagt zu werden.[6]

Um die Eigenart der chinesisch-buddhistischen Tradition der Inneren Kunst zu verstehen, muß man sich ihre beiden Quellen vor Augen halten – die indische und die taoistische. In einem nur in Fragmenten erhaltenen «buddhistischen Yoga-Lehrbuch», das aus der frühen tantrisch-buddhistischen Tradition Indiens stammt, findet sich zum Beispiel die Übung der «Vergegenwärtigung des Körpers» und der Entfaltung der «Vier Unermeßlichen: Freundlichkeit, Mitgefühl, Mitfreude und gleichmütiges Akzeptieren». Diese Übung vermittelt einen Eindruck von der Ganzheitlichkeit dieser Yoga-Praxis, in der Körper und Geist sowie Individuum und Welt als geschlossenes Ganzes behandelt werden. Der Praktizierende, so heißt es, visualisiert seinen Körper...

> ... wie eine juwelenglänzende Schale, mit klarer Essenz angefüllt. An seinem Ort befindet sich ein mit allen Essenzen angefüllter Berg. Von diesem aus füllen Flüsse von Blütenessenz, Flüsse von Milch, von Schmelzbutter und frischer Butter, Flüsse von vielfarbigen Juwelen, von Sternen und Mondscheiben sich auflösend den Körper des Yogi.»

Dem folgt die Vergegenwärtigung der «unreinen» Substanzen: Haare, Nägel, Kot, Urin, Schleim und so weiter:

> An seinen vier Seiten sieht er vier Meere, die mit allem Unreinen angefüllt sind...
> Dann sieht der Yogi an seinen vier Seiten in den vier Meeren Lotosblumen in blauer, gelber, roter und weißer Farbe. In diese Meere dringt er der Reihe nach ein, und die Essenz der Farben erfüllt seinen Körper. Dann verschwinden die Lotosblumen. Mit dem blauen, gelben, roten und weißen Leuchten seines Körpers erfüllt er die ganze Welt. Dann kommt er aus den vier Meeren hervor. Aus seinem Nabel geht ein Strom von Blüten hervor, teilt sich in vier und fällt in die vier Meere. Dann erscheinen die Lotosblüten. Dann geht von der Mitte seiner Augenbrauen ein vielfach juwelener Strom von Buddhas aus, die dann auf den Lotosblumen sitzend zu sehen sind.[7]

Nach dieser Vergegenwärtigung des Körpers folgt die Vergegenwärtigung der Sinne und der emotionalen Bereiche; dann wendet sich der Praktizierende den vier Unermeßlichen zu, indem er sich die lange Reihe vergangener Leben vergegenwärtigt:

> Ich habe alle Wesen gequält, alle waren schon einmal meine Mutter, und ich war die Mutter von allen. Wie kann ich sie aus dem Lebenskreislauf herausführen? So hat er sich der Freundlichkeit zugeneigt, und das Tor seines Herzens öffnet sich. Dort im Inneren entsteht ein Meer aus Milch. Die Tore aller Körperöffnungen öffnen sich. Aus ihnen gehen Ströme von Milch hervor, in die alle Wesen einsinken und dann ihnen folgend in den Körper des Yogi eindringen.[8]

Die Innere Kunst ist im tantrischen Buddhismus zum Teil in die Meditationsübungen eingebaut, ohne daß der energetische Aspekt dabei besonders betont wird. Ein Beispiel ist die tibetisch-buddhistische «Vajrasattva-Meditation», die ihre Entsprechung in der buddhistischen Yi-Qi-Gong-Übung «Reinigende Dusche» hat.

In dieser Meditation visualisiert der Praktizierende, während er ein entsprechendes Mantra[9] rezitiert, den Meditations-Buddha Vajrasattva in einer ikonografisch genau festgelegten Erscheinungsform.

> Oben auf dem eigenen Kopf erscheint augenblicklich ein Lotos und darauf eine Mondscheibe, auf der sich der Eine Gesegnete, Vajrasattva, niedergelassen hat.. Im Herzen von Vajrasattva, auf einer Mondscheibe, befindet sich ein weißes HUM. Lichtstrahlen gehen davon aus und rufen die Essenz des Geistes aller Tathagatas[10] an, die als Nektar der transzendenten Erkenntnis absorbiert wird... Nektar ergießt sich aus dem HUM und erfüllt den Körper von Vajrasattva. Dann fließt der Nektar vom Körper Vajrasattvas oben durch den eigenen Kopf in den Körper hinein und treibt alle Krankheiten, bösen Geister, Verfehlungen und Verdunkelungen durch die unteren Öffnungen des Körpers hinaus als Kot und Urin und durch die Fußsohlen als rauchende Flüssigkeit oder als Eiter und Blut. Der leere Körper wird vollständig mit Nektar angefüllt.[11]

Zur Beendigung dieser Übung wird Vajrasattva in Licht aufgelöst, das der Praktizierende ebenfalls in sich aufnimmt.

Die tibetische «Übung der Neun Abschnitte», die Meister Zhi-Chang Li in sein Yi Qi Gong als «kompatible» Übung mit dem Qi aufgenommen hat[12], geht auf die Übung der «Vasen-Atmung» zurück, die zum Yoga der Inneren Hitze (*Tummo*) gehört. In der Darstellung dieser Übung innerhalb der «Sechs Yogas des Naropa» ist die Visualisation der drei zentralen Kanäle präzise angegeben:

> Alle drei[Kanäle] verlaufen parallel zueinander in der Mitte

des Körpers. Der rechte Kanal, so heißt es, steht mit dem solaren System in Verbindung, der linke mit dem lunaren System, und der mittlere korrespondiert mit der Einheit von Sonne und Mond. Rechter und linker Kanal werden als samsārisch betrachtet, während der mittlere Kanal zum Nirvāna führt.[13]

Interessant im Hinblick auf die Lehren des Stillen Qi Gong ist die Erklärung in diesem Text zu den «vorbereitenden Zeichen, daß das Prāna in den Zentralkanal eintritt»:

> Dies ist der Fall, wenn... der Atem anfängt, sanft und gleichmäßig durch beide Nasenlöcher zu strömen, dann extrem fein wird und schließlich völlig aufhört. Dieses Phänomen kann jedoch auch auftreten, wenn das Prāna sinkt oder ausläuft. Im ersteren Fall hat man das Gefühl, daß der Geist dämmerig und träge wird; im letzteren Fall kann man nicht klar und deutlich visualisieren. Diese Phänomene treten jedoch nicht auf, wenn das Prāna in den Zentralkanal eintritt.[14]

Ein Hinweis des tibetischen Lehrmeisters Geshe Rabten zum Verständnis der Realität der visualisierten Kanäle gibt Aufschluß über die Flexibilität, mit der innerhalb der buddhistischen Geisteshaltung mit dem relativen Charakter dieses Systems umgegangen wird. Er sagt:

> Diese drei Kanäle sind wirklich in unserem Körper vorhanden. Sie existieren vielleicht nicht so, wie wir sie uns in der Meditation vorstellen, aber sie sind durchaus existent.

Und etwas später führt er aus:

> Sie haben natürlich einige Zweifel, ob es solche Kanäle wirklich gibt, vor allem wohl deswegen, weil ich auch davon sprach, daß sie ein wenig unter dem Nabel aufhören

> und offene Enden haben.[15] Doch das sind lediglich Vorstellungen, die für die Meditation verwendet werden. In Wirklichkeit haben die Kanäle natürlich keine offenen Enden; der rechte und der linke Kanal gehen durch die Beine bis zu den Füßen hinunter, und der zentrale Kanal reicht bis zu den Geschlechtsorganen.[16]

Im tibetischen Buddhismus werden die Methoden des «Energie-Yoga», wie Tsa Lung von manchen Autoren genannt wird, meistens nur nach gründlicher meditativer Vorbereitung im Zusammenhang mit höherer tantrischer Meditationspraxis vermittelt. Namkhai Norbu hingegen, der die Praxis des «Yantra-Yoga» veröffentlichte und lehrt, betrachtet die Arbeit mit den subtilen körperlichen Energien als grundlegend wichtig:

> Die Lehre spricht zwar immer davon, die Anhaftung an den Körper zu überwinden, aber das bedeutet nicht, willkürlich seine Grenzen zu überschreiten und seine Bedürfnisse zu verleugnen. Der erste Schritt, die Anhaftung zu überwinden, ist, die Lebensbedingungen des Körpers zu verstehen und entsprechend zu respektieren. Dies läßt sich auch auf den Bereich der Energie und ihrer Wirkungsweise übertragen. Wenn wir darüber nichts wissen und versuchen, gegen ihre natürlichen Grenzen anzukämpfen, entstehen daraus Störungen, die sich auf die körperliche und geistige Ebene ausdehnen können. So vertritt die tibetische Medizin die Auffassung, daß einige Formen der Geisteskrankheiten durch eine in unserem Körper fehlgeleitete Zirkulation einer bestimmten Art von feinstofflicher Lebensenergie entstehen. Heutzutage beobachten wir eine immer weitere Ausbreitung von Krankheiten, wie zum Beispiel Krebs, die mit Störungen der Energie verbunden sind. Auch wenn die Schulmedizin die einzelnen Symptome erkannt hat, weiß sie nichts über die grundlegenden Ursachen, da sie kein Wissen über die Wirkungs-

> weise der Energie besitzt. Wenn sich eine therapeutische Behandlung in diesen Fällen als unwirksam erweist, wendet die tibetische Medizin die Rezitation von Mantras an, die über Klang und Atmung den Energiezustand beeinflußt und koordiniert. Außerdem werden im Yantra-Yoga bestimmte Körperhaltungen sowie die Kontrolle der Atmung und geistige Konzentration dazu verwendet, energetische Ungleichgewichte zu beheben.[17]

Eine der wenigen praktischen Anleitungen zu einer Übung der tibetischen Energiearbeit, die sozusagen als «Übung für jedermann» präsentiert wird, findet sich in dem Buch *Relative World – Ultimate Mind* von Tai Situpa; sie hat zwei Varianten und wird in der ersten Variante bei depressiver Verstimmung und in der zweiten bei starken Erregungszuständen eingesetzt. Sie ist am Ende dieses Kapitels zitiert.

Für das taoistische wie für das buddhistische Qi Gong gilt, daß es nötig ist, den geistigen Hintergrund zu kennen, mit dem die Übungen verbunden sind und der die inspirierende Vision liefert, ohne die alles Üben oberflächlich und begrenzt bleiben muß. Für uns besteht die Möglichkeit, die Schwergewichte beider Systeme miteinander zu verbinden und so zu jener Integration zu finden, um die sich Meister Wu und Meister Liu so vergeblich bemühten.

Qi Gong und Meditation

Selbstheilung von Körper-und-Geist

Es ist nicht ganz einfach, dem Stillen Qi Gong als System der Selbstheilung und -kultivierung aus unserer westlichen Sicht den richtigen Platz einzuräumen. Manche chinesische Autoren bezeichnen die inneren Übungen als «Meditation», andere als «Tao-Yoga» oder «Energiearbeit». Wie wir sahen, geht das Stille Qi Gong über das hinaus, was wir im allgemeinen unter Energiearbeit verstehen; andererseits kann man es jedoch auch nicht einfach als «Meditation» bezeichnen, denn das würde zu Erwartungen verführen, die von Qi Gong allein nicht zu erfüllen sind (etwa, daß man durch Qi-Gong-Übungen «Erleuchtung» erlangen könne).

Im chinesischen wie im tibetischen System der ganzheitlichen Kultivierung sind die Methoden der Arbeit mit jener «bestimmten Art feinstofflicher Lebensenergie», von der Namkhai Norbu spricht, eng mit den Methoden der geistigen Befreiung (von dualistischen Denkmustern) verknüpft. Sie scheinen einander zu ergänzen wie Yin und Yang, und ebenso, wie man diese beiden polaren Kräfte zwar gesondert beschreiben, aber nicht voneinander isolieren kann, lassen sich im chinesischen und im tantrischen tibetischen System die Methoden und Ziele der Inneren Kunst und der Meditation zwar gesondert darstellen, aber man kann sie nicht willkürlich voneinander trennen.

Das moderne Verständnis des Qi Gong scheint allerdings zum großen Teil auf solch einer Trennung zu beruhen.

Wollte man Qi Gong, wie es zumeist (noch) üblich ist, auf seine medizinischen Aspekte reduzieren und als eine Art höheres Fitneßtraining interpretieren, wäre das etwa so, als würde jemand, der nichts vom Fliegen weiß, ein Düsenflugzeug als ein etwas merkwürdiges Fahrzeug auf drei Rädern betrachten.

Die Innere Kunst Chinas setzte ursprünglich bei den körperlichen Gegebenheiten an, um eine gute Basis für die geistige Entwicklung zu schaffen. Das Ineinandergreifen der beiden komplementären Methoden Energiearbeit und Meditation wird in der Erklärung des *Wuji*-Diagramms deutlich, in dem der Prozeß der Transformation durch die Innere Alchimie (die «Rückkehr zum Tao») in der Form übereinander angeordneter Kreise dargestellt ist.

> Der unterste Kreis ist das «Geheimnisvolle Tor» oder der Geist des Tales. «Tor» bedeutet «Öffnung», und «Tal» bezieht sich auf «Leere». Auf der körperlichen Ebene befindet sich der Geist des Tales im Lebenstor (*Mingmen*)... Das Mingmen kontrolliert die Bewegung der Zeugungsenergie im Unteren Dantian. Auf der spirituellen Ebene ist der Geist des Tales das Bewußtsein, das leer ist von Empfindungen, Emotionen und Gedanken.
> Den Prozeß des Aufsteigens der Energie zum darüberliegenden Kreis nennt man «Die Umwandlung der Zeugungsenergie in Dampf»[18]. Während des alchimistischen Prozesses wird die Zeugungsenergie, die Form hat, gereinigt und in eine weniger greifbare Form von Energie verwandelt, die man als Dampf bezeichnet. Der nächste Prozeß ist die Verwandlung von Dampf in spirituelle Energie (*Ling Qi*). Der weltliche Atem wird in spirituelle Energie verwandelt. Ling Qi ist formlos und kann zu den inneren Organen und in alle Bereiche des Körpers gelenkt werden. Wenn der Körper mit dieser Energie gefüllt ist, so nennt man diesen Zustand «Die fünf Arten des Dampfes versammeln sich im Ursprung».[19]

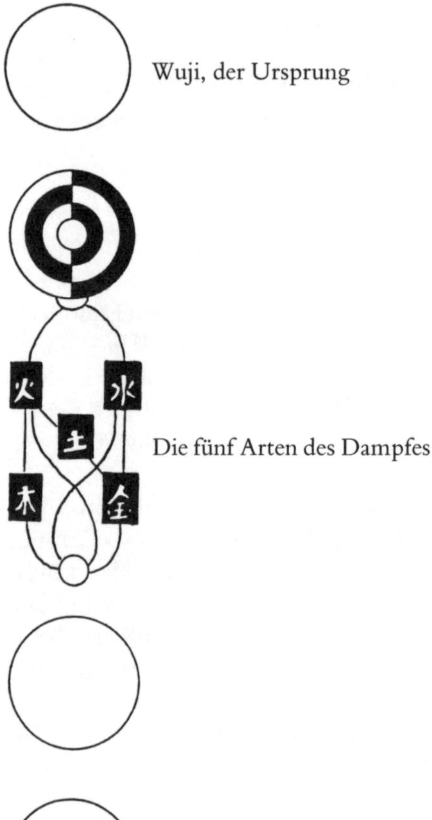

Abb. 29: Das Diagramm des Wuji.

Auf der nächsten Stufe «wird der Geist-Gott (*Yuan Shen*) empfangen und geboren und bringt den alchimistischen Prozeß zur Vollendung. Dies ist das Wuji, der oberste Kreis, der den Ursprung, die Quelle, das Tao darstellt. Diese letzte

Stufe nennt man «Die Kultivierung des Geist-Gottes, um zur Leere zurückzukehren».[20]

Die Autorin Eva Wong, eine moderne taoistische Adeptin, berichtet über ihre Ausbildung bei ihrem in den USA lebenden Tao-Meister:

> Als ich Herrn Moy Lin-shin zum ersten Mal begegnete, wußte ich, daß er der Lehrer war, nach dem ich gesucht hatte, obwohl er nicht wie ein taoistischer Meister «aussah». Tatsächlich behauptete er auch nie, einer zu sein. Als ich bei meinem Si Fu [Meister] zu lernen begann, sprach er nicht über Taoismus, ganz zu schweigen von Innerer Alchimie. Selbst nachdem ich in den taoistischen Tempel, den er mitbegründet hatte, initiiert worden war, bestand der größte Teil dessen, was er mich lehrte, aus Techniken der «Veränderung der Sehnen» sowie Taiji und Yi-chuan-Unterweisungen zur Verbesserung meiner Gesundheit. Erst als ich Zeichen des «äußeren Glühens» des Körpers zeigte, begann er, mich die Kultivierung der Stille des Geistes zu lehren. Er erklärte, daß ich durch die Auflösung der Begierde – mittels der Hilfe für andere – meinen Geist «zähmen» und so die nächste Stufe der Ausbildung erreichen würde. Zugleich begann er, mir formale Unterweisungen in Meditation zu geben.
> Wenn ich heute auf sein Verhalten zurückschaue, kann ich erkennen, daß die Art seines Vorgehens der Nördlichen Schule des Taoismus entstammt. Die Nördliche Schule empfahl, die Kultivierung des Körpers der Kultivierung des Geistes vorangehen zu lassen. In der Südlichen Schule hingegen stand die Kultivierung des Geistes an erster Stelle, und dann erst folgte die Kultivierung des Körpers.[21]

Auch heute noch ist es innerhalb der taoistischen Tradition, die Energiearbeit und Meditation umfaßt (wobei die Grenze dazwischen fließend ist), ganz selbstverständlich, daß die

Schüler unter der Obhut eines autorisierten Lehrers stehen:

> Die taoistischen Methoden des langen Lebens umfassen machtvolle Methoden der Arbeit mit der dem Körper innewohnenden Energie. Ohne die Führung durch einen qualifizierten Lehrer können diese Methoden dem Praktizierenden schaden. Außerdem können die Methoden des Sammelns und des Speicherns, der Reinigung und der Aktivierung der inneren Energie von Menschen mißbraucht werden, deren Geist nicht frei von Begierde ist. Deshalb wurden die Techniken der Inneren Alchimie von Anfang an ausschließlich durch die Tradition der mündlichen Vermittlung weitergegeben.[22]

Für Eva Wong, die ja nicht modernes Qi Gong im «säkularisierten Gewand» erlernte, sondern es im umfassenden Rahmen eines klassischen spirituellen Entwicklungsweges vermittelt bekam, sind der energetische und der meditative Aspekt des taoistischen Weges untrennbar:

> Die alchimistischen Veränderungen, die in dem Text «Das Kultivieren der Stille»[23] und seinem Kommentar beschrieben werden, sind sowohl körperliche als auch psychische Phänomene. Das eine oder andere geringer zu betonen bedeutet, die Essenz der zweifachen Kultivierung von Körper und Geist, die den zentralen Aspekt des taoistischen Denkens darstellt, aus den Augen zu verlieren. Mein eigenes Verständnis vieler Passagen in diesem Text ist das Ergebnis der Erfahrungen der Verwandlung in meinem Körper.[24]

Eine wesentliche Ursache für Mißverständnisse nicht nur im Westen, sondern auch im Osten, liegt darin, daß die Eigenart der «flexiblen Hierarchie», die der Inneren Alchimie innewohnt, nicht verstanden wird. Eine Textstelle im klassischen Text «Das Kultivieren der Stille» lautet zum Beispiel:

Die Weisen sagen:
Es ist traurig, daß die fühlenden Wesen
den Geist falsch verstehen,
Sie meinen, der Gelbe Palast
sei ein Ort im Körper,
Sie weichen vom Weg ab
und sehen niemals Frühling und Sommer.[25]

Der Autor des Kommentars, in den der Urtext eingebettet ist, Shui-ch'ing Tzu (17. Jh.), wollte aus seiner Sicht die alchimistischen Formulierungen nur als Hinweise auf geistige Prozesse verstanden wissen:

Die Unwissenden behaupten, der Gelbe Palast... befände sich unter dem Herzen, die Grube zwischen den Nieren sei der Körper des Früheren Himmels, oder das leere Herz sei der Geist des Tao. Sie reden nur über die Rückkehr zum Tao. Es ist traurig, daß die Sterblichen all dies für wahr halten.[26]

Die Autorin wiederum sagt dazu vom Blickwinkel ihrer eigenen taoistischen Ausbildung, in der die Meditation durch die Innere Kunst ergänzt wurde: «Der Goldene (Gelbe) Palast ist das Mittlere Dantian, wo die Verwandlung von Jing in Qi stattfindet. Das Mittlere Dantian dient auch als Speicher für gereinigte vitale Energie.»[27]

Ein Blick auf das tibetische Verständnis des Zusammenhangs zwischen Methoden der Energiearbeit und Meditation macht das Unterscheiden und das Verbinden der verschiedenen Ebenen etwas leichter. So sagt der tibetische Lehrmeister Tulku Urgyen:

Allgemein gesagt, gibt es drei Arten von Hindernissen: die äußeren Hindernisse der vier Elemente, die inneren Hindernisse der Kanäle, Winde und Essenzen, und die geheimen Hindernisse der dualistischen Fixierung... Das Mittel zur Beseitigung der Hindernisse ist die tantrische Praxis: Befrieden der vier äußeren Elemente, Befrieden der vier inneren Elemente, Auflösung von Ergreifen und Fixierung...

Die äußeren Hindernisse der vier Elemente werden definiert als Erde, Wasser, Feuer und Wind. Zum Beispiel können wir das Hindernis der Erde als Erdbeben verstehen, das Hindernis des Wassers als Überschwemmung, das Hindernis des Feuers als Brand – wenn unser Haus brennt – und das Hindernis des Windes als Wirbelsturm. Diese Arten von Zerstörung treten auf und können durch bestimmte Sādhanas[28] abgewendet werden, um die vier Elemente zu befrieden.

Die inneren Hindernisse sind mit den Kanälen, Winden (*Lung*) und Essenzen unseres physischen Körpers verbunden. Wir sollten auch verstehen, daß die vier Haupt-Elemente in unserem Körper enthalten sind. Fleisch und Knochen sind das Erd-Element, Blut ist das Wasser-Element, die Körperwärme ist das Feuer-Element und der Atem ist das Wind-Element. Innere Hindernisse treten auf, wenn das Gleichgewicht zwischen den Kanälen, Winden und Essenzen gestört ist. Die Zirkulation ist blockiert und bewirkt alle möglichen Krankheiten. Diese Ungleichgewichte, die inneren Hindernisse, können durch diejenigen Methoden ausgeglichen werden, die in den Neuen Schulen als die «Sechs Yogas des Naropa» bezeichnet werden. Das Nyingma-System hat dieselben sechs Lehren. Die wichtigste, die «Lebens-Pfeiler» genannt wird, ist die Tummo-Praxis, die zur Ebene der Anu-Yoga-Lehren gehört. Die inneren Hindernisse können befriedet werden, indem man ein Adept dieser Praxis der Kanäle, Winde und Essenzen wird.

Geheime Hindernisse bestehen äußerlich im Ergreifen von Objekten und innerlich in der Fixierung auf den Wahrnehmenden und werden deshalb «Ergreifen und Fixierung» genannt. Der «Barchey Lamsel»-Text sagt: «Löse die äußeren Hindernisse im Äußeren auf. Löse die inneren

Hindernisse im Inneren auf. Löse die geheimen Hindernisse in Raum auf.» Das bedeutet, daß sich Ergreifen und Fixierung im Augenblick, in dem sie erkannt werden, in den uns innewohnenden Raum des Dharmadhātu[29] auflösen...

Die achtzigtausend behindernden Kräfte (*Māra*) attackieren uns mit ihren Waffen, den achtzigtausend Arten von behindernden Emotionen. Sie bringen die vierhundertvier Krankheiten mit sich... Bildlich gesprochen, sind wir von einer riesigen Armee von achtzigtausend behindernden Dämonen umgeben, die mit den tödlichen Waffen der Krankheit ausgerüstet sind. In der Mitte dieser gewaltigen Horde erbarmungsloser Dämonen und Hindernisse versucht unsere Lebenskraft, sich aufrechtzuerhalten und zu überleben.[30]

Man kann von dieser Darstellung folgende **allgemeine Kategorien** ableiten (die natürlich nur unter der Voraussetzung brauchbar sind, daß wir sie als Aspekte einer Ganzheit auffassen):

- Die äußere Ebene ist die Ebene des grobstofflichen Körpers, der durch gute Ernährung, den klimatischen Bedingungen entsprechende Bekleidung, das nötige Maß an Bewegung und hygienische Maßnahmen gestärkt und gepflegt wird.
- Die innere Ebene ist die des «feinstofflichen» Körpers, der «Energie», die – in unserem Begriffssystem – «vitale Energie» und «psychische Energie» umfaßt. Dies ist der Bereich, in dem mit Qi Gong gearbeitet wird.
- Die geheime Ebene ist die des Geistes – in seiner Manifestation als «Begreifen» (dualistisches Denken, «Ergreifen und Fixierung»), das vom buddhistischen Standpunkt aus als Zustand der «Verwirrung» bezeichnet wird, da es in diesem (für uns «normalen») Geisteszustand nicht möglich ist, die Dinge zu sehen, wie sie wirklich sind, sondern

nur so, wie wir sie beurteilen. Den dualistisch fixierten Geist zu seiner wahren Natur zu befreien – «Verwirrung in Weisheit zu verwandeln» –, ist der Zweck der buddhistischen Meditation. (Inwieweit die Meditationspraxis des vorbuddhistischen Taoismus ebenfalls diese Zielsetzung hatte, vermag ich nicht zu sagen; spätere taoistische Texte zeigen große inhaltliche Annäherungen an die buddhistischen Lehren.)

Grob lassen sich diese drei ineinandergreifenden Ebenen auch mit den Drei Schätzen Jing, Qi und Shen assoziieren.

Während die Beziehung zwischen der ersten und der zweiten Ebene im modernen Qi Gong sehr ausdrücklich betont wird, gibt es auf die Beziehung der zweiten zur dritten Ebene kaum klare Hinweise. Hier ist ein Blick in die tibetische Nachbarschaft wieder hilfreich. Lama Thubten Yeshe erklärt:

> Das wichtigste Chakra befindet sich auf der Höhe unseres Herzens, denn im Herz-Chakra wohnt der äußerst feine Geist: der kostbare Schatz aller Praktizierenden des Tantra. Seit wir empfangen wurden, gehört dieser Geist zu uns; in der Tat ist dieses geistige Kontinuum, zusammen mit dem es unterstützenden Energiewind, seit unzähligen, anfangslosen Leben mit uns. Als das grundlegende Bewußtsein, das während unseres Lebens in unserem Herzzentrum ruht, wird dieser äußerst feine Geist manchmal auch als eingeborener Geist bezeichnet. Obgleich dieser Geist ohne Unterbrechung von Leben zu Leben geht, hat er sehr wenig Gelegenheit, auch zu wirken. Was ihn am Wirken hindert – an der allerwichtigsten Funktion, dem Durchdringen des universellen Wesens der Wirklichkeit –, ist das ständige Entstehen zahlreicher grober Geisteszustände...
>
> Die Beweglichkeit aller Arten von Geist, seien sie grob oder fein, hängt von den sie unterstützenden Energiewin-

> den ab, auf denen sie sich bewegen. Solange sie sich in irgendeinem der Tausende von Nebenkanälen und nicht im Hauptkanal bewegen, regen diese Winde die groben geistigen Zustände an... Wenn diese Winde jedoch in den Hauptkanal eintreten, dort bleiben und sich in ihm auflösen – wie das auf natürliche Weise im Augenblick des Todes geschieht –, dann versiegen diese groben geistigen Zustände, und an ihrer Stelle erwacht der äußerst feine Geist des Klaren Lichts.
>
> Wenn sich die Energiewinde im Hauptkanal auflösen, verschwindet die Umgebung, innerhalb derer unsere groben geistigen Vorgänge für gewöhnlich wirken... und unsere begrifflichen Vorstellungen hören auf zu kommen und zu gehen. In der darauf folgenden Stille erwacht unser ursprüngliches, grundlegendes Bewußtsein – der eingeborene Geist.
>
> Dieser ganze Vorgang geschieht von allein, wenn wir sterben, nur wenige Menschen sind allerdings darin geschult, das Auftauchen dieses äußerst feinen Bewußtseins des Klaren Lichtes in diesem entscheidenden Augenblick zu nutzen. Der tantrische Yogi und die tantrische Yoginī schulen sich allerdings nicht nur darin, dieses glückselige Bewußtsein im Augenblick des Todes zu erkennen, sondern versuchen, diesen durchdringenden Geist des Klaren Lichtes zu Lebzeiten in der Meditation zu erwecken und damit vollständig über ihn verfügen zu können.[31]

Man kann dies vom Standpunkt der Inneren Kunst als die Transformation von Qi in Shen und Shen in *Xü* (Leere) auffassen (der Goldene oder Gelbe Palast – das Mittlere Dantian – ist der Speicher der gereinigten, verwandelten «Essenz» und zugleich der Ort der Verwandlung von Qi in Shen).

Der aus China stammende buddhistische Autor und Übersetzer Garma C. C. Chang, der vor der chinesischen Okkupation Tibets jahrelang in tibetischen Klöstern lebte, beschreibt aus seiner Erfahrung zwei tibetische spirituelle Pfade – einen der reinen Meditation und einen anderen, in dem, wie im Taoismus, Energiearbeit und Meditation kombiniert sind:

> Der tibetische Tantrismus bietet zwei Pfade oder Arten von Yoga an, die beide zu demselben überweltlichen Ziel führen. Der eine wird Pfad der Befreiung oder «Geist-Yoga» genannt, der andere Pfad der Geschicklichkeit oder «Energie-Yoga». Der erstere hat in vieler Hinsicht Ähnlichkeit mit dem Ch'an-[Zen-]Buddhismus, denn er betont die Beobachtung und Kultivierung des Eingeborenen Geistes und verlangt nur ein Minimum an ritueller und yogischer Vorbereitung. Der letztere besteht aus einer Reihe von rigorosen und komplexen Yoga-Praktiken, die man als «Yoga des Entstehens» und «Yoga der Vollendung» bezeichnet... Die «Sechs Yogas des Naropa» gehören zur letzteren Gruppe – sie sind eine Synthese der Yogas des Entstehens und der Vollendung, mit besonderer Betonung des letzteren.[32]

Wie auch immer die Situation im alten Tibet gewesen sein mag – von tibetischen Meistern im Exil wird im allgemeinen nur der «Geist-Yoga», der Pfad der Befreiung gelehrt. Die «Yogas des Entstehens und der Vollendung» hingegen werden selten vermittelt. Sie gehören zu den Lehren, die seit alters besonderer Geheimhaltung unterlagen, ebenso wie in der chinesischen Tradition die Lehren der Inneren Alchimie.

Über eine Integration von chinesischem Energie-Yoga und buddhistischer Meditation berichtet der in Hongkong lebende chinesische Jungianer Lu K'uan Yü, und er beschreibt das Verhältnis, in dem die Energiearbeit zur Meditation steht, folgendermaßen:

> Die Alten befürworteten die Vervollkommnung des Geistes um der Meisterung der Materie willen, und große

> Geisteskräfte entstehen, wenn das vitale Prinzip imstande ist, frei durch die psychischen Kanäle zu fließen. Wer immer den Pranastrom so zirkulieren lassen kann, der ist frei von allen Erkrankungen. Die beste Stimme eignet jenem Sänger, der seinen Bauch mit diesem vitalen Prinzip angefüllt hat.[33]

Die kulturübergreifende Bedeutung der östlichen Energiearbeit wurde auf westlicher Seite lange nicht erkannt oder zumindest nicht anerkannt. C. G. Jung, der sich mit der Interpretation von Schriften aus der chinesischen Tradition der Inneren Alchimie befaßte, hatte seinen Anteil daran. So schrieb er in seinem «Europäischen Kommentar» zum *Geheimnis der Goldenen Blüte*:

> Der gewöhnliche Irrtum (nämlich der theosophische) des westlichen Menschen ist, daß er, wie der Student im *Faust*, vom Teufel übel beraten, der Wissenschaft verächtlich den Rücken kehrt und östliche Ekstatik anempfindet, Yogapraktiken wortwörtlich übernimmt und kläglich imitiert. Dabei verläßt er den einzig sicheren Boden des westlichen Geistes und verliert sich in einem Dunst von Wörtern und Begriffen, die niemals aus europäischen Gehirnen entstanden wären und die auch niemals auf solche mit Nutzen aufgepfropft werden können.[34]

Und mit der ihm eigenen scharfen Zunge warnte er dann auch seine Leser in seiner Vorrede zur zweiten Auflage:

> Ich möchte bei dieser Gelegenheit nicht versäumen, auf gewisse Mißverständnisse aufmerksam zu machen, welche auch gebildeten Lesern bei der Lektüre dieses Buches unterlaufen sind. Es ist mehrfach vorgekommen, daß man meinte, der Zweck der Veröffentlichung bestehe darin, dem Publikum eine Methode zum Seligwerden in die Hände zu geben. Solche Leute haben dann versucht – in

völligster Verkennung alles dessen, was ich in meinem Kommentar sage –, die «Methode» des chinesischen Textes nachzuahmen. Hoffen wir, daß diese Vertreter geistigen Tiefstands nur wenige waren.[35]

So berechtigt Jungs kritischer Ansatz war, so weit schoß er über das Ziel hinaus, wie uns die neueren Entwicklungen lehren. Die völlige Ablehnung kulturfremder Systeme und Methoden als etwas, das für uns «niemals» zugänglich und nachvollziehbar ist, findet heute – zumindest unter jüngeren Menschen – nur noch wenige Anhänger. Indischer Yoga ist zu einer Selbstverständlichkeit geworden, und buddhistische Meditationspraxis wird kaum mehr jemand als «Nabelschau» verspotten.

Ist Qi Gong «gefährlich»?

In Traditionen eingebettete Systeme wie die östlichen Meditationswege und Yogas sind jahrhunderte- oder gar jahrtausendelang erprobt und verfeinert worden und mit den Absicherungen versehen, die nötig sind. Dazu gehörte, daß sie als «Wege» mit einer Abfolge von Stufen aufgebaut waren, und es wurde stets gewarnt, daß es gefährlich sei, mit allzugroßer Ambition oder Ungeduld Vorbereitungen abzukürzen und Stufen zu überspringen. Das Gebot der «Geheimhaltung» diente ursprünglich nicht elitären Zwecken, sondern dem Schutz der Unerfahrenen.

«Energieunfälle», zu denen es im Westen gekommen ist – so weit sie überhaupt bekannt geworden sind –, ergaben sich weniger aufgrund von Veröffentlichungen in Büchern, sondern waren die Folge von Kursen und Workshops, in denen in unkompetenter Weise (oft ohne entsprechende Ausbildung und Autorisierung) mit den subtilen Energien gespielt wurde – «gepowert», wie der neugeprägte Begriff in der esoterisch/psychologischen Szene dafür lautet. Meister Zhi-

Chang Li sieht das Yi Qi Gong hingegen als einen Stufenweg an, der, wenn man ihm unter guter Führung folgt, keine ernst zu nehmenden Gefahren birgt:

> Es gibt in der Qi-Gong-Ausbildung einen Stufenweg oder verschiedene Ebenen; ein einfaches Ziel ist es, im Fall von Krankheit den Genesungsprozeß zu beschleunigen beziehungsweise die Gesundheit zu kultivieren, die Immunkräfte zu stärken und das Niveau der Vitalität zu heben. Ein tragender Aspekt der inneren Qi-Gong-Praxis ist geistige Entspannung. Geistige Entspannung führt zu Ruhe. Ruhe führt zu einem besonderen Zustand, in dem sich Einsicht entfaltet. Durch diese Einsicht kann der eigene Geisteszustand aus anderer Perspektive gesehen werden – man erkennt sich wirklich selbst. Dazu ist natürlich die Führung durch einen erfahrenen Lehrer nötig. Das höchste Ziel des Yi Qi Gong ist die Rückkehr des Menschen zur Natur, die Rückkehr in den Kosmos; das ist gemeint mit der Formulierung «Xü, die Leere, erreichen und zum Tao zurückkehren». «Leere ereichen» ist gleichbedeutend mit völliger geistiger Entspannung. Das bedeutet auch, klar zu durchschauen, was in der Welt geschieht; es bedeutet, sich von allen Verwirrungen zu trennen. Das läßt sich natürlich nicht durch Denken erreichen. Dazu ist die Praxis nötig.

Das Prinzip der geistigen Entspannung, zentraler Inhalt jeglicher traditionellen Meditationspraxis, durchdringt vom obersten Stockwerk her – wenn wir beim Modell der drei Ebenen bleiben wollen – die unteren Stockwerke und schafft die Grundvoraussetzung, die gegeben sein muß, damit eine sinnvolle Anwendung und Auswirkung der Qi-Gong-Praxis garantiert ist. Ohne diese Orientierung in Richtung «Einsicht» kann sich die Energiearbeit so auswirken wie Wasserdruck in einem Gartenschlauch, der unkontrolliert herumfliegt, wenn nicht eine kundige Hand den Wasserstrahl in die passende Richtung lenkt. Auf wissenschaftlicher Ebene werden natürliche gesetzmäßige Veränderungen festgestellt, die sich durch eine Verstärkung von Input-Energie ergeben:

> Der energetische Zustand eines offenen Systems bleibt relativ stabil, solange die Input-Energie sich nur geringfügig ändert, wird jedoch unter großen Veränderungen instabil. Wenn wir etwa einen Wasserhahn so weit aufdrehen, daß das Wasser in einem sanft wirbelnden Strahl strömt, so bleibt das Fließmuster des Strahls auch dann erhalten, wenn wir den Hahn ein wenig weiter öffnen oder zudrehen. Wenn wir den Wasserstrahl jedoch erheblich verstärken, wird der Strahl entweder zu einem völlig chaotischen Spritzen, oder er stabilisiert sich auf einer höheren «Schwingungsebene» zu einem neuen Fließmuster... Wir sehen dieses Prinzip überall in der Natur am Werk... überall die Tendenz, bei einem plötzlichen Energieschock entweder zu einem viel tieferen Niveau abzusinken, ins Chaos, oder zu einer höheren Ordnungsebene aufzusteigen.[36]

Wenn heute zunehmend Texte und Übungsanleitungen veröffentlicht werden, die noch vor kurzem strengster Geheimhaltung unterlagen, können wir, anstatt Schlimmes zu befürchten, dies als eine Herausforderung zu größerer Selbstverantwortlichkeit betrachten. Wer sich auf diese Arbeit mit den eigenen Potentialen einläßt, muß notwendigerweise Verantwortung für sich selbst übernehmen, um so mehr, wenn die alten Formen – in denen die Schüler stets in engster Verbindung mit dem Lehrmeister standen, geschützt in einem Container ständiger Führung – nicht mehr aufrechtzuerhalten sind und jeder erwachsen genug sein muß, um zu wissen, was er/sie tut.

Dessen nicht ganz sicher, warnt der Herausgeber der «Sechs Yogas des Naropa» unüberhörbar:

> Der Übersetzer weist jegliche Verantwortung von sich gegenüber Lesern, die möglicherweise unbesonnen mit diesen Sechs Yogas herumexperimentieren. Allein diese Texte zu lesen, kann niemals einen lebendigen Guru ersetzen, von dem ein ernsthafter Bodhi-Sucher zuerst Initiation und Anleitung erhalten sollte, bevor er mit der tatsächlichen Praxis beginnen kann.[37]

Die Unterstützung durch einen Lehrer ist auch im Yi Qi Gong nötig, doch sind die Gefahren weniger groß, da diese Energiearbeit, anders als die tibetische, in einem wesentlich weniger subtilen Bereich ansetzt. Allgemein kann man sagen, daß der Stufenweg dieser Methode von einer grundlegenden Entspannung ausgeht, dann einen Ausgleich von Yin und Yang in den organischen Funktionskreisen (und damit auch in dem Bereich, aus dem die emotionalen Impulse genährt werden) herstellt, die vitale Kraft stärkt, pflegt und nährt, und erst dann, wenn diese Basis geschaffen ist, weitere Entwicklungen anstrebt; der Wasserhahn wird sozusagen langsam immer weiter aufgedreht, so daß das Aufsteigen zur «höheren Ordnungsebene» ein gradueller Prozeß ist. In dieser Weise ist das Stille Qi Gong ebenso als Basis für spätere Meditationspraxis wie auch als Ergänzung zur bereits bestehenden Meditationspraxis geeignet.

Namkhai Norbu hält die Berücksichtigung der energetischen Verfassung im Zusammenhang mit Meditation für sehr wichtig:

> Die Dzogchen-Lehre empfiehlt, den Energiehaushalt niemals zu strapazieren und sich seiner Grenzen unter den verschiedenen Umständen immer bewußt zu sein. Wenn wir uns manchmal nicht danach fühlen, uns hinzusetzen, um [Meditation] zu praktizieren, sollten wir nicht gegen uns ankämpfen. Der Grund könnte ein Energieproblem sein, von dem wir nichts wissen. In solchen Fällen ist es wichtig, sich zu entspannen und sich Raum zu geben, um

> den Fortschritt der Praxis nicht zu hemmen. Auch Probleme wie Einsamkeit, Depression, geistige Verwirrung usw. resultieren oft aus einer Diskoordination der Energie. Der Geist beeinflußt sowohl Körper als auch Energie und hängt gleichzeitig vom Zustand beider ab. Der Geist kann manchmal so unter dem Einfluß der Energie stehen, daß sein Gleichgewicht erst wiederhergestellt werden kann, wenn deren Störung behoben worden ist.[38]

Der Hinweis auf die Notwendigkeit der Absicherung gegen eventuelle Gefahren durch eine gründliche Unterweisung und Begleitung durch einen erfahrenen Lehrer gilt für die Innere Kunst wie für die Meditation. Tatsächlich ist es besser, beide Disziplinen im Zusammenhang zu sehen. Die Ebene der «geheimen Hindernisse» ist auch für den richtigen Umgang mit Qi Gong von großer Bedeutung. Die angemessene Einstellung zur energetischen Praxis hängt davon ab, ob man zu einer offenen Geisteshaltung fähig ist, die das Fixieren von Bewertungen verhindert. Deshalb sollte man Qi Gong nicht außerhalb des komplexen Zusammenhangs von Körper, Energie und Geist betrachten.

Um die Gefahren für den Geist deutlich zu machen, möchte ich ein Beispiel jener «spirituellen Unfälle» anführen, die auch im Zusammenhang mit Qi Gong geschehen könnten und die innere Disziplinen generell in Mißkredit gebracht haben:

Jack, ein amerikanischer Staatsbürger, war etwa dreißig Jahre alt und in psychiatrischer Behandlung bei einem Vertreter der «Kontemplativen Psychotherapie»[39], Jeffrey M. Fortuna. Während eines zweijährigen Aufenthalts in einer «freien», an keine spirituelle Tradition gebundenen religiösen Kommune entwickelte Jack eine eigene energetische und spirituelle Praxis, die ihn zu der «Erkenntnis» brachte: «Ich bin nicht dieser Körper, sondern ein Feinkörper, und der wundervollste Aspekt daran ist das Weiße Licht.»[40]

Sein Arzt berichtet:

Jack erklärte, daß er die höchste Seligkeit und Erkenntnis erlebt habe, indem er sein Herzzentrum durch das Rezitieren eines Mantra geöffnet habe. Das brachte ihm, wie er sagte, «transzendentale Lust, den höchsten Genuß, den vollkommenen Nektar der Seligkeit». Dann beschrieb er fünf seiner letzten Visionen von Heiligen. Einer davon war eine goldene, leuchtende Gestalt in safrangelber Robe, die Jack gegenüber völlige Fürsorglichkeit und Schutz ausstrahlte. Daraus ergab sich für Jack die Erfahrung von einer «tiefen Balance» zwischen sich selbst und der Welt. Jack erklärte, er habe eine Art von weit ausgedehntem, synchronisiertem Muster erlebt, in dem er mit allem und jedem vereint war, vereint in einer Atmosphäre von lebendiger Großmütigkeit und Weisheit. Diese Augenblicke des Aufblitzens eines «höchsten Himmels», wie er es nannte, wurden zu unvergleichlichen Bezugspunkten auf Jacks psychotischer Reise. Im Gegensatz dazu empfand Jack unsere gewöhnliche Welt als fade, blasse, uninteressante Illusion.

Für Jack verschoben sich die Welten: «Das einzige, was für mich etwas bedeutet, ist das Weiße Licht. Ich möchte darin bleiben, und ich möchte, daß niemand da ist und mich stört.»

Doch das Alltagsleben war voller «Störungen», und sie machten Jack ungeheuer wütend. Seine Neigung, zur Kompensation seiner Frustration zu religiösen Versammlungen zu gehen und dort in aggressiver Weise seine großartigen «Erleuchtungserlebnisse» mit dem «Weißen Licht» und seine persönliche Überlegenheit zu verkünden, brachten ihm wiederholte Zwangseinweisungen in psychiatrische Kliniken ein. Sein Arzt beschreibt einfühlsam die strenge vegetarische Lebensweise und die erstaunliche Disziplin, der sich sein Patient unterwarf:

Jacks Einsatz an Energie in diesen Praktiken war unermüdlich, und ich respektierte seine zielstrebigen Bemühungen

> um Reinheit und persönliche Disziplin. Doch war sein Verlangen nach einem lustvollen Erfolg geradezu leidenschaftlich materialistisch.[41]

Die Gefahr, solch ein spirituelles Super-Ego zu züchten – auch wenn es nicht wie im Fall Jacks zu derart grellem sozialen Fehlverhalten führt –, sollte nicht unterschätzt werden. Erfahrungen in der Art, wie Jack sie machte – Licht, Bilder, «Gipfel»-Erlebnisse –, sind durchaus nicht unüblich bei einer energetischen oder meditativen Praxis. Man kann diese Erfahrungen nähren und manipulieren, ideologisieren und zur Anreicherung des eigenen Ego verwenden, wie Jack es tat – ein Vorgehen, das für die geistige Gesundheit katastrophale Folgen hat. Man kann sie aber auch als das betrachten, was sie tatsächlich sind: neutrale Phänomene, Manifestationen einer in einer bestimmten Weise angeregten geistigen Aktivität. Doch da sie so außerordentlich verführerisch sind, vor allem, wenn sie auf den Boden einer Mangelmentalität fallen (das war bei Jack nach einer Kindheit voller Schläge und Mißachtung der Fall), bietet es sich an, auf sie hereinzufallen. Und die große Unsicherheit in einer materialistisch fixierten Kultur hinsichtlich der Beurteilung geistiger Phänomene – sei es Abwerten (Pathologisieren) oder Aufwerten (Absolutes-für-wahr-Halten) – ist zweifellos ein nicht zu unterschätzendes Problem.[42]

Meister Zhi-Chang Li betrachtet die Befürchtungen westlicher Menschen, was Gefahren des Qi Gong angeht, als übertrieben:

> Man sollte Qi Gong als etwas so Einfaches betrachten wie Sportunterricht. Ich höre oft von den Gefahren der Qi-Gong-Praxis reden. Aber auf der einfachen, grundlegenden Ebene des Qi Gong gibt es keine ernst zu nehmenden Gefahren. Beim Sport nehmen es die Leute ja auch in Kauf, daß sie sich vielleicht einmal verletzen. Und ein paar merkwürdige körperliche Phänomene oder eine Phase von

geistigem Durcheinander sind etwas ganz Normales und nichts, was man nicht leicht wieder in Ordnung bringen könnte.

Was «normal» ist, bestimmt natürlich die jeweilige Kultur. Meister der Inneren Kunst pflegten ihre fortgeschrittenen Schüler gelegentlich in den Schutz einer Einsiedelei zu verfrachten, wenn sie Phasen durchlebten, in denen ihr Verhalten gar zu auffällig wurde. Diese Phänomene waren bekannt und konnten richtig eingeordnet werden – ganz im Gegensatz zur Situation im modernen Abendland. Unser Leben ist so kompliziert geworden und verlangt ein so nahtloses «Funktionieren», daß uns kein Spielraum für «Verrücktheiten» bleibt, die in alten Kulturen gar nicht als solche bezeichnet worden wären.

Ich fürchte, daß es kein Patentrezept gibt, das hundertprozentige Sicherheit gewährt – keine «sichere» Lehre, kein «sicheres» System, keinen «sicheren» Lehrmeister; aber eine gründliche Auseinandersetzung mit möglichen Gefahren eines «spirituellen Materialismus»[43] erscheint mir zumindest eine gewisse Grundlage für gute geistige Hygiene zu bieten.

Tibetisch-buddhistische Übung gegen depressive Verstimmung

Die beiden folgenden Übungen, die Visualisation, Farbe und Atem einbeziehen, werden von dem tibetischen Lehrer Tai Situpa XII. empfohlen. Sie sind einfach, können jedoch sehr wirkungsvoll sein. Vorsichtshalber sollte man zuerst einen Lehrer oder Therapeuten konsultieren.

Beginne mit der üblichen Sitzpraxis und 21 Runden des Atmens [Beruhigung und Ausbalancieren des Atems: langsam und vollständig einatmen, den Atem zwei bis fünf

Sekunden anhalten, langsam und vollständig ausatmen, den Atem zwei bis fünf Sekunden anhalten usw.]

Nach fünf Minuten der Ruhe reinige deinen Atem, indem du dreimal kraftvoll durch die Nase ausatmest. Sitze mit gekreuzten Beinen und lasse die Hände auf den Knien ruhen; strecke jedesmal, wenn du kraftvoll ausatmest, die Finger aus, so weit du kannst. Atme mit mäßiger Geschwindigkeit vollständig ein und halte den Atem eine oder zwei Sekunden lang an. Atme dann kraftvoll aus, so vollständig, wie du kannst. Atme in dieser Weise dreimal. Halte deinen Körper so aufrecht wie möglich. Jetzt bist du bereit, mit der Visualisation zu beginnen, die gegen Depression wirkt.

Visualisiere ein langes Rohr, das sich von einem Ort unter dem Nabel bis zu deinem Scheitel erstreckt, wo er eine große Öffnung hat, wie die Öffnung einer Trompete. Es ist weiß und ganz gerade und oben offen. Es besteht aus verdichtetem Licht. Denke nicht an irgend etwas, das sich im Körper befindet. Erlebe diesen Kanal aus Licht gerade so, wie er ist, als etwas wie Leere. Während du dies visualisierst, füge die Visualisation eines weißen, vierblättrigen Lotos in der Mitte deiner Brust hinzu. Dieser weiße Lotos ist nach oben geöffnet, und in seiner Mitte befindet sich eine Kugel aus Licht wie eine weiße Perle, etwa so groß wie eine Erbse. Sie ist energiegeladen und leicht, und so sitzt sie auf dem Lotos, bereit, sich zu bewegen. Sie liegt also nicht schwer im Lotos.

Atme ganz normal, bis diese Visualisation deutlich geworden ist, und denke gar nicht an deinen Atem. Die Visualisation wird also in der genannten Folge aufgebaut: Visualisiere zuerst den Kanal von unten bis zum Scheitel, dann den Lotos darin, dann die Kugel aus Licht. Halte das Ganze im Geist aufrecht, und richte deine Aufmerksamkeit stärker auf die Lichtkugel. Wenn das deutlich ist, atme langsam und vollständig ein, halte den Atem eine oder zwei Sekunden lang an und atme dann kraftvoll und vollständig

aus. Während des Ausatmens treibe die weiße Kugel durch die Scheitelöffnung so weit hinaus wie möglich. Dort verharrt sie, bis du wieder einatmest. Während du langsam und vollständig einatmest, kommt die Kugel herab und läßt sich wieder im Lotos nieder. Wiederhole dies ein paarmal, je nachdem, wie du dich fühlst.
Manchen mag es guttun, die Übung viele Male zu wiederholen. Wenn die Lichtkugel oben schwebt, wird sie zum höchsten und strahlendsten Gegenstand in deiner Wahrnehmung. Zum Schluß löse zuerst den Kanal auf, dann den Lotos und schließlich die Kugel. Du mußt nicht hart daran arbeiten; löse sie einfach auf, und sie verschwindet. Reinige deinen Atem wieder dreimal und beende die Sitzung.

Übung gegen Erregungszustände

Als Gegenmittel gegen manische Zustände, die oft die «Kehrseite» von Depressionen sind, empfiehlt Tai Situpa die folgende Übung:

Die Technik für wildes, manisches Verhalten ist ähnlich, verwendet jedoch die entgegengesetzte Farbe und Richtung. Der Kanal wird umgekehrt visualisiert. Der Lotos in der Mitte der Brust ist schwarz und nach unten geöffnet. In seinem Zentrum befindet sich eine schwarze Kugel aus Licht, mit der Farbe einer schwarzen Perle von bester Qualität. Sie ist sehr schwer, bereit, herunterzufallen. Der schwarze Lotos hält sie fest wie ein Magnet.
Wenn du ausatmest, fällt die schwarze Kugel herunter. Laß sie so weit wie möglich hinab in die Erde fallen, gerade hinunter. Wenn die Ausatmung beendet ist, hältst du den Atem ein paar Sekunden lang an, so daß die schwarze Kugel unter dir verharrt, und an diesem Punkt hast du vielleicht ein Gefühl von wirklicher Erdung; du fühlst dich

schwer, im Innern der Erde und darin verankert. Während du einatmest, steigt die schwarze Lichtkugel wieder auf. Sie wird in den schwarzen Lotos zurückgezogen und verharrt darin.

Diese Visualisation mögen manche als schwierig empfinden; es kann sein, daß sie mit der Bewegung nach unten keine Probleme haben, ihnen das Zurückkommen nach oben jedoch schwerfällt. Es spielt keine Rolle, wenn du die Kugel nicht wie beschrieben nach oben steigen siehst; sie wird von selbst langsam aufsteigen und da bleiben.

Wiederhole dies mehrere Male uns löse die Visualisation dann auf wie zuvor: zuerst den Kanal, dann den Lotos und dann die Kugel, eins nach dem anderen. Reinige den Atem wieder dreimal und beende die Übung wie üblich.[44]

Ausblick

Qi Gong ist zwar chinesischen Ursprungs, doch die Gesetzmäßigkeiten des Qi, mit denen in dieser kontemplativen Disziplin gearbeitet wird, gelten für alle Menschen. Diese zugrundeliegende Universalität macht es möglich, die Disziplin und Lehre aus ihrem ethnischen Kontext zu lösen und den alten Inhalten ein neues, unseren westlichen kulturellen Gegebenheiten angepaßtes Gewand zu geben. Das ist nicht völlig Neues. Die grundlegenden Inhalte des hinduistischen Yoga wurden zum Beispiel vor etwa tausend Jahren nach Tibet transportiert und dort zusammen mit dem Buddhismus in eine andere Kultur integriert. Buddhistische Schulen verbanden sich mit verschiedenen asiatischen Kulturen und machen seit ein paar Jahrzehnten im Westen eine ähnliche äußere Veränderung durch. Es ist also durchaus möglich, kulturübergreifend neue Formen zu finden, ohne die ursprünglichen Inhalte zu verzerren oder gar zu zerstören. Dabei sind jedoch ein paar Vorsichtsmaßnahmen zu beachten.

So erscheint es mir beispielsweise wichtig, daß auch im Westen – wie in der alten taoistischen und buddhistischen Tradition – eine gründliche Schulung unter autorisierter Anleitung die feste Regel ist. Traditionell pflegten Schüler die offizielle Autorisierung durch ihren Lehrmeister abzuwarten, bevor sie selbst eine Disziplin weitergaben. Auch wenn wir Westler geneigt sind, lockerer mit Traditionen umzugehen, sollten wir doch den Anteil an Vernunft und psychischer Hygiene, den sie beinhalten, respektieren. Lehrer kontemplativer und meditativer Disziplinen weisen sich ihrerseits als Schüler ihres jeweiligen Lehrmeisters aus, oft rückblickend auf eine Traditionslinie, die Jahrhunderte in die Vergangenheit zurückreicht. Diese Gepflogenheit hat mehrere gute Gründe: Sie verbürgt eine gute Ausbildung; die Lehre und Disziplin werden vor Verwilderung geschützt; neuernannte Lehrer kultivieren gesunde Bescheidenheit, indem sie die Leistungen ihrer Meister anerkennen und eine dankbare Wertschätzung hegen – eine wichtige Voraussetzung, um im Prozeß des Weiterlernens nicht zu stagnieren. Ein gesundes Gefühl für «natürliche Hierarchie» wird genährt – ein mittlerer Weg, der weder zu Mißachtung von Respekt noch zu Verehrungssucht verführt.

Eine weitere Voraussetzung sollte die Ganzheitlichkeit der Auffassung des Qi Gong sein – als eine kontemplative Disziplin, die das äußere Leben ebenso berührt wie das geistige. Ein inspirierendes Symbol für diese umfassende Sicht ist das *Mandala*, wie es der tibetische Lehrmeister Chögyam Trungpa beschreibt:

> Das Mandala-Prinzip ist ein wichtiger Begriff in den tantrischen Lehren. Das äußere Mandala ist mit der Außenwelt verbunden, damit, wie wir uns mit der Gesellschaft, mit Politik, Organisationen, häuslichen Beziehungen und so weiter auseinandersetzen. Das innere Mandala ist mit unserem Körper verbunden und damit, wie wir mit ihm umgehen. Das geheime Mandala ist mit der Art und Weise verbunden, wie wir uns mit unseren Emotionen auseinandersetzen. Wir müssen alle drei Mandala-Prinzipien gleichzeitig in unserer Erfahrung vereinigen. Wir können sie nicht trennen; wir können sie nicht getrennt, zu verschiedenen Zeiten, praktizieren. Wir müssen es auf einmal tun. Auf diese Weise werden die Dinge viel wirklicher.[1]

Auch der moderne Qi-Gong-Meister Lu Haixing bezieht

sich auf dieses Prinzip der Interaktion aller Ebenen unseres Lebens und warnt vor einer einseitigen Auffassung des Qi Gong:

> Die Praxis des Qi Gong ist eng mit dem Alltagsleben verbunden. Wenn man nicht ununterbrochen das Tao kultiviert, die Tugend nährt und das Temperament kontrolliert, wenn man ungesunde Ziele verfolgt oder sich perversem Verhalten hingibt, wenn man leicht in Wut gerät und Opfer heftiger Begierden ist, wird sich das wohlwirkende Qi verwandeln, und die harmonische Natur geht verloren. Dadurch wird der Körper untauglich für die Praxis, und negative Wirkungen sind die Folge.[2]

Die «Kultivierung des Tao» ist zwar eine Formulierung, die sich speziell auf den taoistischen spirituellen Weg bezieht, aber man kann sie auch weiterreichend interpretieren – als *einen* spirituellen Weg, im Sinne einer Lehre und Methode zur Kultivierung der geistigen Gesundheit und zur vollen Entfaltung der natürlichen Geistesklarheit und Herzenswärme. Das kann sich auf jede Religion beziehen, denn jede Religion beinhaltet – in Ansätzen oder als ausgeformte Disziplin – einen spirituellen Weg.

Da der taoistische Weg heute im Westen noch kaum zugänglich ist, bieten sich als Ergänzung zum Qi Gong vor allem buddhistische Richtungen an, vor allem der tibetische tantrische Buddhismus, in dem sich eine große Verwandtschaft mit der klassischen Inneren Alchimie Chinas findet. Ich persönlich halte den von Chögyam Trungpa Rinpoche gestalteten «Shambhala-Pfad»[3] für den geeignetsten Rahmen. Die Shambhala-Lehren beruhen auf sehr alten Lehren, die innerhalb der tibetisch-buddhistischen Tradition überliefert wurden, und die Praxis dieses «weltlichen Erleuchtungsweges» (Trungpa), der in seiner Form den speziellen Bedürfnissen westlicher Menschen angepaßt ist, ist identisch mit der grundlegenden Meditationspraxis des Buddhismus. Eine

Nähe zu den Lehren des Taoismus und Konfuzianismus zeigt sich unter anderem in der Betonung des Prinzips von «Himmel, Erde und Mensch». Nach diesem Prinzip besteht «Heilsein», Gesundheit von Körper-und-Geist, darin, daß der Mensch «Himmel und Erde verbindet». Der amerikanische Psychiater und Shambhala-Praktizierende Edward M. Podvoll erklärt:

> Im Prinzip «Himmel» finden wir Gewahrsein und Aufmerksamkeit für die spirituellen Dimensionen des Lebens, und das Prinzip «Erde» drückt sich aus in der Heiligkeit aller Elemente und in der Kostbarkeit des menschlichen Körpers. Himmel und Erde können verbunden werden durch die menschlichen Aktivitäten des Rituals, der Aufmerksamkeit für Details und der mitfühlenden Beziehung. Das nennt man das Prinzip «Mensch», das Himmel und Erde zusammenbringt.[4]

Ein wichtiger Begriff in den Shambhala-Lehren ist das «Windpferd» (tibetisch *lung ta*), das Symbol der Energie und Disziplin, die menschlichen Wesen auf ihrem Entwicklungsweg zum verwirklichten Menschsein zur Verfügung stehen. Wörtlich bedeutet *lung*, wie wir sahen, die körperlich-geistige «Energie», die man stärken, nähren und pflegen kann, um körperliche und emotionale Unausgeglichenheiten zu heilen beziehungsweise zu verhindern. «Eine kleine Windpferd-Fahne flattert üblicherweise vor den Häusern in den Dörfern von Tibet, Nepal und Nordindien und symbolisiert die Verbindung von Himmel und Erde innerhalb des Haushalts.»[5]

Einen großen Zusammenklang all dieser Akzente erlebte ich vor einem japanischen Shinto-Schrein in einem tibetisch-buddhistischen (und Shambhala-)Zentrum[6] hoch oben in den Rocky Mountains auf altem heiligem Indianerland. Ich hatte gehört, der neue Schrein sei einer Shinto-Gottheit namens Amaterasu Omikami geweiht.

Der kleine Tempel aus Holz liegt an einem bewaldeten Hang. Dort hinauf ging ich an einem strahlend sonnigen Sommervormittag und setzte mich auf einen etwas höher gelegenen, von den Ästen der Kiefern überschatteten Felsblock, so daß der Blick zwischen den Bäumen und über das Dach des Schreins hinweg frei über das Hochtal schweifen konnte.

Ich empfand eine zutiefst befriedigende, sehr energievolle Verbindung mit Himmel und Erde, und in meinem Geist bewegte sich sanft der Name der Gottheit, «Amaterasu». Plötzlich manifestierte sich eine Art von überzeugender «Anwesenheit», und der Gedanke formte sich: «Es ist eine Sie, und sie ist weiß gekleidet.» Später wurde mir bestätigt, daß Amaterasu die Sonnengöttin der sehr alten japanischen Shinto-Religion ist und tatsächlich meistens weiß gekleidet dargestellt wird.

In dieser Situation schrieb ich spontan das folgende Gedicht nieder:

Kami-Schrein

Stiller Sitz
der Amaterasu im weißen Gewand,
wo Himmel-Qi und Erd-Qi
ihre heilige Vereinigung feiern –
hier lassen sie mich teilhaben
an ihrem Fest.

So allein und ungebunden bin ich,
frei genug,
mich 108mal in der Minute zu verlieben.
So allein zu sein, gestattet mir,
den Thron weiblicher Würde einzunehmen.

Nichts hindert mich,
das Universum zu sein,
konzentriert in diesem Fleisch und Blut.
Jenseits aller Hoheitsgebiete
entfaltet sich mein Sein
mit galaktischen Stürmen
bitter-süßer Leidenschaft –
HEI HO!

Der Blick eines fürwitzigen Eichhörnchens
treibt mir Tränen in die Augen.[7]

Dank

Meister Zhi-Chang Li habe ich unendlich zu danken dafür, daß er mich an seinem reichen Wissen über die Innere Kunst des Qi Gong und dessen Methodik so großzügig teilhaben ließ.

Auch meinen buddhistischen spirituellen Lehrern Chögyam Trungpa Rinpoche und Tulku Urgyen Rinpoche, meinen geistigen Eltern, möchte ich an dieser Stelle meinen immerwährenden Dank aussprechen. Die Inspiration, die sie mir gaben, vermittelte mir, unter anderem, die nötigen Voraussetzungen, um Qi Gong zu verstehen.

Von Herzen danken möchte ich Nelli Ma und Friederike Gaensslin, deren sorgfältige und inspirierte Übersetzungsarbeit ich im Laufe der Jahre immer mehr schätzen lernte. Als Übersetzerin bei meinen persönlichen Gesprächen mit Meister Zhi-Chang Li leistete Nelli Ma einen wertvollen Beitrag, und Friederike Gaensslin half mir insbesondere beim Erarbeiten des Glossars.

Meinen «Mitschülerinnen» Susanne Kahn-Ackermann und Rita Fischer gebührt großer Dank für ihre freundschaftliche Unterstützung, vor allem in der Überprüfung aller Details der in diesem Buch vorgestellten Übungen des Yi Qi Gong.

Anmerkungen

(Bibliographische Angaben zu den einzelnen Titeln im Literaturverzeichnis)

Einführung: Zum Verständnis der «Inneren Kunst» des Qi Gong

1 Namkhai Norbu: *Dzog Chen – Der ursprüngliche Zustand*, S. 22.
2 Ebenda, S. 21.
3 «Kleiner Kreislauf» und «Pflege des Qi».
4 Siehe 3. Kapitel, «Die drei Schätze».
5 Chang Po-Tuan: *Das Geheimnis des Goldenen Elixiers.* Der Autor war ein Gelehrter des 11. Jahrhunderts und der Begründer der «Südlichen Schule der Vollkommenen Weisheit».
6 Ebenda, S. 23.
7 Frank E. Manuel: *A Portrait of Isaac Newton*, zitiert in Morris Berman: *Die Wiederverzauberung der Welt*, S. 105.
8 Jeremy Hayward: *Die Erforschung der Innenwelt*, S. 45.
9 Fritjof Capra in Marilyn Ferguson: *Die sanfte Verschwörung*, S. 167.
10 Jean Gebser: *Ursprung und Gegenwart*, Bd. 1, S. 89.
11 C. G. Jung in *Der Mensch und seine Symbole*, S. 94.
12 Jean Gebser: *Ursprung und Gegenwart*, Bd. 2, S. 417.
13 Maturana/Varela: *Der Baum der Erkenntnis*, S. 20.
14 Francisco Varela: *Kognitionswissenschaft – Kognitionstechnik*, S. 15.
15 Morris Berman: *Die Wiederverzauberung der Welt*, S. 82.
16 Jeremy Hayward, *Die Erforschung der Innenwelt*, S. 19.
17 Ebenda, S. 22.
18 Siehe C. G. Jungs Kommentar zu Richard Wilhelms Übersetzung von *Das Geheimnis der Goldenen Blüte.*
19 Dazu gehörten auch die Kampfkünste (*Wushu*).

Erster Teil: Die Tradition der Arbeit mit dem Qi

1 Eva Wong: *Cultivating Stillness*, S. 20.
2 Chang Po-tuan: *Das Geheimnis des Goldenen Elixiers*, «Fünfzig Verse zum Zerstreuen der Zweifel», Vers 42, S. 185.

3 Thomas Ots: *Stiller Körper – Lauter Leib – Aufstieg und Untergang der jungen chinesischen Heilbewegung Kranich-qigong*, Dissertation, Universität Hamburg, 1990.

4 Ebenda.

5 Ots beschreibt den kleinen, aber wesentlichen Unterschied, der darin besteht, daß in der früheren Form ein am Steißbein befestigtes, schwingendes Pendel visualisiert wurde; diese Vorstellung aktivierte offenbar die Spontanen Bewegungen und wurde deshalb in der zweiten Version abgeändert. Die Anweisung lautete nun, man möge sich ein unbewegtes, nach unten ziehendes Pendel vorstellen. Damit versiegten zwar die unerwünschten Spontanen Bewegungen, doch zugleich nahm auch das Interesse der Bevölkerung an *Qi Gong* zusehends ab. Ots schreibt: «Als ich im November 1989 anläßlich der Gründungskonferenz der *World Scientific Association of Medical Qigong* ... den Beijinger Ditan-Park aufsuchte, waren die Hunderte von Kranich-Anhängern, die dort in den Jahren zuvor geübt hatten, nicht mehr zu sehen. Wo zuvor mehrere Gruppen in unterschiedlichen Teilen des Parkes Kranich-*Qi-Gong* geübt hatten, existierte nur noch eine kleine Gruppe von zehn Übenden ... Wo in früheren Jahren aus Leibeskräften gebrüllt worden war, durchbrach nun kein – auch noch so leiser – Laut diese von mir als sehr bedrückend und unangenehm empfundene Stille.»

6 David Eisenberg: *Chinesische Medizin – Begegnungen mit Qi*, S. 149.

7 «Hua-Yin-Magazin für chinesische Naturheilkunde», S. 38.

8 Lu Haixing: *The Thirty-six Effective and Responsive Introductory Approaches to the Supreme Dao.*

9 Ebenda, S. 131.

10 John Blofeld: *Der Taoismus*, S. 70.

11 Ebenda.

12 Eine Übersetzung ins Englische ist: Eva Wong: *Cultivating Stillness.*

13 «Bei dieser Übung wird beim Ausatmen ein bestimmter Laut ausgestoßen, der jeweils einem der Funktionskreise zugeordnet ist und für den die jeweilige Mundstellung genau vorgeschrieben ist. Außerdem geht das Ausstoßen dieser Laute mit ganzkörperlichen Bewegungen und gezielter Konzentration einher. Dadurch werden leichte Vibrationen im gesamten Körper hervorgerufen, welche die entsprechenden Leitbahnen und Funktionskreise beeinflussen». Aus Ute Engelhardt: «Therapeutische Anwendungsmöglichkeiten des Qigong», in *Chinesische Medizin*, 5. Jahrg., Heft 3, 9/1990, S. 58.

14 John Blofeld: *Der Taoismus*, S. 27.

15 Ots, S. 44.

16 Eva Wing: *Cultivating Stillness*, S. xxii.

17 Chang Po-Tuan: *Das Geheimnis des Goldenen Elixiers*, S. 108.

18 Ted J. Kaptchuk: *Das große Buch der chinesischen Medizin*, S. 55, 56.

19 *Ren Mai* (vertikal in der Körpermitte vorn) und *Du Mai* (vertikal in der

Körpermitte hinten) sind die beiden Hauptkanäle, durch die das *Qi* im «Kleinen Kreislauf» fließt.

20 Huai-Chin Nan: *Tao & Longevity*, S. 93.
21 Ebenda, S. 92.
22 Ted. J. Kaptchuk: *Das große Buch der chinesischen Medizin*, S. 57.
23 Eva Wong: *Cultivating Stillness*, S. 69.
24 Ebenda, S. 72.
25 Ebenda, S. 5.
26 Ebenda, S. 7.
27 Nach John Blofeld: *Der Taoismus*.
28 Chang Po-Tuan: *Das Geheimnis des Goldenen Elixiers*, S. 82.
29 Ebenda, S. 8.
30 Ebenda, S. 86.
31 Ebenda, S. 90.
32 Eva Wong: *Cultivating Stillness*, S. 48.
33 Ebenda, S. 63.
34 Cheng-tao Ke, zitiert in Alan Watts: *Zen-Buddhismus*.
35 Chang Po-Tuan: *Das Geheimnis des Goldenen Elixiers*, S. 67.
36 Die allgemein übliche, aber unzutreffende Bezeichnung ist: «Fünf Elemente».
37 Eva Wong: *Cultivating Stillness*, S. xvii.
38 Laozi (Laotse): *Daodejing (Taoteking)*: «Das Buch vom Sinn und Leben», Vers 42.
39 David Eisenberg: *Chinesische Medizin*, S. 36.
40 John Blofeld: *Der Taoismus*, S. 24.
41 Ted. J. Kaptchuk: *Das große Buch der chinesischen Medizin*, S. 145.
42 Kaye Hoffmann/Franz Redl: *Tao-Tanz*.
43 Lu Haixing: «The Thirty-six Effective and Responsive Introductory Approaches to the Supreme Dao.»
44 Richard Wilhelm, C. G. Jung: *Das Geheimnis der Goldenen Blüte*, S. 130f.
45 Lu K'uan Yü: *Geheimnisse der chinesischen Meditation*, S. 240 («Lebensstrom» und «Prana» bezeichnen hier Qi).
46 Huai-Chin Nan: *Tao & Longevity*, S. 37.
47 Ebenda, S. 48.
48 Ebenda, S. 41.
49 Ebenda, S. 49. Māra, der «Zerstörer», eigentlich die Verkörperung des Todes, symbolisiert im Buddhismus die den Menschen überwältigenden Leidenschaften.
50 Ebenda, S. 54.
51 Ebenda, S. 55.
52 Ebenda, S. 55.
53 Ebenda, S. 78.
54 Richard Wilhelm, C. G. Jung: *Das Geheimnis der Goldenen Blüte*, S. 104.

Zweiter Teil: Die Erforschung des Qi

1 *Hua Yin. Magazin für chinesische Naturheilkunde*, LAM Verlag, Saarlouis, 1/90, S. 36.
2 Ebenda, S. 38.
3 Ebenda, S. 38.
4 Thomas Ots: *Stiller Körper – Lauter Leib*, S. 93.
5 Ebenda, S. 93.
6 *Hua Yin*, 1/90, S. 35.
7 David Eisenberg: *Chinesische Medizin – Begegnungen mit Qi*, S. 219.
8 *Hua Yin*, 1/90, S. 38.
9 Yves Requena: *Qi Gong*, S. 331.
10 David Eisenberg: *Chinesische Medizin – Begegnungen mit Qi*, S. 232.
11 Ebenda, S. 248.
12 G. R. S. Mead: *Die Lehre vom feinstofflichen Körper in der westlichen Tradition*, S. 27.
13 Ebenda, S. 29.
14 Ebenda, S. 104.
15 Ebenda, S. 113.
16 W. H. Tenhaeff: *Außergewöhnliche Heilkräfte*, S. 21.
17 Für Körperbehinderte wurde zur Arbeit am Computer ein Infrarotempfänger entwickelt, der den Blick als Strahl interpretiert und damit die manuelle Berührung der Tasten ersetzt.
18 Ebermuth Rudolph: *Die geheimnisvollen Ärzte.*
19 Wilhelm Reich: *Die Entdeckung des Orgons*, S. 328f.
20 Alexander Lowen: *Bio-Energetik*, S. 5.
21 Ebenda, S. 5.
22 Ebenda, S. 33.
23 Ebenda, S. 52.
24 Ebenda, S. 26.
25 David Boadella: *Biosynthese-Therapie.* Die drei Formen der Panzerung sind: 1. «viszerale Panzerung» (Zusammenbruch bzw. Dysfunktion der Peristaltik und/oder der Atmung); 2. »Muskel- und Gewebepanzerung» (Hypotonus – Schwäche, Mangel an energetischer Ladung bzw. Hypertonus – Verspanntheit, energetische Überladung; Störungen der Flüssigkeitsverteilung im Gewebe); 3. «Gehirnpanzerung» (Störungen der zerebrospinalen Rhythmen, des transzephalen Stroms, des Sehvermögens und Augenkontakts, Tendenz zu zwanghaftem und schizophrenem Denken).
26 Boadella in John Rowan/Windy Dryden: *Neue Entwicklungen der Psychotherapie*, S. 171.
27 Edward M. Podvoll: *The Seduction of Madness*, S. 178.
28 Ostrander/Schröder: *Psi*, S. 323.
29 Janine Fontaine: *Heilung beginnt im Unsichtbaren*, S. 16.
30 Ebenda, S. 26.

31 Ebenda, S. 61.
32 Ebenda, S. 135–137.
33 Ebenda, S. 167–168.
34 Barbara Ann Brennan: *Licht-Arbeit*, S. 79.
35 Rupert Sheldrake: *Das Gedächtnis der Natur*, S. 106.
36 Barbara Ann Brennan: *Licht-Arbeit*, S. 86.
37 Ebenda, S. 286.
38 Ebenda, S. 283–285.
39 Ebenda, S. 448.
40 Ebenda, S. 292–293.
41 Eisenberg: *Chinesische Medizin*, S. 73.
42 Ebenda, S. 76.
43 Dr. med. Carl-Hermann Hempen: *Die Medizin der Chinesen*, S. 110f.
44 «Europäische Akademie für TCM», Hermannstr. 1, 86150 Augsburg.
45 Ulli Olvedi: «Die Arbeit mit dem Qi II» in *Esotera*, S. 86.
46 Ebenda, S. 86.
47 Ebenda, S. 87.
48 Ebenda, S. 87.

Dritter Teil: Das Stille Qi Gong

1 Nach Meister Zhi-Chang Li.
2 Siehe auch «Erläuterungen zum buddhistischen Qi Gong», S. 264ff.
3 Alexander Lowen: *Bioenergetik als Körpertherapie*.
4 Z. B. Klara Wolf: *Integrale Atemschulung*.
5 Z. B. Dr. med. T. Nakamura: *Das große Buch vom richtigen Atmen*.
6 Die Möglichkeit, mit therapeutischer Hilfe an diesen Voraussetzungen zu arbeiten, ist ein Vorteil, den wir gegenüber den chinesischen Gepflogenheiten haben. Meister Zhi-Chang Li sagt dazu: «In China ist es so: Wer die Übungen machen kann, macht sie; wer sie nicht machen kann, läßt sie.»
7 Eine zusätzliche Version der Körperatmung beschreibt Choa Kok Sui in *Durch kosmische Energie heilen*, wobei «Prāna-Atmung» als Körperatmung und «Prāna» als Qi aufzufassen ist:
«Durch Konzentration auf die Sohlen-Chakras werden diese bis zu einem gewissen Grad aktiviert. Die gleichzeitige Prāna-Atmung erleichtert die Aufnahme von energetisierendem Boden-Prāna, das für die Heilung des sichtbaren physischen Körpers, beispielsweise bei Wunden und Knochenbrüchen, wirksamer zu sein scheint als Luftprana.» (S. 95)
Choa Kok Sui ist ein philippinischer Heiler, der als seinen wichtigsten Lehrer den chinesischen Qi-Gong-Meister Mei Ling nennt. In seiner Darstellung der Körperatmung gibt er die Anweisung zur Bauchatmung mit Atemanhalten – eine weniger wirkungsvolle Art der Körperatmung.

8 Diese «Größenangabe» zitierte Meister Li als Anregung, die sein buddhistischer Meister gegeben hat und die als Orientierung, nicht aber als absoluter Wert zu betrachten ist.
9 Richard Wilhelm/C. G. Jung: *Das Geheimnis der Goldenen Blüte*, S. 93 f.
10 Dies ist die Lokalisierung, die Meister Li vorgenommen hat. Es gibt auch andere Versionen.
11 Eva-Wong: *Cultivating Stillness*, S. xxi.
12 Chang Po-Tuan: *Das Geheimnis des Goldenen Elixiers*, S. 185. Die «gelbe Frau» wird auch «die Erdmutter in der Mitte» genannt («weil sie Yin und Yang harmonisieren und die Vier Formen vereinen kann», S. 148).
13 Ebenda, S. 176.
14 Jolan Chang: *Das Tao der Liebe*, S. 54.
15 John Blofeld: *Der Taoismus*, S. 212.
16 Ebenda, S. 213.
17 Da Liu: *Tao der Gesundheit und Lebensfreude*, S. 169. Der Autor zitiert eine von Chiao Pi Chen empfohlene Übung zur Bewahrung des Jing, die viel Ähnlichkeit mit dem Großen Kreislauf hat.
18 Keith Dowman: *Die Meister der Mahamudra*, S. 262.
19 Ebenda, S. 262 f.
20 Ebenda, S. 263.
21 Eva Wong: *Cultivating Stillness*, S. 114.
22 Dr. med. Stephen T. Chang: *Das Handbuch ganzheitlicher Selbstheilung*, S. 25.
23 Ebenda, S. 97.
24 Mantak Chia: *Tao Yoga der heilenden Liebe*, S. 33.
25 Herbert V. Guenther: *Tantra als Lebensanschauung*, S. 104 f.
26 Eva Wong: *Cultivating Stillness*, S. 42 f.
27 Mantak Chia: *Tao Yoga der heilenden Liebe*, S. 34.
28 Margo Anand: *Tantra oder die Kunst der sexuellen Ekstase*.
29 Dr. med. Stephen T. Chang: *Das Handbuch ganzheitlicher Selbstheilung*, S. 101.
30 Die Frage danach, welche Therapieform «die beste» sei, wird immer wieder gestellt. Sie ist so gar nicht zu beantworten. An erster Stelle steht die Person des Therapeuten, ihre Integrität, ihr Maß an Mitgefühl, ihr Einfühlungsvermögen, ihre geistige Klarheit. An zweiter Stelle stehen die Methoden, die ihr zur Verfügung stehen, und die Geschicklichkeit, mit der sie diese einsetzt.
Ein Therapeut, der über mehrere Techniken verfügt, wird weniger eingeengt sein. Die passende Technik sollte sich nicht nur nach dem Erscheinungsbild der Störung, sondern auch – oder noch mehr – nach der Persönlichkeit des Klienten richten.
31 Yves Requena bemerkt in *Gi Gong. Das geheime Übungssystem für Lebenskraft und Langlebigkeit*: «Auch in den Schriften der Maya Südamerikas findet man das Interesse, die Menstruation zu verkürzen oder zu stoppen.

Das Training besteht darin, sich während der Monatsblutung auf den Rücken zu legen, dann die Hüften hochzuheben. Schenkel und Gesäßbakken sind dabei angehoben und werden von den Händen gestützt, die Ellenbogen ruhen auf dem Boden. Gleichzeitig atmet die Frau stark ein und zieht den Anus zusammen.» S. 358.

32 In der Hirschübung für den Mann wird der erste Teil ersetzt durch das Reiben der Hoden.
33 Thomas Cleary: *Das Tao der weisen Frauen*, S. 10.
34 Ebenda, S. 8f.
35 Ebenda, S. 55.
36 Ebenda, S. 57.
37 Ebenda, S. 157.
38 Ebenda, S. 158.
39 Ebenda, S. 158.
40 Zitiert in Peter Gäng: *Das Tantra der verborgenen Vereinigung*, S. 34f.
41 Chang Po-tuan: *Das Geheimnis des Goldenen Elixiers*, S. 174.
42 Ebenda, S. 178.
43 Z.B. «Die sechs Übungen des Eisenhemd-Chi Kung» in Mantak Chia: *Tao Yoga. Eisenhemd Chi Kung.*
44 Eisenberg: *Chinesische Medizin*, S. 155ff.
45 Lu Haixing: «The Thirty-six Approaches...»
46 Diese Übungen wurden von Lu Haixing vorgestellt.

Vierter Teil: Erläuterungen zum buddhistischen Qi Gong

1 Aus Longchen Rabjams Schriften über Dzogpa Chenpo, in Tulku Tondrup Rinpoche: *Buddha Mind.*
2 Chinesische Versionen des grundlegenden tibetischen «Energie-Yoga»-Textes «Die Sechs Yogas des Naropa» wurden in Hongkong und Taiwan aufgefunden; siehe Garma C. C. Chang: *The Six Yogas of Naropa*, 1963.
3 Namkhai Norbu: *Dream Yoga and the Practice of Natural Light*, S. 34.
4 Ebenda, S. 87.
5 Garma C. C. Chang: *The Six Yogas of Naropa*, S. 75. Die zentralen Übungen der Sechs Yogas des Naropa sind nach Tashi Namgyal folgende:
   1. Unterweisungen im Yoga der Hitze oder Tummo-Yoga – Die Grundlage des Pfades.
   2. Die Unterweisungen im Yoga des Illusionskörpers – Die Stütze des Pfades.
   3. Unterweisungen im Traum-Yoga – der Maßstab des Pfades.
   4. Unterweisungen im Licht-Yoga – die Essenz des Pfades.
   5. Unterweisungen im Bardo-Yoga – das, was auf dem Pfade angetroffen wird.
   6. Unterweisung im Yoga der Transformation – das Herz des Pfades.

6 Diese Geschichte erzählte Meister Zhi-Chang Li.
7 Peter Gäng (Hrsg.): *Das Tantra der verborgenen Vereinigung*, S. 42 f.
8 Ebenda, S. 43.
9 «Mantra» bedeutet «symbolische Worte»
10 *Tathagata* bedeutet «der Soseiende», der Erleuchtete.
11 Lama Sherab Gyaltsen Amipa: *Geistesschulung im tibetischen Buddhismus*, S. 134 f.
12 Diese Übung hat Ähnlichkeit mit der vorbereiteten «Tsadul»-Übung des tibetischen «Yantra der Vereinigung von Sonne und Mond» nach Namkhai Norbu, in der jedoch nur die Art des Atmens ohne Hinweis auf die Energiebahnen im Körper beschrieben wird (Namkhai Norbu, «Yantra Yoga»).
13 Garma C. C. Chang: *The Six Yogas of Naropa*, S. 124.
14 Ebenda, S. 61.
15 Die von Geshe Rabten beschriebene Art der Vasen-Atmung unterscheidet sich in einigen Details von anderen Darstellungen. Die drei Kanäle werden z. B. zunächst als unten offen visualisiert; erst im Verlauf der Übung werden die Verbindungsstücke zwischen den Kanälen imaginativ «eingebaut».
16 Geshe Rabten: «Auf dem Weg zur geistigen Freude», in *Tibet und Buddhismus*, S. 15 und S. 18.
17 Namkhai Norbu: *Dzog Chen – Der ursprüngliche Zustand*, S. 21 f.
18 «Dampf» steht in diesem Text für gereinigtes Qi.
19 *Cultivating Stillness*, übers. und komment. von Eva Wong, S. xvii–xviii.
20 Ebenda, S. xviii.
21 Ebenda, S. viii.
22 Ebenda, S. xii.
23 «Das Kultivieren der Stille» (*Cultivating Stillness*) ist ein Text des taoistischen Kanons und Teil der esoterischen Tradition, die man als Innere Alchimie bezeichnet, und gilt als eine der apokryphen Schriften des Laotse. Niedergeschrieben wurde er wahrscheinlich um 300–200 v. Chr. Die verschiedenen Kommentare, die dazu verfaßt wurden, verteilen sich über die folgenden Jahrhunderte bis ins 19. Jahrhundert.
24 Ebenda, S. xxvi.
25 Ebenda, S. 31.
26 Ebenda, S. 31.
27 Ebenda, S. 31.
28 *Sādhana* ist die Bezeichnung für die vollständige Form einer tantrischen Meditation.
29 *Dharmadhātu* bedeutet wörtlich «Bereich der Lehre»; hier ist der innere, rein geistige Raum gemeint, in dem die Phänomene entstehen und vergehen.
30 Tulku Urgyen: *Repeating the Words of the Buddha*, S. 80 ff.
31 Lama Thubten Yeshe: *Wege zur Glückseligkeit*, S. 123 f.

32 Garma C. C. Chang: *The Six Yogas of Naropa*, S. 14.
33 Lu K'uan Yü: *Geheimnisse der chinesischen Meditation*, S. 264.
34 *Das Geheimnus der Goldenen Blüte*, übersetzt und erläutert von Richard Wilhelm, mit einem europäischen Kommentar von C. G. Jung, S. 4.
35 Ebenda, C. G. Jung, Vorrede zur 2. Auflage, S. VIII.
36 Jeremy Hayward: *Die Erforschung der Innenwelt*, S. 296.
37 Carma C. C. Chang: *The Six Yogas of Naropa*, S. 15.
Garma C. C. Chang läßt in seiner Einführung einige Skrupel deutlich werden: «Der Übersetzer, von Sorge erfüllt, daß diese wichtigen Lehren in ihrem Mutterland unter der Tyrannei des Kommunismus verlorengehen könnten, hat mit der Tradition gebrochen, indem er diese bisher «unter strenger Geheimhaltung» bewahrten Dokumente in englischer Übersetzung veröffentlichte, in der Hoffnung, daß sie sich für Sucher der Wahrheit als nützlich erweisen mögen.» S. 15.
38 Namkhai Norbu: *Dzogchen*, S. 22.
39 «Contemplative Psychotherapy» wurde von dem tibetischen Meister Chögyam Trungpa kreiert; diese Disziplin wird am Naropa Institute in Boulder, Colorado, gelehrt. Siehe auch: Wit: *Kontemplative Psychotherapie.*
40 Jeffrey M. Fortuna: «Playing With Illusion», in *Naropa Institute Journal of Psychology*, Vol. 3, 1983, S. 84.
41 Ebenda, S. 84ff.
42 Ein junger tibetischer Lehrmeister, Dzigar Kongtrul Rinpoche, der in den USA lebt und lehrt, zitiert eine typische asiatische Variante des Problems: «In Hindu-Filmen werden oft Sadhus [heilige Männer mit paranormalen Kräften] dargestellt, die sehr beeindruckend auftreten und sehr überlegen und ausgeglichen wirken. Doch wehe, wenn jemand etwas sagt oder tut, was ihnen nicht paßt – dann verfluchen sie den armen Kerl! Diese Sadhus verfügen tatsächlich auch heute noch über besondere Energien, doch wenn diese Kräfte von einem egobesetzten Geist verwaltet werden, können sie außerordentlich gefährlich werden.»
43 Siehe Chögyam Trungpa: *Spirituellen Materialismus durchschneiden*, Theseus, Zürich, 1991.
44 Tai Situpa, the Twelfth: *Relative World – Ultimate Mind*, S. 57ff.

Ausblick

1 Chögyam Trungpa: *Feuer trinken, Erde atmen*, S. 56 – 57.
2 Lu Haixing: *The Thirty-six Approaches to the Supreme Dao*, S. 26.
3 Chögyam Trungpa: *Das Buch vom meditativen Leben.*
4 Edward M. Podvoll: *The Seduction of Madness*, S. 212.
5 Ebenda, S. 224.
6 Rocky Mountain Dharma Center, Colorado, USA.
7 Das Gedicht wurde ursprünglich in englischer Sprache verfaßt:

Kami Shrine RMDC
Calm residence of white dressed Amaterasu
Where heaven-Qi and earth-Qi
Are celebrating their sacred intercourse –
I'm a part of their feast

Because I'm so lonely
I'm free to fall in love 108 times a minute
Being so lonely
Sets me free to dwell on the throne of female dignity
Nothing prevents me from being the universe
Condensed in this flesh and bone
Beyond all territories my life can unfold
With galactical thunderstorms of bitter-sweet passion
HEY HO

The gaze of a curious squirrel
Brings tears to my eyes

Glossar

Die chinesischen Begriffe sind hier in der neuen Pinyin-Umschrift aufgelistet. Da sich die neue Schreibweise zum Teil sehr stark von älteren Schreibweisen unterscheidet, ist jeweils die gebräuchlichste frühere Transkription in Klammern hinzugefügt, ergänzt durch die Ausspracheform in kursiver Schrift.

Bahui (*bahui*) – Scheitelpunkt.
Baopuzi (Pao P'u-tzu, *baopudsi*) – «Der Meister, der am Einfachen festhält»; Beiname des Taoisten Ge Hong (Ko Hung, *g' hung*).
Cantongqi (Ts' an - t'ung-ch'i, *tsantung tschi*) – «Dreifacher Einklang», Werk des Alchimisten Wei Boyang (Wei Po-yang, *wei poyang*), 2. Jahrh. n. Chr.
Chan Mi (*tschan mi*) – buddhistische Qi-Gong-Schule.
Daheng (*da heng*) – Punkt, etwas mehr als handbreit zu beiden Seiten des Nabels.
Dai Mai (*dai mai*) – seitlicher, über den Hüften verlaufender Kanal.
Da Mo (*da mo*) – chinesischer Name von Bodhidharma, dem Begründer des Chan-(Zen-)Buddhismus in China.
Dan (*dan*) – komprimiertes Qi.
Dantian (Tan-tien, *dantien*) – Speicher des Qi (tian = Feld).
Dao (*Tao, dao*) – das Prinzip des Seins; der Sinn, der Weg, das Höchste etc.
Daoyin (*daoyin*) – die klassischen «Übungen des Dehnens und Leitens», heute Bezeichnung für Selbstmassage.
Da Zhantian (*da dschantien*) – Der Große Kreislauf, Grundversion des Kreislaufs der Meridiane.
Dazhui (*dadschui*) – Punkt zwischen dem 7. Halswirbel und dem 1. Brustwirbel
Dong Gong oder **Donggong** (*dung gung*) – Bewegungs-Qi-Gong.
Du Mai (*du mai*) – mittlerer Kanal an der Rückseite des Körpers.
Fang Zhong (Fang Chung, *fang dschung*) – «Abhandlung über das Sexualleben und die Hygiene», klassischer medizinischer Text der Jahrtausendwende.
Fenggi (*feng tschi*) – Gallenpunkt 20, am Hinterkopf unter dem Hinterhauptknochen.
Fengshui (*feng schuei*) – chinesische Geomantie.

Gong (Kung, *gung*) – Verdienst, Errungenschaft, Leistung, Können, Fertigkeit, die durch Üben erlangt werden; kurz: methodische Arbeit/Übung.
Huang Di Nei Jing (Huang-ti Nei-ching, *huang di nei dsching*) – «Des gelben Kaisers klassisches Buch der inneren Medizin», klassisches Werk der chinesischen Medizin, 200 v. Chr.
Huiyin (*huiyin*) – Dammpunkt.
Jing (Ching, *dsching*) – grober Aspekt des Qi.
Jingluo (*dschingluo*) – Meridian (im Unterschied zu Kanal, «Mai»)
Jingming (*dsching ming*) – Blasenpunkt 1, am inneren Augenwinkel.
Laogong (*lao gung*) – Qi-Pforte, Punkt in der Mitte der Handfläche.
Laozi (Lao-tzu, Laotse, *lao dse*) – Autor des taoistischen Klassikers *Daodejing* (Tao-te-ching, Tao Te King), 6. Jh. v. Chr.
Mai (*mai*) – Kanal.
Mao Zedong (Mao Tse-tung, *mao dse dung*) – Gründer der VR China.
Mingmen (*mingmen*) – «Tor des Lebens», zwischen dem 2. und 3. Lendenwirbel.
Nei Dan (*nei dan*) – Überbegriff für Atemübungen und inneres Qi Gong.
Nei Gong (*nei gung*) – innere Qi-Gong-Übungen.
Qi (Ch'i, *tschi*) – enthält die Bedeutungen von Luft, Atem, Dampf, Lebensenergie. Zur Unterscheidung bezeichnet man das Qi im Sinne von Lebensenergie auch als «wahres Qi».
Qi Gong (Ch'i Kung, *tschi gung*) – methodische Arbeit mit dem Qi über einen bestimmten Zeitraum hinweg.
Ren Mai (*ren mai*) – der mittlere Kanal an der Vorderseite des Körpers.
Renying (*ren ying*) – Punkt zu beiden Seiten des Kehlkopfes.
Shang Dantian (*schang dantien*) – Oberes → Dantian.
Shaolin (*schaolin*) – Kloster des → Da Mo (Bodhidharma), allgemein als Geburtsstätte des «harten Qi Gong» bezeichnet.
Shen (*schen*) – subtilster Aspekt des Qi.
Shou Gong (*schou gung*) – «abschließen, einsammeln, Ernte», allgemeine Abschlußübung.
Sibai (*sibai*) – Magenpunkt 2, unter dem Auge am oberen Rand des Wangenbeins.
Sizhukong (*si dschu kung*) – Dreifacher-Erwärmer-Punkt 23, am äußeren Ende der Augenbrauen.
Taiji (T'ai-chi, *tai dschi*) – die Einheit, in der die polaren Gegensätze Yin und Yang enthalten sind.
Taijuquan (T'ai-chi Ch'uan, *tai schi schüan*) – langsame Form einer Kampfsporttechnik.
Taiyang (*taiyang*) – Punkt in einer Vertiefung der Schläfe.
Tongziliao (*tung dsiliao*) – Gallenblasenpunkt 1, Punkt hinter dem Augenwinkel.
Tuna (*tuna*) – «natürlicher Austausch», von Meister Li als «Qi-Gong-Atmung» beschrieben.

Wai Dan (*wai dan*) – Heilen mit «externem Qi».
Wai Qi (*wai tschi*) – «externes Qi», das ausgesendet wird.
Weilü (*wei lü*) – Steißbeinpunkt.
Wuji (Wu-chi, *wu dschi*) – ohne Extreme; die ursprüngliche Einheit.
Wu Qing Xi (Wu-Ch'ing Hsi, *wu dsching hsi*) – «Spiel der fünf Tiere».
Wu Xing (Wu Hsing, *wu hsing*) – Die Fünf Manifestationen oder Wandlungsphasen, früher als die «Fünf Elemente» bezeichnet.
Xia Dantian (*hsia dantien*) – Unteres → Dantian.
Xiao Zhoutian (*hsiao dschoutien*) – Kleiner Kreislauf.
Xing Yi (Hsing I, *hsing i*) – Kampfkunstform.
Xi Sui Jing (*hsi soei dsching*) – «Abhandlung über die Spülung des Marks» von → Da Mo (Bodhidharma).
Xü (Hsü, *hsü*) – Leere im nicht-dualistischen Sinn.
Yang – aktiver Aspekt der Ganzheit → Taiji, polare Ergänzung zu Yin.
Yangming (Yang Ming, *yang ming*) – «Leitbahn des strahlenden Yang».
Yangqifa (*yang tschi fa*) – «Pflege des Qi», Übung.
Yangsheng (*yang scheng*) – «Pflege des Lebens», Bezeichnung für medizinisch-therapeutische Qi-Gong-Übungen.
Yi (*i*) – deutlicher: Yinian, Bewußtsein, Vorstellungskraft, Wille, Gedanken, Absicht.
Yi Qi Gong (*i tschi gung*) – «methodische Arbeit mit dem Qi durch die Vorstellung». Bezeichnung der auf der imaginativen Steuerung des Qi beruhenden Qi-Gong-Schule von Meister Zhi-Chang Li.
Yi Jin Jing (*i dschin dsching*) – «Abhandlung über die Spülung der Muskeln» von → Da Mo (Bodhidharma)
Yin – passiver bezw. rezeptiver Aspekt der Ganzheit → Taiji.
Yintang (*yintang*) – Punkt zwischen den Augenbrauen, Ort des Oberen → Dantian.
Yongdong (*yung dung*) – die «kriechende Vorwärtsbewegung einer Schlange», Raupenbewegung.
Yongquan (Yong-ch'üan, *yung tschuan*) – «Sprudelnde Quelle», Yin-Speicher, in der Mitte der vorderen Fußsohle.
Yuzhen (*üdschen*) – Jadekissen, Punkt (Bereich) am Hinterkopf.
Yuyao (*üyao*) – Punkt in der Mitte der Augenbrauen.
Zanzhu (*dsandschu*) – Blasenpunkt 2, am Ansatz der Augenbrauen.
Zhanzhuang (Chan-chuang, *dschan dschuang*), stehende Position.
Zuozhuan (*Tso-chuan, dsuo dschuan*) – Sammlung der ältesten medizinischen Texte.

Literaturverzeichnis

Berman, Morris: *Wiederverzauberung der Welt*, München (Dianus Trikont) 1984.
Blofeld, John: *Der Taoismus*, München (Diederichs) 1979.
Boadella, David: *Biosynthese-Therapie*, Oldenburg (Transform) 1989.
Brennan, Barbara Ann: *Licht-Arbeit*, Das große Handbuch der Heilung mit körpereigenen Energiefeldern, München (Goldmann) 1989.
Chang, Garma C. C.: *The Six Yogas of Naropa*, Ithaca N. Y. (Snow Lion Publications) 1977.
Chang Po-Tuan: *Das Geheimnis des Goldenen Elixiers*, Bern u. a. (O. W. Barth) 1990.
Chang, Stephen T.: *Das Handbuch ganzheitlicher Selbstheilung*, Handgriffe des medizinischen Tao-Systems, Genf (Ariston) 1990.
Cheng Man-ch'ing: *Dreizehn Kapitel zu T'ai Chi Ch'uan*, Das Wissen des Meisters, Basel (Sphinx) 1986.
Chia, Mantak: *Tao Yoga*, Interlaken (Ansata) 1985.
–: *Tao Yoga des Heilens*, Interlaken (Ansata) 1987.
–: *Tao Yoga der heilenden Liebe*, Interlaken (Ansata) 1987.
–: *Tao Yoga, Eisenhemd Chi Kung*, Interlaken (Ansata) 1989.
Choa Kok Sui: *Durch kosmische Energie heilen*, Freiburg i. Br. (Bauer) 1992.
Chökyi Nyima Rinpoche: *The Bardo Guidebook*, Hongkong (Rangjung Yeshe Publications) 1991.
Cleary, Thomas (Hrsg.): *Das Tao des I Ging*, Bern u. a. (O. W. Barth) 1989.
–: *Das Tao der weisen Frauen*, Bern u. a. (O. W. Barth) 1993.
Da Liu: *Tao der Gesundheit und Lebensfreude*, Frankfurt/M. (Fischer) 1982.
Eisenberg, David / Lee Wright, Thomas: *Chinesische Medizin – Begegnungen mit Qi*, München (Knaur) 1990.
Esotera; Freiburg i. Br. (Bauer) 6/92.
Ferguson, Marilyn: *Die sanfte Verschwörung*, München (Knaur) 1980.
Fontaine, Janine: *Heilung beginnt im Unsichtbaren*, München (Knaur) 1990.
Gäng, Peter: *Das Tantra der Verborgenen Vereinigung*, München (Diederichs) 1988.
Gebser, Jean: *Ursprung und Gegenwart*, München (dtv) 1973.

Guorui, Jiao: *Qigong Yangsheng*, Uelzen (Medizinisch Literarische Verlagsgesellschaft) 1989.
Hayward, Jeremy: *Die Erforschung der Innenwelt*, Bern u. a. (O. W. Barth) 1990.
Hempen, Dr. med. Carl-Hermann: *Die Medizin der Chinesen*, München (Bertelsmann) 1988.
Hoffmann, Kaye / Redl, Franz: *Tao-Tanz*, Wien (Octopus) 1990.
Hofstadter, Douglas R.: *Metamagikum*, Stuttgart (Klett-Cotta) 1988.
Huard, Pierre: *Chinesische Medizin*, Frankfurt/M. (Fischer) 1973.
Journal of Psychology, Boulder, Co. (Naropa Institute) Vol. 3, 1983.
Jung, C. G.: *Der Mensch und seine Symbole*, Olten (Walter) 1980.
Kaptchuk, Ted. J.: *Das große Buch der chinesischen Medizin*, Bern u. a. (O. W. Barth) 1992.
Lao Tse: *Tao te king*, Das Buch von Sinn und Leben, Düsseldorf/Köln (Diederichs) 1957.
Liu, Qingshan: *Qi Gong*, Der chinesische Weg für ein gesundes langes Leben, München (Hugendubel) 1992.
Lowen, Alexander: *Bioenergetik*, Bern u. a. (Scherz) 1990.
–: *Bioenergetik als Körpertherapie*, Bern u. a. (Scherz) 1990.
Lu Haixing: *Ling miao san shilin wushang zhi zun daoyin shu* (The Thirty-six Effective and Responsive Introductory Approaches to the Supreme Dao), Beijing (Chinese Youth Publishing House) 1990.
Lu Kuan Yü: *Geheimnisse der chinesischen Meditation*, Freiburg i. Br. (Bauer) 1984.
Maturana, Humberto / Varela, Francisco: *Der Baum der Erkenntnis*, Bern u. a. (Scherz) 1987.
Mead, G. R. S.: *Die Lehre vom feinstofflichen Körper in der westlichen Tradition*, Interlaken (Ansata) 1991.
Nakamura, Dr. med. Takashi: *Das große Buch vom richtigen Atmen*, Bern u. a. (O. W. Barth) 1984.
Namkhai Norbu: *Dream Yoga and the Practice of Natural Light*, Ithaca, N. Y. (Snow Lion) 1992. (Dt. Ausgabe in Vorbereitung bei O. W. Barth)
–: *Dzog Chen – Der ursprüngliche Zustand*, Frankfurt/M. (Odyana Edition) o. J.
–: *Yantra Yoga*, Gleisdorf (Edition Tsaparang) 1988.
Nan, Huai-Chin: *Tao & Longevity*, Mind-Body Transformation, translated by Wen Kuan Chu, York Beach, Maine (Samuel Weiser) 1984.
Olvedi, Ulli: «Die Arbeit mit dem Qi», *Esotera*, Freiburg i. Br. (Bauer) 5/92, 6092.
Ostrander, Sheila / Schroeder, Lynn: *PSI*, Bern u. a. (Scherz) 1970.
Ots, Thomas: *Stiller Körper, Lauter Leib*, Aufstieg und Untergang der jungen chinesischen Heilbewegung Kranich-Qigong, Dissertation, Universität Hamburg, 1991.
Podvoll, Edward M.: *The Seduction of Madness*, New York (Harper Collins) 1990.

Rowan, John / Dryden, Windy: *Neue Entwicklungen der Psychotherapie*, Oldenburg (Transform) 1990.

Reich, Wilhelm: *Die Entstehung des Orgons*, Köln (Kiepenheuer & Witsch) 1969.

Requena, Yves: *Qi Gong*, München (Goldmann) 1992.

Sabetti, Stephano: *Lebensenergie*, Bern u. a. (Scherz) 1985.

Salzman, Mark: *Eisen und Seide*, München (Knaur) 1990.

Sheldrake, Rupert: *Das Gedächtnis der Natur*, Bern u. a. (Scherz) 1991.

Sherab Gyaltsen Amipa, Lama: *Geistesschulung im tibetischen Buddhismus*, Interlaken (Ansata) 1986.

Schillings, Astrid / Hinterthur, Petra: *Qi Gong, der Fliegende Kranich*, Aitrang (Windpferd) 1989.

Schott, Heinz (Hrsg.): *Franz Anton Mesmer und die Geschichte des Mesmerismus*, Wiesbaden (Franz Steiner) 1985.

Tai Situpa: *Relative World, Ultimate Mind*, Boston (Shambhala) 1992.

Thubten Yeshe, Lama: *Wege zur Glückseligkeit*, Einführung in Tantra, Jägerndorf (Diamant) 1988.

Tibet und Buddhismus, Tibet-Zentrum e.V. Hamburg, Nr. 18, 5. Jg., 1991, Heft. 3,

Urgyen Tulku, Rinpoche: *Repeating the Words of the Buddha*, Kathmandu (Rangjung Yeshe Publ.) 1991.

Varela, Francisco: *Kognitionswissenschaft – Kognitionstechnik*, Frankfurt/M. (Suhrkamp) 1990.

Watts, Alan: *Zen-Buddhismus*, Reinbek (Rowohlt) 1961.

Wilhelm, Richard / Jung, C. G.: *Das Geheimnis der Goldenen Blüte*, Olten (Walter) 1982.

Wit, Han F. de: *Kontemplative Psychotherapie*, Gütersloh (Gütersloher Verlagshaus) 1993.

Wolf, Klara: *Integrale Atemschulung*, Bern (Humata) [5]1988.

Wong, Eva: *Cultivating Stillness*, Boston (Shambhala) 1992.